Akupunktur in Schwangerschaft, Geburt und Wochenbett

Ein Lehrbuch für die Praxis

Die hier vorgestellten Methoden sind nach bestem Wissen und Gewissen dargestellt; die Informationen sollen aber Rat und Hilfe eines Arztes nicht ersetzen. Autoren und Verlag übernehmen keinerlei Haftung für Schäden, die sich aus dem Gebrauch oder Missbrauch der in diesem Werk dargestellten Methoden ergeben.

4521 Schiedlberg/Austria, Waidern 42
e-mail: verlag@bacopa.at, office@bacopa.at
www.bacopa.at

Printed in the European Union

ISBN: 978-3-901618-51-2

3. Auflage, 2023

Akupunktur in Schwangerschaft, Geburt und Wochenbett

Ein Lehrbuch für die Praxis

Simon Becker und Christina Aubert
mit Christian Ackermann

BACOPA VERLAG

TEIL I: GRUNDLAGEN DER CHINESISCHEN MEDIZIN

Teil II: Akupunktur-Behandlungen

Geleitwort

Die Veröffentlichung eines Buches ist Anlass, Resümee zu ziehen und einen Ausblick zu wagen. Das Erscheinen des Buches meines Kollegen und guten Freundes Simon Becker sowie seinem Autorenteam ist ein solcher Anlass.

> *„Wissenschaft entzaubert die Welt nicht, sie kann Sie aber neu verzaubern, weil erst kritische Forschung aufzeigt, wie viel Geheimnisse in allem stecken. Das macht die Therapie mit der Chinesischen Medizin umso wertvoller und unsere Verantwortung umso größer, aber es erfordert Mut."*

Es ist schon komisch. Da gelingt es dem Menschen im Verlauf der Kulturgeschichte mit dem Abenteuer Wissenschaft zu beginnen und dabei sein Vergnügen an den Erkenntnissen zu steigern. Aber sobald dieses ursprünglich europäische Unternehmen vorankommt und weltweit Früchte trägt, machen sich Menschen daran, die Naturwissenschaft in Frage zu stellen, abzuwerten und als kränkend, öde oder gefährlich darzustellen – und finden seltsamerweise Gehör, bei Therapeuten und Anhängern der Chinesischen Medizin. Der bekannte Sinologe Prof. Dr. Paul Unschuld durfte dieses bei seinen brillanten und wegweisenden Übersetzungen und Interpretationen der alten chinesischen Klassiker nur zu oft erfahren.

Akupunktur, als Teil der Traditionellen Chinesischen Medizin, hat eine sehr unterschiedliche Entwicklung erfahren und das nicht nur in China. Die Anwendung hat sich immer in einem Spannungsfeld von Tradition, Geboten, Verboten und Weiterentwicklungen befunden.

TherapeutenInnen im Westen bemühen zur Begründung der Theorielehre der Akupunktur nur allzu gerne die alten Klassiker, mit einem scheinbar unermesslichem Schatz an Erfahrungsbeobachtung. Der „Erfahrungsschatz" hält einer wissenschaftlichen Betrachtungsweise nicht immer stand. Das muss nicht immer etwas bedeuten. Auch die Schulmedizin kann trotz aller Wissenschaftlichkeit nicht immer Antworten auf Fragestellungen bieten.

In zahlreicher bisher veröffentlichter Literatur wurden niemals überprüfte Therapieempfehlungen der Klassiker kritiklos übernommen. Damit wurde einer Theorie- und Praxislehre recht vorbehaltlos und unkritisch gefolgt und diese wider besseren Wissens zum Teil naiv weiterverbreitet. Dieses vorenthält unseren PatientenInnen möglichen Fortschritt und ist im schlimmsten Fall mit Gefahren verbunden. Professor Paul Unschuld hat mit seinen Übersetzungen und Interpretationen vieler klassischer Texte zahlreiche Belege geliefert, dass die Chinesische Medizin genau dieser Gefahr ausgesetzt ist.

Die Anwendung von Akupunktur und Chinesischer Medizin in der Geburtshilfe stellt ein geradezu exemplarisches Beispiel für die teilweise völlig unreflektierte Übernahme von Thesen und Therapieempfehlungen dar.

Am Anfang der Neunzigerjahre des vergangenen Jahrhunderts gab es zum Thema Akupunktur und Chinesische Medizin in der Geburtshilfe nahezu keine Literatur, Hebammen und FrauenärzteInnen sowie TCM-TherapeutInnen war die Methode in diesem Bereich noch so gut wie unbekannt.

Diese Situation änderte sich grundlegend im Jahr 1997 mit der Veröffentlichung der Ergebnisse der Studie „Veränderungen der Zervixreife und Geburtsdauer nach geburtsvorbereitender Akupunkturtherapie – Das Mannheimer Schema." (Orginalarbeit veröffentlicht: Geburtsh Frauenheilk 2000; 60: 513–518, Georg Thieme Verlag Stuttgart-New York, ISSN 0016-5751) der Universitätsfrauenklinik Mannheim. Im gleichen Jahr interessierten sich erstmalig weit über 1000 Hebammen und FrauenärzteInnen auf dem I. Internationalen TCM Congress in der Geburtshilfe und Frauenheilkunde der UFK Mannheim für dieses Thema. Der Deutsche Hebammenverband nahm das Thema auf und war Vorreiter im gesamten deutschsprachigen Raum mit der Veröffentlichung der ersten Ausbildungs- und Anwendungsrichtlinien für Hebammen. Erst Jahre später folgten diesem Beispiel die Verbände in Österreich und der Schweiz. Seither ist in verschiedenen Verlagen zahlreiche Literatur veröffentlicht worden, die sehr unkritisch und ohne fachliche Überprüfung alte „Weisheiten" als gegebenen Fakt dargestellt hat.

In China hat es eine derartige Entwicklung in der Anwendung der Akupunktur in der Geburtshilfe nie gegeben. Warum? Die Aussagen der alten Klassiker mit Verboten und Geboten haben einem solchen Prozess immer entgegen gestanden. Heute wissen wir durch die hiesige, einzigartige und millionenfache Anwendungsbeobachtung, dass gerade die in der Chinesischen Medizin als verboten geltenden Akupunkturpunkte zu den effektivsten und wirkungsvollsten Punkten in der Schwangerschaft gehören. Hätte es die Ergebnisse der Mannheimer Studie nicht gegeben und wären Hebammen und FrauenärzteInnen den Verboten der Klassiker weiterhin gefolgt, wären wir um eindrucksvolle Ergebnisse und hiesige Erfahrungsbeobachtungen der Akupunktur im Rahmen von Schwangerschaft und Geburt beraubt worden.

Während die Akupunktur im Bereich von Schwangerschaft und Geburt in China nahezu nicht existiert, weil zahlreiche Verbote und kulturelle Einengungen dem Einsatz entgegenstehen, hat sie in Europa in den letzten 20 Jahren einen Boom erfahren, ohne den geringsten Nachweis von Pathologie. Daher kann man mit Fug und Recht behaupten, dass die Anwendung der Chinesischen Medizin und Akupunktur im Bereich von Schwangerschaft und Geburtshilfe heute im Westen über einen größeren praktischen Erfahrungsschatz verfügt, als dies in China je der Fall war.

Durch die millionenfache Anwendung der Akupunktur mit als verboten geltenden Akupunkturpunkten wurde eindrucksvoll belegt, dass die Theorie der verbotenen Punkte von je her falsch war und die Akupunktur in diesem Bereich mit eben diesen Punkten besonders wirkungsvoll und effektiv ist! Hebammen & FrauenärzteInnen haben mit diesem therapeutischen Vorgehen und den eindrucksvollen Ergebnissen mehr zu der Erkenntnis beigetragen als dies je eine Studie vermocht hätte.

Akupunktur, auch unter Anwendung von verbotenen Punkten ist sicher, effektiv und nachweislich ohne auslösende Pathologie! Die Studie der Universitätsfrauenklinik Mannheim von Römer, Weigel, Zieger, Melchert unter Anwendung von verbotenen Punkten bei über 5000 Patientinnen hätte es daher gar nicht bedurft. Sie war nur noch das letzte i-Tüpfelchen für den Beleg einer falschen Theoriegeschichte der Chinesischen Medizin.

In Deutschland hat heute nahezu jede zweite Schwangere Erfahrung mit Akupunktur unter Verwendung von verbotenen Punkten in der Schwangerschaft. Jährlich machen somit ca. 300.000 Frauen positive Erfahrungen in allen Therapiebereichen und zu allen Zeitpunkten in der Schwangerschaft mit dem Einsatz von Akupunkturpunkte in allen Körperbereichen, auch im Unterbauch, ohne negative oder gefährliche Auswirkungen!

Eine in Kürze in der DZA (Deutsche Zeitschrift für Akupunktur) veröffentlichte Studie, wird mit den Ergebnissen zweifelsfrei belegen, dass es für die Verbote und Warnhinweise keinen wissenschaftlichen Beleg gibt. Diese eindeutige, uns TherapeutenInnen – auch aus forensischen Gründen – helfende Stellungnahme, hätte man sich auch in diesem Werk gewünscht.

Die Methode richtig und mit ausreichend Erfahrungen und Erkenntnissen in Schwangerschaft und Geburtshilfe anzuwenden, das alleine schuldet schon die Verantwortung der TherapeutenInnen gegenüber den betreuten Frauen.

Sich hingegen durch überholte, niemals überprüfte und rückhaltlos übernommene Verbote der alten Klassiker die Möglichkeit einer wirkungsvollen und effektiven Therapie für Schwangere nehmen zu lassen, ist fatal.

So kommt man zur Erkenntnis, dass die Geburtshilfe exemplarisch für eine notwendige und kritische Betrachtung von alten Therapieempfehlungen der Chinesischen Medizin angesehen werden kann.

Vielleicht sind TherapeutenInnen im Westen schon in manchen Bereichen der Chinesischen Medizin weiter als die ehrwürdigen klassischen Lehrer des Ostens. Die unkritische 1:1 Übernahme deren Therapieempfehlungen ist heute nicht mehr zeitgemäß. Sie verhindert Weiterentwicklung und Fortschritt und vorenthält unseren PatientenInnen wirkungsvolle Therapieerfolge.

Mögen die in diesem Buch weitergegebenen persönlichen Erfahrungen zukünftigen TherapeutenInnen helfen, die Akupunktur in der Schwangerschaft weiter zu entwickeln und zu beweisen, dass die Verbote der Klassiker falsch waren und damit das wichtigste Ziel erreichen: den uns anvertrauten Schwangeren verantwortungsvoll und wirkungsvoll zu helfen!

Ich wünsche meinem lieben Kollegen und gutem Freund Simon Becker, dass dieses Buch zur weiterführenden und kritischen Betrachtung beitragen möge, im Sinne und zum Wohle der uns anvertrauten Schwangeren, Gebärenden und Wöchnerinnen.

Dr. med. Ansgar Römer
Facharzt für Geburtshilfe & Frauenheilkunde
Tätigkeitsschwerpunkt Integrative Chinesische Medizin
Ärztekammer Fachbereichsprüfer & Gutachter im Bereich Akupunktur

Vorwort

Vor über 12 Jahren begann ich mit der Ausbildung von Hebammen in geburtshilflicher Akupunktur. Damals war ich skeptisch, ob es gelingen würde, Hebammen in einem Kurzlehrgang das komplexe Wissen der chinesischen Medizin so beizubringen, dass sie dieses wirksam und flexibel nach den Vorgaben der Tradition einsetzen können. Heute kann ich mit Bestimmtheit sagen: es ist möglich. Und ich bin mittlerweile zu einem grossen Befürworter der Hebammenakupunktur geworden. Dass Hebammen vor, während und nach der Geburt Akupunktur anbieten und dadurch ganz vielen Frauen helfen können, empfinde ich als eine Bereicherung für die Therapiemethode.

Die Einsicht, dass es einem Bedürfnis entspricht, Hebammenakupunktur zu fördern, führte dann schliesslich auch dazu, dass Christina Aubert und ich zusammen mit anderen Vertretern die Anforderungen für die Akupunkturausbildung der Schweizer Hebammen definierten.

Aus dem ersten Kursskript vor 12 Jahren wurde der Teil mit den Akupunkturbehandlungen schnell in einen praktischen Leitfaden umgewandelt – von den Studentinnen. Daraus wurde der Vorgänger dieses Buchs. Allerdings fehlte darin die Theorie fast gänzlich und auch die Punktelokalisation war nur spärlich diskutiert. So entstand die Idee und mein Wunsch, ein umfassendes Buch zu schreiben, das nicht nur als Lehrbuch für die Hebammenakupunktur-Ausbildung eingesetzt werden kann, sondern weiterführend eine praktische Hilfe im geburtshilflichen Akupunktur-Alltag von Hebammen und Akupunkteuren darstellt.

Der praktische Behandlungsteil wurde mit einem ausführlichen Theorieteil untermauert. Für besseres und einfacheres Lernen sind auch Fallbeispiele aus der Praxis von Hebammen integriert. Ein innovativer „Anatomie-in-vivo“ Punktelokalisationsteil hilft beim Lokalisieren der Punkte. Es liegt nun also ein umfassendes Lehrbuch zur geburtshilflichen Akupunkturtherapie vor.

Dennoch ist das Buch aufs Wesentliche reduziert. Es widerspiegelt unsere Erfahrungen aus den Akupunkturausbildungen für Hebammen sowie unseren klinische Erfahrungen. Im Buch werden jene Themen diskutiert, die auch in der Praxis relevant sind. Zusätzliche Theorien und Hintergründe werden bewusst weggelassen.

Dieses Werk läge heute nicht vor, wenn mich nicht der Verlag fortwährend unterstützt hätte in Zeiten, in denen ich mit dem Buch fast nicht weiterkam und wenn Christina Aubert als Co-Autorin nicht nochmals neue Dynamik in dieses Projekt gebracht hätte. Als Akupunkteurin und Hebamme mit langjähriger Erfahrung hat sie aber nicht nur Schwung in den Ablauf gebracht, sondern auch wesentlich zum Inhalt beigetragen. Die zahlreichen Diskussionen zwischen uns beiden haben sowohl den Inhalt des Buches als auch unsere Arbeitsweisen geprägt und uns beiden neue und spannende Blickwinkel eröffnet.

Für den Punkteteil durften wir auf die guten Ideen von Christian Ackermann zählen. Als Akupunkteur und Physiotherapeut mit langjähriger Erfahrung im Unterricht von Akupunkturpunkten in unseren Hebammenausbildungen war er prädestiniert für die Akupunktur-Lokalisation. Vom Resultat bin ich begeistert!

Hauptverantwortlich für die Entstehung dieses Buches sind jedoch Hunderte von Hebammen, welche ich in den letzten 12 Jahren ausbilden durfte. Sie alle haben ihren Teil zu diesem Buch beigetragen; einige ganz konkret mit Fallbeispielen. Andere, indem sie mir zeigten, was an der Chinesischen Medizin schwer zu verstehen ist und welche Informationen weiterhelfen. Nochmals andere, indem sie mich fortwährend motivierten, dieses scheinbar endlose Projekt doch noch abzuschliessen.

Simon Becker
Horgen, Juli 2013

TEIL I

GRUNDLAGEN DER CHINESISCHEN MEDIZIN

1. Yin und Yang

Die Yin-Yang-Theorie bildet die Basis der chinesischen Denkweise. Sie beschreibt eine Weltanschauung, nach welcher das Universum und alle seine Bestandteile in grundsätzlich zwei gegensätzliche, aber sich ergänzende Bewegungen oder Kräfte eingeteilt werden kann: Yin-Kräfte und Yang-Kräfte.

Ursprünglich stand Yin für die Schattenseite des Berges und Yang für die Sonnenseite eines Berges. Daraus leiten sich die Eigenschaften von Yin und Yang ab. Yin, die Schattenseite des Berges, steht demnach für Ruhe, Kälte und Dunkelheit. Im Gegensatz dazu steht Yang für Wärme, Helligkeit und Aktivität. Analog kann die ganze Welt in Yin- und Yang-Eigenschaften aufgeteilt werden.

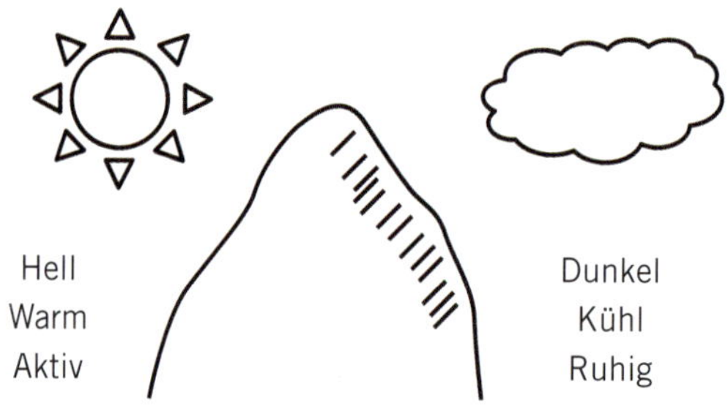

1.1. Yin- und Yang-Eigenschaften

Yin	Yang
dunkel	hell
sinkend	aufstrebend
introvertiert	extrovertiert
kalt	warm
passiv	aktiv

Yin	Yang
Nacht	Tag
Winter	Sommer
Mond	Sonne
innen	außen

1.2. Gesetze der Yin-Yang-Theorie

Yin und Yang stehen für gegenteilige Eigenschaften des Universums, inklusive Eigenschaften des Körpers und seiner Krankheiten. Die Aufteilung in Yin und Yang und deren Zusammenspiel wird durch vier Gesetzmäßigkeiten geleitet:

a) Yin und Yang stehen für das Gegenteil

Yin steht für Kälte, Yang steht für Hitze; Yin steht für unten, Yang steht für oben; Yin und Yang beschreiben immer gegenteilige Aspekte. Daraus ergibt sich die zweite Gesetzmäßigkeit: Yin und Yang sind voneinander abhängig.

b) Yin und Yang sind voneinander abhängig

Ohne oben gibt es kein unten; ohne heiß kein kalt. Yin kann nur in Kombination mit Yang existieren und umgekehrt.

Aus den obigen zwei Gesetzmäßigkeiten ergibt sich, dass Yin und Yang immer relative Eigenschaften sind. Sie können nur im Vergleich zueinander vergeben werden. Sonniges Wetter kann als Yang-Wetter; bewölktes Wetter muss im Vergleich dazu als Yin-Wetter klassifiziert werden. Im Vergleich zu regnerischem Wetter müsste man das bewölkte Wetter jedoch als Yang-Wetter bezeichnen. Analog lassen sich Situationen oder Eigenschaften nur dann eindeutig bestimmen, wenn auch die Referenz, der Gegenpol, definiert ist. Das heißt auch, dass die Yin- und Yang-Einteilung dynamisch und relativ, aber nie absolut ist.

Ebenfalls kann immer alles fortlaufend und detaillierter in Yin und Yang aufgeteilt werden. Das bewölkte Wetter hat Abschnitte mit mehr Wolken (Yin) und weniger Wolken (Yang). Einzelne Abschnitte des Tageswetters können also wieder nach Yin und Yang aufgeteilt werden. Diese Unterteilung in Yin und Yang kann immer weiter und weiter geführt werden.

c) Yin und Yang verbrauchen sich gegenseitig

Yin und Yang bilden eine Einheit. Die Gesamteinheit ändert sich nur gering. Wird ein Teil von Yin oder Yang zu stark und übermächtig, verbraucht er den anderen Teil, weil er zuviel des Gesamtraums einnimmt und für das Gegenteilige nicht mehr genügend Platz besteht. Es kann jedoch auch geschehen, dass die Gesamteinheit an Größe verliert. Trotzdem sollte innerhalb der Gesamteinheit noch eine relativ gleiche Unterteilung herrschen. Wird entweder Yin oder Yang übermächtig, dann schwächt dies den Gegenpol. Das heißt, Yang ist übermächtig und Yin geschwächt oder umgekehrt.

d) **Yin und Yang können sich ineinander umwandeln**

Yin und Yang sind dynamische Eigenschaften. Sie sind nie statisch und nie absolut. Yin und Yang sind voneinander abhängig. Yin und Yang transformieren sich ineinander. Der Tag ist Yang; die Nacht ist Yin. Wenn der Tag in die Nacht übergeht, dann wandelt sich Yang in Yin. Erreichen Yang oder Yin ihr Maximum, dann steht meist ein Wechsel, eine Umwandlung an.

Mitternacht entspricht ultimativem Yin; Mittag entspricht ultimativem Yang. Zu diesen beiden Zeiten beginnt sich Yin in Yang und Yang in Yin umzuwandeln. Ab Mittag wächst das Yin an und wird stärker, gleichzeitig nimmt Yang ab und wird schwächer. Yin wächst und wird stärker, bis es um Mitternacht seinen Maximalzustand erreicht. An diesem Punkt wandelt es sich in Yang, welches zu wachsen beginnt, bis es zur Mittagszeit seinen Maximalzustand erreicht hat.

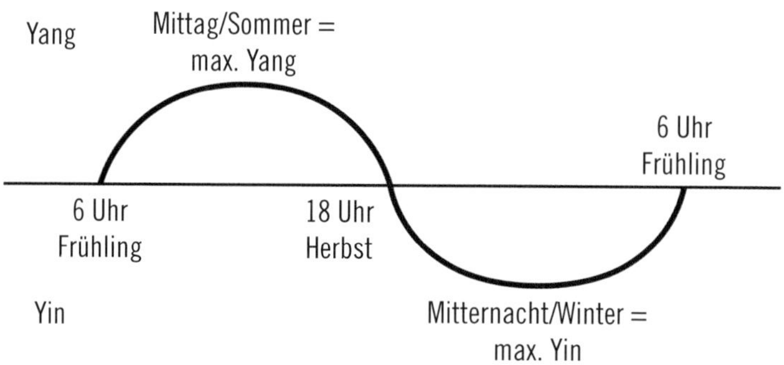

Yin/Yang Zyklus (Sinuswelle) mit Tages-/Jahreszeiten

1.3. **Die Anwendung von Yin und Yang in der Medizin**

Die Yin-Yang-Theorie kann auf den gesunden sowie auf den kranken Körper übertragen werden. Körperstrukturen, physiologische Vorgänge und Pathologien werden durch die Yin- und Yang-Theorie analysiert und kategorisiert. Kopf und Oberkörper entsprechen Yang. Die Füße und Beine entsprechen Yin (im Vergleich zum Oberkörper!). Akute, schnell voranschreitende Krankheiten entsprechen grundsätzlich Yang; chronische, latente Krankheiten entsprechen Yin. Heiße, fiebrige Krankheiten entsprechen grundsätzlich Yang; Krankheiten mit Kältegefühl entsprechen grundsätzlich Yin.

Yin	Yang
Unterkörper	Oberkörper
Innen	Außen
Vorderseite	Rückenseite
Struktur	Funktion
Chronische Krankheiten	Akute Krankheiten
Langsame Entwicklung	Schnelles Fortschreiten
Schläfrigkeit, Erschöpfung	Unruhe, Schlaflosigkeit
Blasses Gesicht	Gerötetes Gesicht
Kein Durst	Durst
Milchmangel	Milchüberschuss

MERKE!

- Yin ist dunkel, schattig, ruhig, zurückgezogen, kalt.
- Yang ist hell, sonnig, aktiv, extrovertiert, warm.
- Yin und Yang können nur in Relation zueinander bestehen und sind voneinander abhängig.
- Yin kann sich in Yang umwandeln und umgekehrt. Dies geschieht meist, wenn ein Maximalwert erreicht ist.
- Die Yin- und Yang-Einteilung ist dynamisch, relativ und nie absolut.
- Alles kann immer weiterführend in Yin und Yang aufgeteilt werden.

1.4. Harmonie und Disharmonie von Yin und Yang

Befinden sich Yin und Yang in Harmonie, sind die Kräfte des Körpers ausgeglichen; man ist gesund. Im Krankheitsfall sind Yin und Yang immer in Disharmonie. Die Möglichkeiten dieser Disharmonien sind jedoch eingeschränkt. Grundsätzlich gibt es vier Yin- und Yang-Disharmonien. In zwei Fällen handelt es sich um zuviel Yin oder Yang und in zwei Fällen um zuwenig Yin oder Yang. Ist zu viel Yin oder zu viel Yang vorhanden, spricht man von einer Fülle-Disharmonie (Überschuss-Disharmonie). Eine Fülle-Disharmonie hat einen Yang-Charakter. Es ist „zu viel“

im Körper. Symptome sind oft (aber nicht immer!) ausgeprägt, intensiv, akut.

Ist zu wenig Yin oder zu wenig Yang vorhanden, spricht man von einer Leere-Disharmonie (Mangel-Disharmonie). Eine Leere-Disharmonie hat einen Yin-Charakter. Es ist „zu wenig" einer Substanz im Körper. Symptome sind deshalb oft (aber nicht immer!) mild, latent, chronisch.

Je nachdem, ob Yin oder Yang in Fülle oder Leere sind, zeigen sich Yin- oder Yang-Symptome, sprich Hitze- oder Kälte-Zeichen. Bei den Fülle-Disharmonien ist es einfach:

- ist Yang in Fülle, zeigen sich Hitze-Zeichen.
- ist Yin in Fülle, zeigen sich Kälte-Zeichen.

Etwas komplizierter ist es bei den Leere-Disharmonien. Grundsätzlich sind diese ja leer und deshalb Yin: es zeigen sich milde, latente und eher chronische Zeichen. Ob diese Zeichen heiß oder kalt sind, hängt davon ab, ob es sich um eine Yin-Leere oder Yang-Leere handelt. Es gilt:

- bei Yin-Leere fehlt der kühlende, befeuchtende Aspekt, und es zeigen sich Hitze-Zeichen.
- bei Yang-Mangel fehlt die aktivierende, wärmende Energie, und es zeigen sich Kälte-Zeichen.

Im Folgenden sind die vier Disharmonien illustriert und mit typischen Beispielsymptomen versehen.

Gleichgewicht/Balance

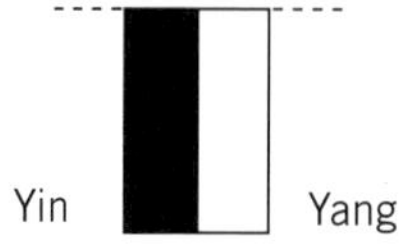

Gesundheit;
Gleichgewicht/Balance zwischen Yin und Yang

Fülle/Exzess mit absolutem Überschuss (Fülle-Disharmonien)

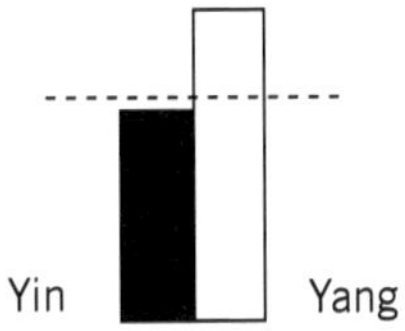

Yang-Überschuss (Fülle Hitze)

Fülle/Exzess-Symptome

Lauter Husten, hohes Fieber, starker Durst mit Lust auf kalte Getränke, starkes Schwitzen, starker, voller Puls, rote Zunge, evtl. mit dickem und gelbem Belag.

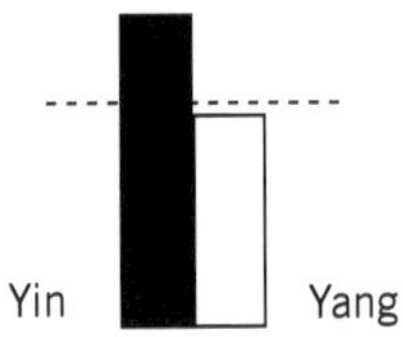

Yin-Überschuss (Fülle Kälte)

Fülle/Exzess-Symptome

Exzessiver Schleim, akute starke Kälteschmerzen, Ödeme, dicker, weißer Zungenbelag, akute Gelenkschmerzen, die durch Kälte ausgelöst oder verschlimmert werden.

Leere/Mangel mit einem relativen Überschuss (Leere-Disharmonien)

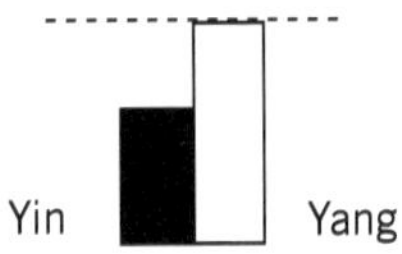

Yin-Mangel mit relativem Yang-Überschuss (Leere Hitze)

Yin-Mangel-Symptome mit leerer Hitze

Nachtschweiß, anhaltendes tiefgradiges Fieber, Wallungen, Wangenknochenrötung, innere Unruhe, dünner Puls, rote Zunge, wenig bis kein Belag.

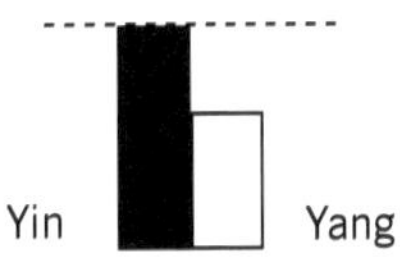

Yang-Mangel mit relativem Yin-Überschuss (Leere Kälte)

Yang-Mangel-Symptome

Tiefe Körpertemperatur, kalte Extremitäten, kalte Nasenspitze, häufiges Frieren, häufige Miktion von hellem Urin, Müdigkeit, Lustlosigkeit, schwacher, tiefer Puls, blasse, geschwollene Zunge mit weißem, eventuell nassem Belag.

2. Die acht Leitkriterien (Ba gang)

Um die Yin-Yang-Theorie einfacher und genauer auf den Körper und Krankheiten anzuwenden, verwendet man das Einteilungsschema der acht Leitkriterien. Damit werden die körperlichen Zeichen und Symptome Yin und Yang zugeordnet und es entsteht ein erstes, grobes Bild der Krankheit. Diese Einteilung ist zwar noch zu wenig differenziert für eine gezielte Therapie, sie bildet jedoch den Anfang einer jeden chinesischen Krankheitsdiagnose.

Die acht Leitkriterien werden nach Yin und Yang aufgeteilt:

Yin	Yang
Innen	Außen
Kälte	Hitze
Leere/Mangel	Fülle/Überschuss

Leitkriterium	Erklärung
Yin	Yin-Krankheiten sind chronisch, latent, leer, kalt.
Yang	Yang-Krankheiten sind akut, stark, voll, heiß.
Innen	Krankheiten, welche ihre Ursache in inneren Disharmonien des Körpers haben (im Gegensatz zu äußeren Disharmonien). Innere Disharmonien werden oft durch langanhaltende oder exzessive Emotionen wie Wut, Freude, Sorgen, Trauer, etc. hervorgerufen und manifestieren sich meist in einer Disharmonie eines inneren Organs.
Außen	Krankheiten, welche ihre Ursache in äußeren Disharmonien haben. Äußere Disharmonien entstehen, wenn äußere pathogene Faktoren wie Wind, Kälte, Hitze, etc. die Oberfläche angreifen und zeigen sich mit akuten Symptomen wie Fieber und Frösteln, Kopfschmerzen, Gliederschmerzen.
Kälte	Krankheiten mit Kälte-Zeichen (Fülle oder Leere) wie Frösteln, kalten Extremitäten, etc.
Hitze	Krankheiten mit Hitze-Zeichen (Fülle oder Leere) wie Fieber, Rötung, Schwitzen, etc.
Leere	Der Krankheit liegt ein Mangel/Leere einer vitalen Substanz wie Qi, Blut, Yin oder Yang zugrunde. Die Symptome sind häufig (aber nicht immer) latent und chronisch.
Fülle	Der Krankheit liegt eine Fülle zugrunde. Die Symptome sind häufig (aber nicht immer) ausgeprägt und akut.

3. Die fünf Wandlungsphasen (Wu xing)

Die Fünf Wandlungsphasen stellen eine Weltanschauung dar, nach welcher das Universum und alle seine Bestandteile grundsätzlich in fünf Bewegungen oder Kräfte eingeteilt werden können. Untereinander behalten diese Fünf Wandlungsphasen das Gleichgewicht durch gegenseitiges Hervorbringen und gegenseitiges Kontrollieren.

3.1. Holz

Mit Holz ist der sprießende, biegsame Bambus gemeint, der im Frühling zu wachsen beginnt. Kräfte, die im Winter gesammelt wurden, werden frei gesetzt. Alles in der Natur wird dynamisch, strebt nach außen und nach oben. Auch im Menschen wirken diese Vorgänge, z.B. in der Geburt, in emotionalen Ausbrüchen, mit Neubeginn jeder Art. Holz-Typen sind nach außen orientiert, beginnen gern etwas Neues.

Im Körper steht die Leber für das Holz. Sie ist zuständig für den ungehinderten Fluss des Qi, die Beweglichkeit von Sehnen, Ligamenten und Muskeln, für die Nährung der Augen und der Nägel.

3.2. Feuer

Im Sommer steigt das Yang und es ist viel Wärme vorhanden. Die Natur findet nun zu ihrer vollen Blüte und bereitet die spätere Ernte vor.

Organisch sind dieser Zeit das Herz mit seiner Blutzirkulation und den Blutgefäßen zugeordnet. Ein Mensch in der Feuerphase erlebt nun ebenfalls Wachstum und Freude. Mit seinem wachen Geist kann er sich anderen mitteilen, mit ihnen mitfühlen und mit ihnen lachen.

3.3. Erde

Es folgt die Zeit der Reife, der Umwandlung. Das Erdelement ist die Mitte und entspricht dem Spätsommer, in dem die Gaben der Natur ihre volle Reife erfahren.

Auch körperlich herrscht dieses Element mit Milz und Magen über die Umwandlung und den Transport von Nahrung in Qi und Blut; die vier Extremitäten mit allen Muskeln werden gut versorgt, Fett- und Bindegewebe sind straff. Auf der geistigen und seelischen Ebene ist es die Zeit des Grübelns und des Wandels. Menschen mit Erdeanteilen sind friedliche, zuverlässige und genussfähige Typen.

3.4. Metall

Im Herbst erfolgt die Ernte, das Einsammeln aller Früchte. Die Bewegungen verlangsamen sich, alles trocknet aus und verdichtet sich. In der Natur kehrt langsam Ruhe ein, es wendet sich alles nach innen und nach unten. Auch im menschlichen Verhalten folgt nun eine Phase der Einkehr und der Ruhe, des Loslassens; manchmal kommt Traurigkeit auf. Organisch passen da die Funktionen von Lunge und Dickdarm dazu, die ebenfalls ihre Energie nach innen und nach unten lenken. Auf der körperlichen Ebene werden die Haut und das Körperhaar zum Metall gerechnet. Menschen mit Metallmerkmalen schätzen Gerechtigkeit, Ordnung und Strukturen.

3.5. Wasser

Das Wasserelement entspricht dem Winter und somit der Stille und Zurückgezogenheit. Die Säfte sowohl in der Natur wie auch im Körper werden im Inneren gespeichert bis zum Frühling. Organisch gehören Niere und Blase zum Wasser; wie auch die Knochen, das Knochenmark, das Gehirn, der Uterus, Zähne, Kopfhaare und Ohren. Der ganze Kreislauf von Zeugung, Geburt und Wachstum untersteht der Energie des Wasserelements; dieses steht also im eigentlichen Sinn für den Fluss des Lebens.

Menschen mit Wasseranteilen zeichnen sich durch vielseitige Eigenschaften aus: konzentriertes Insichgehen, willensstark, mutig und weise; aber auch Ängste gehören dazu.

3.6. Zuordnungen

	Holz	Feuer	Erde	Metall	Wasser
Jahreszeit	Frühling	Sommer	Spätsommer	Herbst	Winter
Himmels-richtung	Osten	Süden	Mitte	Westen	Norden
Farbe	grün	rot	gelb	weiß	schwarz
Geschmack	sauer	bitter	süß	scharf	salzig
Klimatischer Faktor	Wind	Hitze	Nässe	Trockenheit	Kälte
Entwicklungs-stadium	Geburt	Wachstum	Umwandlung	Ernte	Speicherung
Tier	Fisch	Vogel	Mensch	Säugetiere	Flussschwein
Sinnesorgan, Öffner	Auge	Zunge	Mund	Nase	Ohr
Emotionen	Zorn	Freude	Grübeln	Traurigkeit	Angst
Geräusche	Schreien	Lachen	Singen	Weinen	Stöhnen
Gewebe	Sehnen	Gefäße	Muskeln	Haut	Knochen
Geruch	ranzig	verbrannt	süßlich	verrottet	faulig
Kraft	Mobilisierung	Expansion	Transformation	Kontraktion	Konsoli-dierung
Menschentyp	Pionier	Zauberer	Friedensstifter	Richter	Philosoph
Talent	Initiatives Handeln	Kommuni-kation Mitgefühl	Verhandlung Dienen	Unter-scheidung Organisation	Wissen Imagination
Yin-Organ	Leber	Herz	Milz	Lunge	Niere
Yang-Organ	Gallenblase	Dünndarm	Magen	Dickdarm	Blase

3.7. Interaktionen der Fünf Wandlungsphasen

Die fünf Wandlungsphasen halten sich durch gegenseitiges Hervorbringen und gegenseitige Kontrolle im Gleichgewicht. Funktioniert dieses Kontroll- und Erzeugungssystem nicht richtig, führt das zu einem Ungleichgewicht zwischen den verschiedenen Wandlungsphasen, und es entsteht Krankheit. Es wird zwischen physiologischen und pathologischen Interaktionen unterschieden.

Physiologisch	Pathologisch
Erzeugungszyklus: Erzeugung der folgenden Phase.	Mangelnde Erzeugung der folgenden Phase.
Kontrollzyklus: Kontrolle der übernächsten Phase.	**Zerstörung:** Überkontrolle der übernächsten Phase.
Kontrolliert werden von der kontrollierenden Phase.	**Beleidigung:** Auflehnung gegen die kontrollierende Phase.

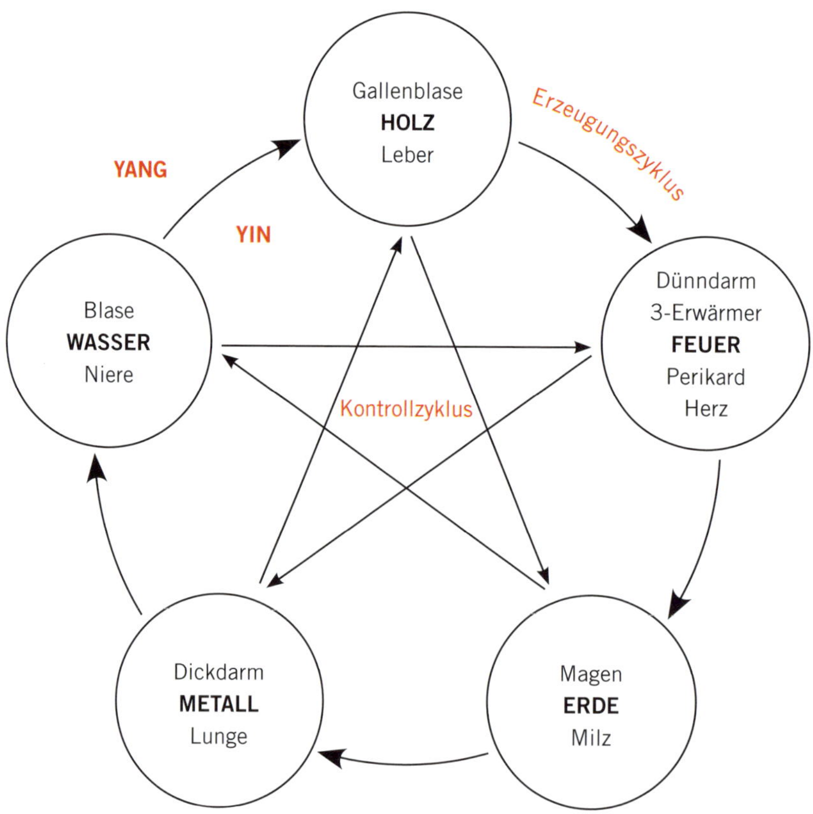

4. Qi

Qi ist eine immaterielle Substanz, manchmal auch als Lebensenergie bezeichnet. Sie fließt durch die Leitbahnen und stellt die Basis des Seins dar. Qi ist die Grundlage des Universums und manifestiert sich im Universum mannigfaltig. Qi ist jedoch nicht nur eine positive vitale Energie. Es kommt auch als pathogenes Qi vor und verursacht als solches Krankheiten. Zum Beispiel kann ein kalter Wind, welcher eine Erkältung hervorruft, als pathogenes Qi (Wind-Kälte pathogenes Qi) bezeichnet werden. In diesem Falle unterscheidet man das „gute" Qi vom „schlechten" Qi als physiologisches und pathologisches Qi.

Im Körper existieren viele Arten von physiologischem Qi. So hat jedes Organ sein „eigenes" Qi. Dieses ist für die spezifischen Funktionen des Organs zuständig. Zum Beispiel hat die Milz die Funktion, das Blut in den Gefäßen zu halten. Es ist die Aufgabe von Milz-Qi, diese Funktion auszuführen. Weiter kennt man ein Abwehr-Qi, ein Aufbau-Qi, ein prä- und postnatales Qi, etc.

Die Summe des gesamten physiologischen Qi im Körper wird als ZHENG-Qi bezeichnet. Zheng bedeutet aufrichtig oder korrekt. Es kann als „Stärke" des Körpers betrachtet werden.

Qi ist die alltägliche Energie des Körpers. Es ist das „Benzin" für alle Aktivitäten. Die unterschiedlichen Formen von Qi haben jeweils spezifische Funktionen: wärmen, halten und heben, bewegen, umwandeln und schützen.

4.1. Produktion von Qi

Qi wird grundsätzlich aus der Nahrung hergestellt. Die Milz kocht die Nahrung und extrahiert die Essenz daraus. Diese wird nach oben in die Lunge geschickt und dort mit Qi aus der Luft kombiniert. Daraus entsteht ein Qi, welches als Vorgänger von vielen Arten von Qi im Körper dient. Zum Beispiel fließt ein Teil des in der Lunge produzierten Qi an die Oberfläche und schützt dort vor pathogenen Einflüssen. Ein anderer Teil des in der Lunge produzierten Qi fließt in die Leitbahnen und stärkt alle Organe. Das täglich in der Milz produzierte Qi wird als POSTNATALES QI bezeichnet. Es wird nach der Geburt hergestellt.

Im Gegensatz zum postnatalen Qi, welches täglich in der Milz produziert wird, kennt man auch das PRÄNATALE QI, das sogenannte Ursprungs-Qi (yuan qi). Dieses wird nicht in der Milz nach der Geburt hergestellt, sondern entstammt der

Essenz, welche dem Kind von Mutter und Vater vor der Geburt mitgegeben wurde. Das pränatale Qi kann während des Lebens nicht einfach hergestellt und vermehrt werden wie das postnatale Qi. Die Stärke des pränatalen Qi hängt von der Stärke der Essenz ab (siehe ESSENZ) und ist in seiner Menge begrenzt.

Pränatales Qi unterstützt postnatales Qi. Wird wenig postnatales Qi produziert, so kann es durch pränatales Qi aufgefüllt werden. Da dadurch jedoch das begrenzte pränatale Qi verbraucht wird, führt dies mit der Zeit zu einem Defizit an Qi. Deshalb ist es wichtig, jeden Tag genügend postnatales Qi aus Nahrung und Luft zu produzieren, um so das pränatale Qi zu schützen.

4.2. Verschiedene Arten von Qi

Pränatales Qi (Yuan Qi)	Entstammt der Essenz, welche durch Mutter und Vater dem Kind weitergegeben wird. Die Menge ist begrenzt. Unterstützt die anderen Formen von Qi im Körper.
Postnatales Qi	Wird in der Milz aus Nahrung und in der Lunge aus Luft produziert und entspricht dem „täglichen Qi", der täglichen Energie. Postnatales Qi ist auf die Unterstützung von pränatalem Qi angewiesen. Aus postnatalem Qi werden viele verschiedene Arten von körperlichem Qi hergestellt, zum Beispiel das Qi der Organe, das Abwehr-Qi und das Aufbau-Qi.
Abwehr-Qi (Wei Qi)	Abwehr-Qi wird grundsätzlich aus postnatalem Qi hergestellt. Es fließt an der Oberfläche des Körpers und schützt diesen vor dem Eindringen von pathogenen Faktoren wie Wind, Kälte, etc. Abwehr-Qi reguliert ebenfalls das Öffnen und Schließen der Poren und ist somit für das Schwitzen verantwortlich.
Aufbau-Qi (Ying Qi)	Aufbau-Qi wird grundsätzlich aus postnatalem Qi hergestellt. Es fließt ins Körperinnere und durch die zwölf Leitbahnen. Zusammen mit dem Abwehr-Qi bildet es ein Yin-Yang Paar: Abwehr-Qi kämpft gegen die pathogenen Faktoren an der Oberfläche und ist demnach Yang; Aufbau-Qi fließt ins Körperinnere, nährt den Körper und ist demnach Yin. Aufbau-Qi hat einen engen Bezug zum Blut und ist in der Produktion von Blut maßgebend involviert.
Aufrechtes oder korrektes Qi (Zheng Qi)	Die Summe von allem physiologischen Qi im Körper, das heißt, von pränatalem und postnatalem Qi, inklusive Organ-Qi, Abwehr-Qi, Aufbau-Qi, etc. Aufrechtes Qi steht für die Gesamtkraft des Körpers.
Pathogenes Qi (Xie Qi)	Pathogenes Qi dringt in den Körper ein und verursacht Krankheiten. Wind, Kälte, Hitze, Sommerhitze, Feuchtigkeit und Trockenheit sind die klassischen sechs äußerlichen pathogenen Faktoren. Pathogenes Qi kann nur dann in den Körper eindringen, wenn das aufrechte Qi (Zheng Qi) geschwächt ist.

4.3. Fünf Funktionen von Qi

Wärmen: Qi wärmt den ganzen Körper. Mangelt es an Qi, fühlt sich der Körper kalt und fröstelnd an.

Bewegen: Qi bewegt alles im Körper; so zum Beispiel Blut, Flüssigkeiten, die Nahrung, etc.

Halten/Heben: Milz-Qi hält die Organe an Ort und Stelle und hält das Blut in den Gefäßen. Ist Milz-Qi geschwächt, können die Organe nicht mehr am richtigen Ort gehalten werden und es kann sich zum Beispiel ein Uterusprolaps zeigen. Kann Milz-Qi das Blut nicht in den Gefäßen halten, kommt es zu Blutungen.

Schützen: Abwehr-Qi schützt den Körper vor dem Eindringen von pathogenen Faktoren wie Wind, Kälte, etc.. Pathogenes Qi kann nur eindringen, wenn die Schutzfunktion reduziert ist, das heißt, wenn das Abwehr-Qi schwach ist. Abwehr-Qi reguliert auch das Öffnen und Schließen der Poren und ist somit für das Schwitzen verantwortlich. Bei schwachem Abwehr-Qi kann es zu Spontanschweiß kommen.

Umwandeln: Qi ist für alle Umwandlungen im Körper verantwortlich; so zum Beispiel für die Transformation von Nahrung in Qi und von Qi in Blut, von trüben Abfallflüssigkeiten zu Urin, etc.

MERKE!

- Qi ist die Grundenergie des Lebens.
- Es wird zwischen pränatalem und postnatalem Qi unterschieden.
- Pränatales Qi entstammt der Essenz und ist limitiert in seiner Menge.
- Postnatales Qi wird aus Luft und Nahrung täglich produziert; es ist die tägliche Energie, die uns antreibt.
- Qi hat fünf Funktionen: wärmen, bewegen, halten und heben, schützen und umwandeln.

4.4. Pathologische Qi-Zustände

Qi ist für die Gesundheit eine fundamental wichtige Substanz im Körper. Qi muss in genügender Menge vorhanden sein und muss frei und unbehindert fließen können. Nur dann sind Körper und Geist gesund. Es werden grundsätzlich drei pathologische Qi-Zustände unterschieden: Mangel an Qi (darin eingeschlossen ist auch sinkendes Qi), Stagnation von Qi und rebellierendes Qi.

Qi-Mangel: Müdigkeit, ausgeprägt nach dem Essen, Erschöpfung, häufiges Erkranken, Kurzatmigkeit, tiefer Hämoglobinwert, Tendenz zu blauen Flecken, Spontanblutungen, Blasensprung ohne Wehentätigkeit, blasse Gesichtsfarbe, blasse Zunge mit Zahneindrücken, schwacher Puls.

Sinkendes Qi: Generelle Qi-Mangel-Symptomatik mit Prolaps (Uterus, Magen, Rektum, etc.).

Qi-Stagnation: Angespanntheit, Gereiztheit, häufiges Seufzen, straffer Muttermund, Engegefühl in der Brust, diffuse, nicht fixierte Schmerzen, geschwollene Zungenränder (ohne Zahneindrücke), saitenförmiger Puls.

Rebellierendes Qi: Erbrechen (rebellierendes Magen-Qi), Husten (rebellierendes Lungen-Qi).

MERKE!

- Um bei guter Gesundheit zu bleiben, muss Qi in genügender Menge vorhanden sein und frei und unbehindert fließen können.
- Es können sich folgende pathologische Qi-Zustände entwickeln:
  - Qi-Mangel, inkl. sinkendes Qi
  - Qi Stagnation
  - Rebellierendes Qi

5. Blut (Xue)

Blut in der Chinesischen Medizin entspricht nicht dem Blut in der westlichen Medizin. Blut hat in der Chinesischen Medizin eine andere Bedeutung. Zwar handelt es sich um eine „ähnliche" Substanz in Farbe und Form. Die Wirkungen und Funktionen übertreffen jedoch jene des biomedizinisch definierten Blutes. Das Blut hat in der Chinesischen Medizin folgende zwei Hauptfunktionen: a) nähren und befeuchten von Körper und Gewebe, inklusive des wachsenden Fötus, und b) beherbergen des Shen (Geist, siehe unten).

Im Vergleich zum aktiven und feinstofflichen Qi stellt das Blut den Yin-Anteil der täglichen körperlichen Stärkung und Nährung dar. Blut und Qi sind ein Yin-Yang-Paar. Blut ist eine dichte und materielle Form (Yin) im Gegensatz zum feinstofflichen, immateriellen Qi (Yang).

5.1. Produktion von Blut

Grundsätzlich wird Blut aus postnatalem Qi hergestellt. Der Prozess wird jedoch auch von pränatalem Qi unterstützt. Die Blutproduktion ist von Qi in der Milz abhängig und kann in folgende vier Schritte aufgeteilt werden:

a) Nahrungsmittel werden mit Hilfe von Milz-Feuer zu Qi umgewandelt.
b) Das Qi steigt in die Brust auf.
c) Ein Teil dieses Qi fließt ins Herz und wird dort in Blut umgewandelt.
d) Das Qi der Lunge und des Herzens pumpt das Blut durch den ganzen Körper.

5.2. Funktionen von Blut

Genau wie Qi hat auch Blut seine spezifischen Aufgaben im Körper. Im Vergleich zum Energie spendenden Qi besitzt Blut befeuchtende und nährende Eigenschaften. Blut besitzt folgende Hauptfunktionen:

Blut befeuchtet und nährt das Gewebe: Im Gegensatz zum warmen Qi befeuchtet das kühle Blut das Gewebe.

Blut unterstützt und nährt den wachsenden Fötus: der Fötus wird durch die Nieren-Energie (siehe unten) sowie durch Blut genährt und gestärkt. Blut spielt in der Unterstützung des wachsenden Fötus eine wichtige Rolle.

Blut beherbergt den Shen (Geist): Blut stellt die Basis und die Wurzel für den *Shen* (Geist) dar. Damit der Geist ausreichend genährt und somit ruhig, verwurzelt und ausgeglichen ist, bedarf es genügend Blut. Ganz spezifisch ist es das Herz-Blut, welches als „Wurzel des *Shen*" dient. Herz-Blut muss voll und stark sein, damit der Geist ruhig, ausgeglichen und entspannt ist.

5.3. **Pathologische Blut-Zustände**

Genau wie beim Qi können sich beim Blut pathologische Zustände entwickeln. Die folgenden Hauptpathologien des Blutes werden unterschieden:

Blutmangel: Blasse Lippen, fahl-blasse Gesichtsfarbe, Vergesslichkeit, Zerstreutheit, orthostatische Hypotension, trockene Haut, trockene Haare, Haarausfall, leichte Menstruationsblutungen, blasse Nägel, Nachtblindheit, trockene Augen, Einschlafprobleme, dünner Puls, dünne und blasse Zunge. Diese allgemeinen Blutmangel-Zeichen können weiter differenziert werden (siehe Organ-Differenzierung, Kapitel 13, ab S. 49).

Blut-Stase: Wird der freie Fluss von Qi und Blut blockiert, so staut sich Blut, und es bildet sich Blut-Stase. Gründe, welche zu einem behinderten Qi-Fluss und damit zu Blut-Stase führen, gibt es zahlreiche, z.B. Traumata, eindringende Kälte/Hitze oder langanhaltende Qi-Stagnation. Symptome, die auf Blut-Stase hindeuten, sind: Zyanotische Verfärbungen (Lippen, Hautflecken, Zunge), fixierte, stechende Schmerzen, saitenförmiger oder rauer Puls.

Blut-Stase ist keine häufige Pathologie der in diesem Buch diskutierten Schwangerschaftsindikationen. Blut-Stase präsentiert sich z.B. in Form von wachsenden Myomen oder Endometriose.

5.4. **Beziehung zwischen Qi und Blut**

Qi und Blut sind die zwei wichtigsten Grundsubstanzen in der Chinesischen Medizin. Zusammen bilden sie ein Yin-Yang-Paar. Das unsichtbare, wärmende, aktive Qi entspricht Yang; das nährende und befeuchtende Blut entspricht Yin. Gemäß den Gesetzmäßigkeiten von Yin und Yang kann Yin nicht ohne Yang existieren. Dies ist auch bei Qi und Blut der Fall. Qi wird der „Meister von Blut", Blut wiederum wird als „Mutter von Qi" bezeichnet. Qi und Blut sind untrennbar.

Qi ist der Meister von Blut: Qi ist für die Produktion von Blut zuständig. Ist Qi leer und aufgebraucht, kann kein Blut mehr produziert werden.

Qi bewegt Blut. Damit Blut fließen kann, ist es auf die Aktivität von Qi angewiesen. Qi stellt die Kraft für die Bewegung des Blutes zur Verfügung. Ist Qi leer und aufgebraucht, so kann das Blut nicht mehr bewegt werden, und es kann zu einer Blut-Stase kommen. Falls Qi nicht frei und ungehindert fließen kann und sich daher eine Qi-Stagnation bildet, wird Blut ebenfalls nicht mehr bewegt, und es kann sich eine Blut-Stase entwickeln.

Blut ist die Mutter von Qi: Blut nährt die Organe, welche Qi herstellen und produzieren. Diese Organe sind für die Produktion von Qi auf die Unterstützung durch Blut angewiesen.

Qi und Blut fließen zusammen. Dabei bildet Blut gewissermaßen das Trägerelement, an welchem sich Qi festhalten kann. Verliert man zum Beispiel Blut, so verliert man immer auch Qi.

MERKE!

- Blut nährt und befeuchtet den Körper und ist eine Yin-Substanz.
- Blut wird zu einem großen Teil aus dem Aufbau-Qi (Ying Qi) produziert.
- Herz-Blut beherbergt den Geist.
- Blut und Qi stellen ein Yin-Yang-Paar dar;
  beide sind voneinander abhängig.
- Blut ist die Basis für Muttermilch.
- Es können sich folgende pathologische Blut-Zustände entwickeln:
  - Blutmangel
  - Blut-Stase

6. Essenz (Jing)

Essenz ist die Basis des Körpers. Sie ist die kostbarste Substanz und geht allen anderen Substanzen voran. Essenz kann auch als undifferenziertes Qi betrachtet werden, eine Art Ur-Qi. Essenz wird in den Nieren gespeichert.

Essenz kann im engeren und weiteren Sinne definiert werden. Im weiteren Sinne steht die Essenz für die Grundlage aller Substanzen im Körper. Aus Essenz werden Yin und Yang, Qi, Blut und Flüssigkeiten gebildet. Die Essenz stellt also eine unverzichtbare Grundsubstanz dar.

Im engeren Sinne steht die Essenz für Samenflüssigkeit und Spermien beim Mann und Blut/Eizelle bei der Frau. Die Essenz hat somit einen direkten Einfluss auf die Reproduktionsfähigkeit eines Menschen. Auch diese Funktion unterstreicht die Rolle der Essenz als eine Grundlage oder ein Fundament.

Die Essenz ist also einerseits zuständig für die Reproduktion; in ihrer erweiterten Bedeutung jedoch auch für die gesamte lebenslange Entwicklung des Körpers.

Wachstum, Reproduktion, Entwicklung

Die Essenz ist verantwortlich für Wachstum, Reproduktion und Entwicklung. Nur wenn die Essenz kräftig und voll ist, wachsen und entwickeln sich Körper und Geist und wird Reproduktion möglich. Bei einem Mangel an Essenz wächst ein Kind zum Beispiel zu langsam oder entwickelt sich nicht. Konstitutionelle Schwäche oder Behinderung wird also einer Essenz-Schwäche zugeschrieben.

Produziert Knochenmark

Knochenmark entwickelt sich aus Essenz. Das Gehirn wird als „See des Marks“ betrachtet. In der Chinesischen Medizin gehören das Gehirn und auch das Rückenmark zum „Mark“ und werden aus der Essenz hergestellt. Dies bedeutet, dass die Entwicklung und „Füllung“ des Gehirns direkt von der Stärke und Fülle der Essenz abhängt.

Grundlage des Nieren-Qi, -Yin und -Yang

Essenz wird in den Nieren gespeichert und ist der Vorläufer des Nieren-Qi, Nieren-Yin und Nieren-Yang; diese sind für die Stärke der Nieren sowie für die verschiedenen Nieren-Funktionen zuständig. Somit steht die Stärke der Essenz auch für die Stärke des Nieren-Qi, -Yin und -Yang. Andererseits gilt auch: Ist die Nieren-Energie geschwächt, ist oft auch die Essenz geschwächt.

Basis der Konstitution

Als Grundsubstanz ist die Essenz für die konstitutionelle Stärke des Körpers verantwortlich. Ist die Essenz leer, ist auch die Konstitution schwach, da die Basis aller Substanzen wie Qi, Blut, Yin und Yang fehlt.

6.1. **Pränatale und Postnatale Essenz**

Essenz ist für die „großen" und „langsamen" Entwicklungsschritte sowie für Fertilität und Konstitution zuständig. Im Gegensatz dazu steht Qi für die tägliche Energie und unterstützt die Organe sowie die alltäglichen körperlichen Funktionen.

Qi und Essenz können jedoch nicht als zwei separate und unabhängige Substanzen betrachtet werden. Als Grundlage für alle Substanzen des Körpers ist die Essenz direkt für die Stärke und Fülle von Qi verantwortlich. Essenz und Qi sind also voneinander abhängig.

Die Gesamtmenge der Essenz wird aus pränataler Essenz und postnataler Essenz zusammengesetzt. Die Pränatale Essenz stellt den Hauptteil dar. Bei der Zeugung eines Kindes vereinen sich die Essenz von Mutter (Eizelle/Blut) und Vater (Spermium) und formen ein neues Leben. Die Essenz von Mutter und Vater wird zur Grundlage der Essenz des Kindes; sie wird als pränatale Essenz bezeichnet. Aus diesem Grunde ist es wichtig, dass die weitergegebene Essenz von Mutter und Vater gesund und kräftig ist. Die Essenz ist mit der genetischen Grundinformation vergleichbar.

Die postnatale Essenz wird nach der Geburt täglich generiert und unterstützt die pränatale Essenz. Die Menge der pränatalen Essenz kann jedoch nie vergrößert werden. Das heißt, die Menge, welche von den Eltern weitergegeben wird, ist bereits vor der Geburt definiert. Die postnatale Essenz kann diese Essenz nur unterstützen und so den Verbrauch etwas verlangsamen.

Postnatale Essenz stellt jenen Teil des täglichen Qi dar, welcher nicht für den Alltag aufgewendet wurde. Produziert man also viel Qi (z.B. durch gesundes Essen) und verbraucht davon nur einen Teil (z.B. durch einen gesunden Lebenswandel), so bleibt Qi übrig. Dieses wird als postnatale Essenz gespeichert und unterstützt die pränatale Essenz.

MERKE!

- Essenz ist die Basis aller anderen Substanzen (Qi, Blut, Yin, Yang) und wird in den Nieren gespeichert.
- Pränatale Essenz repräsentiert jenen Hauptteil der Essenz, welcher von den Eltern an das Kind weitergegeben wird; sie stellt das „genetische Grundmaterial" dar.
- Pränatale Essenz kann nach der Zeugung eines Kindes nicht verändert werden.
- Essenz ist verantwortlich für Wachstum, Reproduktion und Entwicklung.

7. Geist (Shen)

Der Shen (Geist) der Chinesischen Medizin schließt folgende Funktionen, Bedeutungen und Fähigkeiten ein: mentale Funktionen (Gehirn), Seele, Bewusstsein, geistige Fähigkeiten. Der Begriff „Geist" ist eine von vielen möglichen Übersetzungen von Shen und hat keine religiösen Bedeutung. Der Geist entwickelt sich aus Qi und Essenz und ist somit mit allen anderen Substanzen im Körper verbunden und von diesen abhängig. Der Geist verbindet die „innere Welt" mit der „äußeren Welt". Über den Geist wird die Umwelt wahrgenommen und können innere Gedanken gegen außen kommuniziert werden. Nur wenn der Geist frei und klar ist, kann mit der Umwelt interagiert werden.

Der Geist lebt im Herzen und wird dort von Herz-Blut genährt. Das Herz wird damit zum wichtigsten Organ bezüglich der mentalen Funktionen, des Bewusstseins und der geistigen Fähigkeiten. Zusammen mit Herz-Blut bildet der Geist ein Yin-Yang-Paar: der Geist ist Yang, das Herz-Blut ist Yin. Wie immer bei Yin und Yang ist das eine vom anderen abhängig. Herz-Blut nährt den Geist und unterstützt ihn. Fehlt dem Geist diese Basis, verliert er seine Wurzel.

Der Shen kann in fünf Aspekte aufgeteilt werden. Jeder dieser fünf Aspekte ist für eine spezielle Funktion zuständig und bezieht sich auf ein spezifisches Organ. Diese fünf Funktionen werden im übergeordneten Shen vereint. Im Folgenden sind die fünf Aspekte des Shen kurz erklärt.

Shen – Geist	Shen hat zwei Bedeutungen: eine weitgefasste und eine engere. Shen im weiten Sinne steht für Bewusstsein, Emotionen, Denken, Konzentration, Seele etc. und besteht aus fünf verschiedenen Teilen: Shen (im engen Sinne), Po, Hun, Yi und Zhi, die fünf Shen. Im engeren Sinne ist Shen der Geist des Herzens. Dieser ist für mentale Stärke, Bewusstsein, Erinnerung, Denken und Schlaf zuständig. Der Geist „lebt" im Herz-Blut.
Po – Körperseele	Im Gegensatz zur Yang-Wanderseele (Hun) ist die Körperseele der Yin-Körperanteil der Seele. Die Körperseele ist eng mit dem Körper verbunden und stirbt mit dem Körper. Es ist die körperliche Manifestation der Seele. Po „lebt" in der Lunge. Die Körperseele ist für Körpergefühle und -sensationen zuständig. Po zeigt sich in normalen körperlichen Sinnesempfindungen wie Sehen, Hören, Körpergefühle, etc. sowie in unseren Reaktionen (Reflexen) auf diese Stimuli.

Hun – Wanderseele	Nicht-physischer Aspekt des Körpers. Wird in der Leber gespeichert. Hun ist Yang und steht im Gegensatz zur Körperseele Po (Yin). Hun und Po repräsentieren den nicht-physischen und physischen Aspekt der Seele. Die Wanderseele „lebt" im Blut und wird von diesem gespeichert. Sie überlebt den Körper und ist daher ähnlich dem westlichen Konzept einer Seele. Wird Hun nicht gespeichert und genährt von Leber-Blut, schweift die Seele richtungslos umher.
Yi – Denken	„Lebt" in der Milz. Verantwortlich für Denken, Konzentrieren und Lernen. Wird auch als „Shen der Reflektion" betrachtet. Schädigend ist hier das übermäßige Lernen und Denken sowie das Grübeln.
Zhi – Willen	Lebt in den Nieren. Für die Willensstärke verantwortlich. Sind die Nieren kräftig, zeigt sich dies in starkem Willen; sind die Nieren schwach, ist auch der Wille geschwächt. Zhi steht für den Willen, das Erinnerungsvermögen und die Orientierung in der Zeit. Die Nieren sind für das Langzeitgedächtnis zuständig; der Herz-Geist kontrolliert das Kurzzeitgedächtnis.

7. 1. **Störungen des Geistes**

Hitze stört den Geist: Volle oder leere Hitze steigt nach oben. Dort dringt sie ins Herz ein und stört den Geist, welcher durch die Hitze unruhig wird. Dies zeigt sich unter anderem in Schlaflosigkeit, innerer Unruhe und Herzrasen in Kombination mit Hitze-Symptomen.

Der Geist wird ungenügend genährt: Herz-Blut nährt den Geist und verwurzelt ihn. Fehlt dem Geist diese Grundlage, so schwebt er unverwurzelt. Die Symptome sind Schlaflosigkeit, Vergesslichkeit, Palpitationen und Konzentrationsmangel in Kombination mit generellen Blutmangel-Symptomen.

Der Geist wird blockiert: Der Geist kommuniziert mit der Außenwelt durch die Herzöffnung, auch Sinnesöffnung genannt. Ist diese durch Schleim-Ansammlung oder Blut-Stase blockiert, kann nicht oder nur ungenügend mit der Außenwelt kommuniziert werden. Das heißt, die Außenwelt wird ungenügend wahrgenommen, oder der Geist kann sich nicht gegen außen mitteilen. Dabei kann es es sich um ausgeprägte psychische Störungen (z.B. Psychose) oder um Bewusstseinsstörungen (z.B. Bewusstlosigkeit) handeln.

MERKE!

- Der Geist residiert im Herzen, insbesondere im Herz-Blut.
- Der Geist ist zuständig für Bewusstsein, kognitive Funktionen, Gefühle, Emotionen.
- Der Geist kann folgende Störungen entwickeln:
  - Ungenügende Nährung durch Herz-Blut.
  - Störung durch aufsteigende Hitze.

8. Die drei Schätze (San bao)

Jing, Qi und Shen werden die „Drei Schätze" genannt. Sie bilden die drei Hauptpfeiler des menschlichen Körpers und Wesens: Körper, Lebenskraft und Geist. Alle drei stellen verschiedene Formen derselben Grundmaterie dar und sind dadurch aufs Intimste miteinander verbunden. Sie versinnbildlichen die Einheit von Geist und Körper.

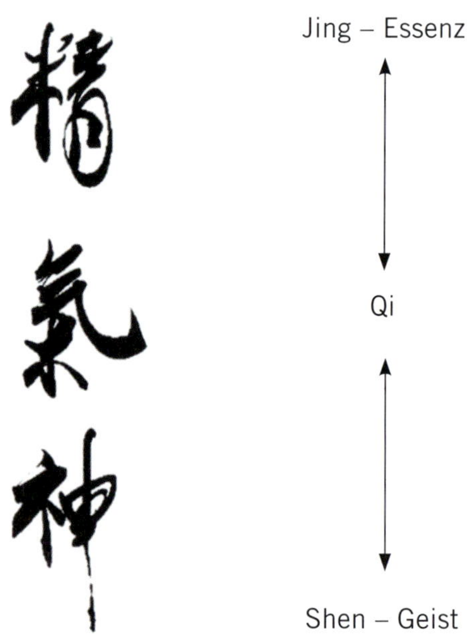

9. Krankheitsursachen

Die Chinesische Medizin kennt drei Hauptkategorien von Krankheitsursachen: innere Krankheitsursachen, äußere Krankheitsursachen und „weder innere noch äußere", d.h. andere Krankheitsursachen. Im Folgenden sind diese kurz beschrieben. Innere Krankheitsursachen führen zu inneren Krankheiten (Disharmonien der Organe); äußere Krankheiten führen zu äußeren Krankheiten (Disharmonien an der Oberfläche des Körpers).

9.1. Innere Krankheitsursachen

Bei den inneren Krankheitsursachen handelt es sich um sieben Gefühlszustände, welche im Inneren des Körpers, d.h. in den Organen, eine Disharmonie auslösen können. Alle sieben dieser Gefühlszustände kommen auch unter normalen Umständen vor. Sie werden erst dann zu Krankheitsursachen, wenn sie übermäßig stark oder übermäßig lange, evtl. in unterdrücktem Zustand, präsent sind. Die Gefühlszustände werden den fünf Yin-Organen (siehe unten unter „Organe") zugeordnet, welche wiederum einer Wandlungsphase zugeordnet werden können. Die Gefühlszustände schädigen in erster Linie das zugeordnete Organ. Umgekehrt gilt auch, dass ein geschwächtes Organ seine Emotion hervorruft. Zum Beispiel: Eine Frau, die sich ununterbrochen über alles Sorgen macht, schädigt ihre Milz. Die geschwächte Milz fördert die Sorgen-Tendenz weiter.

Gefühlszustand	Organ	Wandlungsphase
Wut	Leber	Holz
Freude	Herz	Feuer
Sorge und Hintersinnen	Milz	Erde
Traurigkeit	Lunge	Metall
Angst	Nieren	Wasser
Beklemmung	–	–
Furcht / Schreck	–	–

9.2. **Äußere Krankheitsursachen**

Äußere Krankheitsursachen beschränken sich auf übermäßige oder unzeitliche klimatische Einflüsse. Das Klima kann als eine Art von Qi-Einfluss (das Wetter-Qi) betrachtet werden; es wird in sechs Typen unterteilt: Wind, Hitze, Kälte, Trockenheit, Feuchtigkeit und Sommerhitze. Diese sechs Typen können auch in Kombination erscheinen, z.B. als windiges und kaltes Wetter oder als trockenes und heißes Wetter. Sind diese Wettereinflüsse übermäßig oder unzeitlich, so transformieren sie sich in die sechs pathogenen Faktoren, die äußeren Krankheitsursachen.

Wichtig ist, dass die „Übermäßigkeit" dieser Einflüsse nicht absolut, sondern individuell ist. Zum Beispiel: Ein kalter Sommertag mag von einer Person mit gesundem Qi problemlos überstanden werden. Von einer anderen, leicht geschwächten, Person kann das Wetter jedoch als übermäßig empfunden werden und zu einer äußeren Kälte-Erkrankung (Erkältung) führen.

Pathogener (= äußerer) Faktor	Eigenschaften
Wind	Bewegt, aktiv
Hitze	Erhitzt, trocknet aus
Kälte	Zieht zusammen, kühlt
Trockenheit	Trocknet aus
Feuchtigkeit	Befeuchtet, blockiert Qi
Sommerhitze	Schädigt Qi, befeuchtet (feuchte Hitze)

9.3. **Andere Krankheitsursachen (weder innere noch äußere)**

Alle Krankheitsursachen, welche nicht den sieben Gefühlszuständen oder äußeren pathogenen Einflüssen entsprechen, werden der dritten Kategorie „andere Krankheitsursachen" zugeordnet. Diese kann in folgende Teilgebiete unterteilt werden: Falsche Ernährung, unregulierte Bewegung, übermäßige sexuelle Tätigkeit, traumatische Verletzungen. In dieser Kategorie sind vor allem die falsche Ernährung und unregulierte Bewegung wichtige Krankheitsursachen der modernen Welt.

Falsche Ernährung schädigt zuerst die Milz und den Magen (die Mitte). Dies beeinträchtigt mit der Zeit auch andere Organe. In erster Linie resultieren folgende Pathologien aus einer falschen Ernährung: Feuchtigkeit, Schleim, Qi-Mangel.

Unregulierte Bewegung bedeutet sowohl zu viel wie auch zu wenig Bewegung. Bewegt man sich zu wenig, zirkuliert das Qi ungenügend. Davon sind insbesondere die Organe Milz, Leber und Lunge betroffen.

Auch zu viel Bewegung kann Disharmonien und Krankheiten verursachen. Wenn man sich bewegt, braucht man Qi, Blut, Yin und Yang. Zu viel Bewegung verbraucht diese Substanzen übermäßig. Ob jemand zu viel Sport treibt, hängt von der individuellen Konstitution ab. Spitzensport kann praktisch immer als übermäßige Bewegung bewertet werden. Aber auch viele Hobbysportler übertreiben die sportliche Aktivität für ihren Körpertyp und schwächen damit ihr Qi, Blut, Yin und Yang.

Die übermäßige sexuelle Tätigkeit trifft vor allem auf Männer zu. Da der Verlust von Samenflüssigkeit und Spermien einem Verlust von Essenz gleichkommt, verbraucht der männliche Orgasmus die Essenz. Übermäßige sexuelle Tätigkeit schwächt somit die Essenz und damit die Grundlage des Körpers. Vor allem im Alter sollte auf gemäßigte sexuelle Tätigkeit geachtet werden, da zu diesem Zeitpunkt im Leben die Essenz bereits reduziert ist.

10. Leitbahnen- und Netzwerkgefäße (Jing Luo)

Das Leitbahnensystem ist ein Netz von Leitbahnen (zum Teil auch Meridiane genannt) und Querverbindungen (sogenannte Netzwerkgefäße). Dieses Netz verbindet alle Teile des Körpers miteinander: Innen mit außen, Organe mit den korrespondierenden Sinnesöffnungen, Organe untereinander, etc. Die Leitbahnen heißen auf chinesisch Jing. Die Netzwerkgefäße heißen Luo. Zusammen formen sie das Jing Luo-System, das Leitbahnen- und Netzwerkgefäße-System.

Die Leitbahnen sind die „Hauptkanäle" und transportieren Qi durch den Körper. Die meisten Akupunkturpunkte liegen auf diesen Hauptleitbahnen. Es gibt eine Hauptleitbahn für jedes Organ, insgesamt also zwölf. Diese werden, wie die Organe, in Yin und Yang aufgeteilt. Die Hälfte der Leitbahnen fließt im oberen Körper (Arme und Brust), die andere Hälfte fließt auch in den unteren Körper (Beine). Alle Yang-Leitbahnen beginnen oder enden am Kopf. Alle Yin-Leitbahnen beginnen oder enden im Brustbereich. Jede Leitbahn fließt beidseitig rechts und links.

Neben den zwölf Hauptleitbahnen gibt es noch 15 Netzwerkgefäße (Luo). Jede Hauptleitbahn ist mit einem Netzwerkgefäß assoziiert; zusätzlich gibt es noch drei weitere „unabhängige" Netzwerkgefäße. Die Netzwerkgefäße verbinden die vertikal verlaufenden Leitbahnen miteinander. Die Netzwerkgefäße werden in der Hebammenakupunktur eher selten verwendet.

Wichtiger sind die Außerordentlichen Gefäße. Diese insgesamt acht Gefäße sind, wie ihr Name bereits ausdrückt, außerordentlich in ihrer Funktion. Die Außerordentlichen Gefäße werden in einem späteren Kapitel (Seite 49) detailliert erklärt. An dieser Stelle genügt es, die zwei Außerordentlichen Gefäße zu nennen, welche ihre eigenen Punkte besitzen: Renmai und Dumai (Mai bedeutet auf chinesisch Gefäß, Renmai ist also das Ren-Gefäß). Sie fließen in der Körpermitte von Kopf bis Perineum, Dumai via den Rücken, Renmai via Brust und Abdomen und stellen einen Zirkulationskreis dar. Die anderen sechs Außerordentlichen Gefäße besitzen keine eigenen Punkte.

Insgesamt gibt es somit 14 Leitbahnen mit Akupunkturpunkten: zwölf Hauptleitbahnen (Jing) und zwei Außerordentliche Gefäße (Mai). Punkte auf diesen 14 Leitbahnen/Gefäßen werden in der Hebammenakupunktur stimuliert.

Yin-Leitbahnen	Yang-Leitbahnen
Lunge	Dickdarm
Milz	Magen
Herz	Dünndarm
Niere	Blase
Perikard	3-Erwärmer
Leber	Gallenblase
Konzeptionsgefäß (Renmai)	Lenkergefäß (Dumai)
Flussrichtung	
Brust zu Finger	Finger zu Kopf
Fuß zu Brust	Kopf zu Fuß

10.1. Qi-Fluss durch die Leitbahnen

Qi fließt in einer vorgegebenen Richtung durch die Leitbahnen. In jeder Leitbahn fließt das Qi für zwei Stunden. In 24 Stunden fließt es durch alle Leitbahnen und somit durch den ganzen Körper.

Die zwölf Leitbahnen können in sechs Energieschichten unterteilt werden, drei Yin-Schichten und drei korrespondierende Yang-Schichten. Insgesamt gibt es also drei Yin-Yang-Schichten. Das Teilgebiet der korrespondierenden Körperregion ist innerhalb der Schichten immer das gleiche: vorne/oben, mittig sowie hinten/unten. Die „erste" Energieschicht umfasst Lunge und Milz (Yin) und Dickdarm und Magen (Yang) und fließt vorne/oben. Die „zweite" Energieschicht umfasst Herz und Niere (Yin) und Dünndarm und Blase (Yang) und fließt hinten/unten. Die „dritte" Energieschicht umfasst Perikard und Leber (Yin) und Dreifach-Erwärmer (3-E) – wird auch San Jiao (SJ) genannt – und Gallenblase (Yang) und fließt mittig. Diese Korrespondenzen haben in der Akupunktur eine große Bedeutung für Punkteauswahl und Punktekombination.

Yin-Leitbahnen	Yin-Schicht	Yang Leitbahnen	Yang-Schicht	Flussbereich
Lunge Milz	**Taiyin**	Dickdarm Magen	**Yangming**	vorne/oben
Herz Niere	**Shaoyin**	Dünndarm Blase	**Taiyang**	hinten/unten
Perikard Leber	**Jueyin**	3-Erwärmer Gallenblase	**Shaoyang**	mitte/seitlich

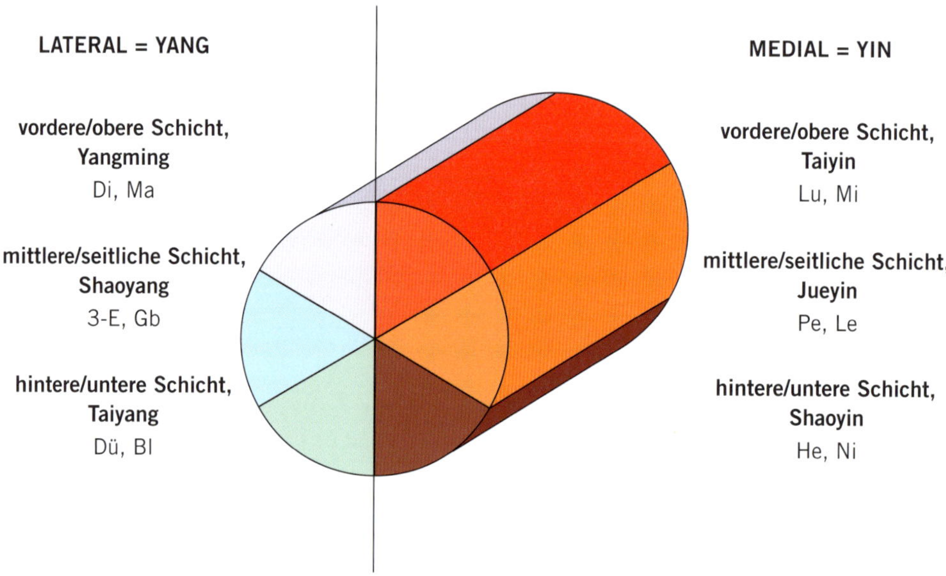

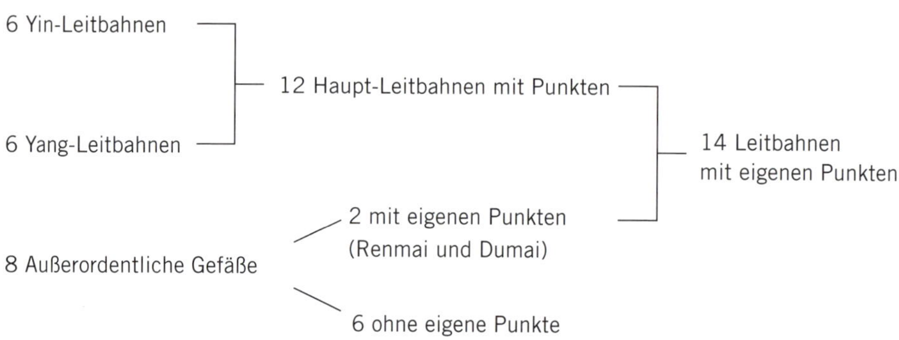

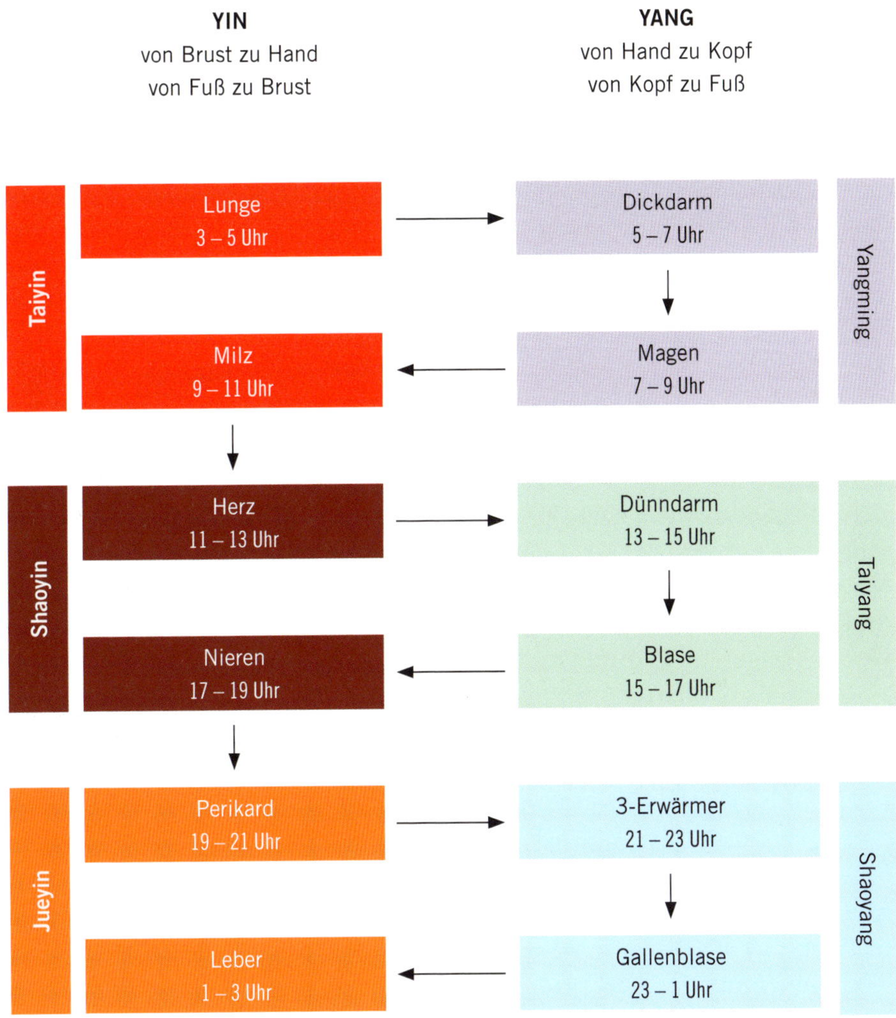

Leitbahnen Fluss-Diagramm

11. Einführung in die Akupunktur-Therapie

Grundsätzlich ist die Akupunktur eine sehr einfach auszuführende und sichere Methode. Schwere Nebenwirkungen und Komplikationen sind höchst selten, sofern einige grundlegende Sicherheitsmaßnahmen vor und während der Therapie berücksichtigt werden. Im Folgenden sind die wichtigsten Voraussetzungen für die Akupunkturtherapie, der notwendige Sicherheitskatalog, Kontraindikationen und verbotene Punkte beschrieben.[1]

11.1. Voraussetzungen für die Akupunkturtherapie

- Eine gründliche Diagnose nach westlicher Medizin sollte vorliegen.
- Die Patientin muss nach einem TCM-Muster behandelt werden, nicht nach einer westlichen Diagnose; d.h. ein TCM-Muster muss vor der Therapie differenziert werden.
- Bevor behandelt wird, sollte ein Therapie-Punkte-Plan aufgestellt werden; die Punkte sollten auf Zweckmäßigkeit und Sicherheit überprüft werden.
- Kenntnisse der genauen Punktlokalisation, Stichtechnik und Stimulationsart und Kenntnisse der zwölf regulären Leitbahnen und der Außerordentlichen Gefäße Renmai und Dumai sind erforderlich.

11.2. Sicherheitskatalog der Akupunkturtherapie

- Befolgen von hygienischen Grundsätzen.
- Reduzieren des Verletzungsrisikos auf ein Minimum durch sorgfältige und bequeme Lagerung, etc.
- Angemessene Stimulation der gesetzten Akupunkturnadeln.
- Beobachtung der Patientin während der Nadelung sowie der Therapie.
- Behutsames Entfernen der Nadeln.

11.3. Kontraindikationen der Akupunkturtherapie

Die Nadel-Phobie darf nicht unterschätzt werden. Bei überaus empfindlichen Frauen, welche durch die Nadelung stark gestresst sind, empfiehlt es sich, z.B. mit Akupressur anstatt Akupunktur zu therapieren oder ganz feine Nadeln zu verwenden,

---

1 Für weitere und detailliertere Informationen zu diesen Themen verweisen wir auf andere Quellen wie zum Beispiel die SBO-TCM Broschüre zu Hygiene und Sicherheit (www.sbo-tcm.ch)

mit Röhrchen zu stechen und nur wenige Punkte zu wählen.

Weitere Kontraindikationen gibt es wenige; zum Beispiel ist die Antikoagulation keine grundsätzliche Kontraindikation.

11.4. Verbotene Akupunkturpunkte in der Schwangerschaft

Gemäß Dr. Ansgar Römer[2] gibt es keine verbotenen Punkte in der Schwangerschaft, sondern nur verbotene Stimulationstechniken. Dieser Auffassung stehen traditionelle Werke gegenüber, die folgende Punkte als in der Schwangerschaft verboten aufführen: Di 4, Mi 6, Gb 21, Bl 31, Bl 32, Bl 67, alle Unterbauch- und Sakral-Punkte.

Dr. Römer und auch die Autoren dieses Buches sind der Meinung, dass nicht der Punkt verboten ist, sondern dass die Stimulation der Nadel den Unterschied zwischen kontraindiziert und sicher herbeiführt. Diese Meinung wird durch eine Studie mit rund 5000 Behandlungen von schwangeren Frauen unterstützt, die auch mit vermeintlich verbotenen Punkten behandelt wurden und keine negativen Reaktionen zeigten.[3] Dennoch stellen sich die Autoren vorsichtshalber auf den Standpunkt, folgende Punkte während der Schwangerschaft (d.h. bis SSW 37) gar nicht oder nur mit äußerster Zurückhaltung anzuwenden:

- Bl 31–34, Gb 21, Mi 6, Di 4, alle Unterbauch-Punkte
  Diese Punkte können ab SSW 37 0/7 genadelt werden.

Es besteht auch die Möglichkeit, sich eine Patientinnen-Information unterschreiben zu lassen. Für Mustertexte siehe Appendix 1.

11.5. Mögliche Komplikationen

In der Akupunkturtherapie sind wenige Komplikationen bekannt; die meisten davon sind unproblematisch. Der Pneumothorax ist jedoch sehr gefährlich und kann bei Unachtsamkeit relativ schnell verursacht werden.

- Pneumothorax
- Blutungen und Hämatombildung
- Infektionen (bei sauberer Technik extrem selten)
- Orthostatische Kreislaufdysregulation (Bewusstlosigkeit)
- Starke Schmerzzustände

2 Gynäkologe und Spezialist für Akupunktur in der Geburtshilfe; Autor von *Akupunktur für Hebammen, Geburtshelfer und Gynäkologen: Ein Lehrbuch der Chinesischen Medizin,* Georg Thieme Verlag, 2008

3 In dieser Untersuchung wurden 5000 Schwangere behandelt, ohne dass auf vermeintlich kontraindizierte Punkte Rücksicht genommen wurde, das heißt, es wurden auch Punkte wie Mi 6, Gb 21, Unterbauchpunkte, etc. genadelt, falls indiziert. Die Studie wurde auf dem DÄGfA Congress in Bad Nauheim von Dr. Ansgar Römer präsentiert.

- Festsitzende Nadel
- Vergessene Nadel
- Sedierung/Müdigkeit

11.6. Stimulationstechnik

Durch die Stimulation der Nadel wird ein Punkt entweder tonisiert oder geklärt (sediert). Man unterscheidet folgende drei Grundmanipulationen:
- Drehen/Rotation
- Heben und Senken
- Heben/Senken mit Rotation

Die Nadel muss nicht zwingend stimuliert werden. Insbesondere bei empfindlichen Patientinnen empfiehlt es sich, die Nadel nur zu setzen, ohne zusätzliche Stimulation.

Folgende Tabelle fasst die Stimulationsmöglichkeiten zusammen, soll aber hauptsächlich der Übersicht dienen. Eine entsprechende Stimulation ist für die Wirkung der Therapie nicht zwingend. Zu beachten sind hauptsächlich Stimulationsfrequenz, Stimulationsstärke, Verweildauer und Nadelrichtung.

	Tonisieren (Bu)	Klären (Xie)
Stimulationsfrequenz	gering	häufig
Stimulationsstärke	gering	stark
Nadeldicke	dünn	dick
Verweildauer	kurz	lang
Nadelrichtung	mit Leitbahn	megen Leitbahn
Drehrichtung	Uhrzeigersinn	megen Uhrzeigersinn
Einstichtempo	schnell	langsam
Entfernungstempo	langsam	schnell
Schließen des Punktes nach Nadelung	Ja	Nein
Vergrößerung des Einstichlochs	Nein	Ja
Atmung des Patienten bei Einstich	Ausatmen	Einatmen
Atmung des Patienten bei Entfernung	Einatmen	Ausatmen

12. Die Außerordentlichen Gefäße

Die Außerordentlichen Gefäße stellen eine Gruppe von acht Gefäßen (Leitbahnen) dar, die ihre eigenen Gesetzmäßigkeiten haben. Sie haben außerordentliche Funktionen, sind außerordentlich in ihrer Entwicklung und in ihrer Flussrichtung.

Die Außerordentlichen Gefäße stehen in der Entwicklung des Menschen ganz am Anfang. Alle acht bilden sich bereits in der embryonalen Phase. Gemäß gewissen Quellen stellt die Teilung der ersten zwei Zellen die Außerordentlichen Gefäße Renmai und Dumai dar. Die horizontale Unterteilung führt dann zur Entwicklung des Daimai, dem einzigen horizontal verlaufenden Gefäß im Körper. Es umrundet die Hüfte wie ein Gürtel. Im Gegensatz dazu entwickeln sich die regulären Leitbahnen erst später.

Die Außerordentlichen Gefäße werden meist „Seen" genannt, zum Beispiel „See des Blutes" oder „See des Yin". Im Vergleich dazu entsprechen reguläre Leitbahnen Flüssen. Seen nehmen den Inhalt der Flüsse auf und geben diesen wieder ab, wenn es in den Flüssen Platz oder Bedarf hat. Die Außerordentlichen Gefäße stellen ein „Überfluss-System" dar. Sie können Überschüsse aus den Leitbahnen aufnehmen. Bei Mangel in den Leitbahnen unterstützen und nähren die Außerordentlichen Gefäße diese wieder. Dringt zum Beispiel ein pathogener Faktor in die Leitbahnen ein, so gerät diese Leitbahn in Fülle und fließt über. Die Außerordentlichen Gefäße können diesen Überschuss aufnehmen und stellen innerhalb des Leitbahnensystems eine Schutzvorrichtung dar: sie nehmen den Überfluss und die eindringenden pathogenen Faktoren auf und verhindern damit, dass diese in die noch tiefer gelegenen Organe vordringen. Dies gilt insbesondere für die Yang-Gefäße.

Die Außerordentlichen Gefäße werden auch als „außerordentlich" bezeichnet, weil durch sie eine sehr tiefe Ebene des Körpers beeinflusst werden kann. Dies gilt insbesondere für die Yin-Gefäße. Sie liegen „tiefer" im Körper als die regulären Leitbahnen und haben eine spezielle Beziehung zur Niere und zur Essenz. Die Essenz wird durch die Außerordentlichen Gefäße im Körper zirkuliert und verteilt. So kann über die Außerordentlichen Gefäße mit der Essenz gearbeitet werden. Da Essenz im Körper für die Struktur, Konstitution, Wachstum, Entwicklung und Reproduktion verantwortlich ist, können die Außerordentlichen Gefäße eingesetzt werden, um Probleme in diesen Bereichen anzugehen. Zum Beispiel werden die Außerordentlichen Leitbahnen häufig in der Erholung und Regulation nach der Geburt oder zur Regulation der Menstruation eingesetzt.

Die Außerordentlichen Gefäße werden nicht einzelnen Organen zugeordnet wie die regulären Leitbahnen. Vielmehr versorgen sie ganze Körperregionen und beeinflussen eine Vielzahl von zusammengehörenden Körperfunktionen.

12.1. Kombinationen und Öffnungspunkte

Nur zwei der acht Außerordentlichen Gefäße haben ihre eigenen Punkte (Renmai und Dumai, siehe Kapitel 10, Seite 42). Die anderen sechs besitzen keine eigenen Punkte. Die acht Außerordentlichen Gefäße werden in vier Yin- und vier Yang-Gefäße aufgeteilt.

Yin	Yang
Renmai (Konzeptionsgefäß)	Dumai (Lenkergefäß)
Chongmai (Durchdringungsgefäß)	Daimai (Gürtelgefäß)
Yinweimai (Yin-Verbindungsgefäß)	Yangweimai (Yang-Verbindungsgefäß)
Yinqiaomai (Yin-Fersengefäß)	Yangqiaomai (Yang-Fersengefäß)

Aus den zwei Vierergruppen werden je zwei Yin- und zwei Yang-Gefäße kombiniert (gepaart). Weiter besitzt jedes Gefäß einen sogenannten Schlüsselpunkt, auch Öffnungspunkt genannt.

Renmai (Konzeptionsgefäß), Lu 7	Yinqiaomai (Yin-Fersengefäß), Ni 6
Dumai (Lenkergefäß), Dü 3	Yangqiaomai (Yang-Fersengefäß), Bl 62
Chongmai (Durchdringungsgefäß), Mi 4	Yinweimai (Yin-Verbindungsgefäß), Pe 6
Daimai (Gürtelgefäß), Gb 41	Yangweimai (Yang-Verbindungsgefäß), 3-E 5

Paarung der Acht Außerordentlichen Gefäße mit dazugehörigen Schlüsselpunkten

Die Außerordentlichen Gefäße können geöffnet werden. Dies bedeutet, dass das entsprechende Gefäß aktiviert und reguliert wird. Durch das Öffnen des Renmai wird zum Beispiel Yin aktiviert. Durch das Öffnen des Dumai wird die Wirbelsäule befreit und Yang aktiviert. Ein Gefäß wird folgendermassen geöffnet:

- Als erster Punkt wird der Schlüsselpunkt des zu öffnenden Gefäßes gestochen.
- Als zweiter Punkt wird der Schlüsselpunkt des gepaarten Gefäßes gestochen.

Öffnungskombinationen von ausgewählten Außerordentlichen Gefäßen			
Zu öffnendes Gefäß	**Gekoppeltes Gefäß**	**Erster Punkt**	**Zweiter Punkt**
Renmai	Yinqiaomai	Lu 7	Ni 6
Dumai	Yangqiaomai	Dü 3	Bl 62
Chongmai	Yinweimai	Mi 4	Pe 6
Daimai	Yangweimai	Gb 41	3-E 5
Yangqiaomai	Dumai	Bl 62	Dü 3

12.2. Die wichtigsten vier Außerordentlichen Gefäße in der Schwangerschaft

12.2.1. Renmai (Konzeptionsgefäß)

- Meer der Yin-Leitbahnen.
- Verantwortlich für Uterus, Blut, Menstruation und Fertilität, Konzeption und Schwangerschaft.

Das Renmai nährt und verteilt Yin im Körper. Es stellt insbesondere sicher, dass die Verteilung von Yin aus den Nieren ins Obere des Körpers stattfindet. Das Renmai ist ein wichtiges Gefäß für eine normale Menstruation und muss frei von Blockaden sein, damit die Menstruation fließen kann. Das Renmai gleicht auch Herz-Feuer und Nieren-Wasser aus, indem es den Oberen Erwärmer (Herz) und den Unteren Erwärmer (Nieren) reguliert und die Kommunikation sicherstellt.

- Öffnungskombination: Lu 7 mit Ni 6

12.2.2. Dumai (Lenkergefäß)

- Meer der Yang-Leitbahnen
- Verbindet die Nieren mit dem Gehirn

Das Dumai stärkt das Yang, den Rücken und die Wirbelsäule. Dieses Gefäß aktiviert und belebt und bringt die Yang-Essenz aus den Nieren in den Kopf.

- Öffnungskombination: Dü 3 mit Bl 62

12.2.3. **Chongmai (Durchdringungsgefäß)**

- Meer des Blutes
- Meer der zwölf Leitbahnen

Das Chongmai nährt das Blut und füllt den „See des Blutes" auf. Weiter reguliert das Chongmai zusammen mit dem Renmai die Menstruation. Nur wenn das Chongmai voll und das Renmai frei von Blockaden ist, kann die Menstruation fließen. Das Chongmai verbindet auch den Uterus mit dem Herz (diese Verbindung wird manchmal auch Baomai genannt) und reguliert dadurch, ähnlich wie das Renmai, den Brust- und Beckenbereich.

- Öffnungskombination: Mi 4 mit Pe 6

12.2.4. **Daimai (Gürtelgefäß)**

Das Daimai ist das einzige horizontal verlaufende Gefäß und umfasst den Beckenbereich wie ein Gürtel. Das Gürtelgefäß kontrolliert dadurch den Genitalbereich. Es wird zur Vertreibung von Hitze und Feuchtigkeit im Genitalbereich verwendet (z.B. Ausfluss). Durch sein Umschließen der Leitbahnen in den unteren Extremitäten beeinflusst es auch deren Qi-Zirkulation. Da der Daimai durch die Hüftregion fließt, kann dieses Gefäß bei Hüft- und Symphysenschmerz geöffnet werden.

- Öffnungskombination: Gb 41 mit 3-E 5

12.3. **Das Zusammenwirken der wichtigsten Außerordentlichen Gefäße in Schwangerschaft und Geburt**

Das Konzeptionsgefäß (Renmai), das Durchdringungsgefäß (Chongmai) und das Lenkergefäß (Dumai) bilden die Basis für eine gesunde Schwangerschaft und Geburt.

Das Konzeptions- und Durchdringungsgefäß bewegen, nähren und verwalten das Blut und Yin des Uterus. Diese Gefäße sind dafür zuständig, dass das Kind ausreichend mit Blut und Yin genährt wird.

Das Lenkergefäß liefert das Feuer und die Wärme für die Bewegung von Blut und Yin und für die Transformation und Produktion des Fötus. Der Fötus kann nur wachsen und gedeihen, wenn er dazu genügend Substanz in Form von Yin und Blut sowie genügend Yang-Energie hat. Auch die Aktivität des Fötus ist von der Stärke des Lenkergefäßes abhängig. Ist dieses geschwächt, ist nicht genügend Energie vorhanden, um die Bewegungen und auch die Rotation in die korrekte Kindslage anzutreiben.

13. Organe (Zang fu)

Die Chinesische Medizin geht von einem anderen Körperbild und daher von einer anderen Anatomie und Physiologie aus als die westliche Medizin. Die Organe der Chinesischen Medizin tragen zwar die selben Namen wie die westlichen Organe, sind diesen jedoch nicht gleichzusetzen.

Jedes chinesische Organ hat seine ganz speziellen Funktionen, welche ins Gesamtkonzept des Körpers passen. Jedes Organ stellt einen Teil des Gesamten dar. Für das reibungslose (gesunde) Funktionieren des Körpers müssen alle Einzelteile, d.h. alle Organe, gesund sein und ihre Funktionen wahrnehmen können.

Die Anatomie ist in der Chinesischen Medizin nebensächlich. Im Vordergrund steht die Physiologie (Funktion) und die Vernetzung. Man spricht deshalb oft von Funktionskreisen. Die Organe sind mit einem Sinnesorgan verbunden, entsprechen einem Gewebe, korrespondieren mit Emotionen und Denkprozessen, etc.

Insgesamt kennt die Chinesische Medizin zwölf Hauptorgane (je eines pro Leitbahn) und sechs Außerordentliche Organe. Die Außerordentlichen Organe haben „außerordentliche“ Funktionen und passen nicht ins gleiche Schema wie die zwölf Hauptorgane. Die sechs Außerordentlichen Organe haben keine direkte Verbindung zu den acht Außerordentlichen Gefäßen.

Die zwölf Hauptorgane sind in Yin-Organe und Yang-Organe aufgeteilt. Die Funktionen der Yin und Yang-Organe sind entsprechend unterschiedlich. Die Yin-Organe (Zang) speichern eine „reine“ Substanz wie Qi, Blut, Yin, Yang oder Essenz. Aufgrund ihrer Funktion werden diese Organe häufig Speicherorgane genannt. Da die Yin-Speicherorgane eine „reine“ Substanz speichern, gehören sie zu den wichtigeren Organen in der Therapie.

Die Yang-Organe (Fu) befördern Nahrung durch den Körper und können grundsätzlich dem Verdauungstrakt gleichgestellt werden. Da sie nicht speichern, sondern etwas durch den Körper schleusen, werden die Yang-Organe oft Hohlorgane genannt.

Zu den sechs Außerordentlichen Organen zählen der Uterus, das Gehirn, das Knochenmark, die Knochen, die Blutgefäße und die Gallenblase. Knochen, Knochenmark und Blutgefäße sind keine Organe im konventionellen westlichen Sinne. Die Gallenblase ist beides, ein Außerordentliches Organ sowie ein Yang-Hohlorgan. Vereinfacht ausgedrückt ist das so, weil die Gallenblase bei der Verdauung hilft (Yang-Hohlorgan), aber auch die Substanz „Galle“ speichert.

Yin- und Yang-Organe (Zang und Fu).	
5 Speicher-Zang-Organe	**6 Hohl-Fu-Organe**
Yin	Yang
Produktion und Speichern von Qi, Blut, Essenz und Geist	Aufnahme, Verdauung und Ausscheidung von Nahrungsmitteln und Flüssigkeit
Leber	Gallenblase
Herz	Dünndarm
(Herzbeutel)	3-Erwärmer
Milz	Magen
Lunge	Dickdarm
Niere	Blase

Entsprechungen der Yin-Speicherorgane (gemäß den Fünf Wandlungsphasen).					
	Leber	**Herz**	**Milz**	**Lunge**	**Niere**
5 Wandlungsphasen	Holz	Feuer	Erde	Metall	Wasser
Jahreszeit	Frühling	Sommer	Spätsommer	Herbst	Winter
Klimafaktor	Wind	Hitze	Feuchtigkeit	Trockenheit	Kälte
Farbe	grün-blau	rot	gelb	weiß	schwarz
Sinnesorgan	Auge	Zunge	Mund	Nase	Ohr
Gewebe	Sehnen, Bänder, Nägel	Blut-Gefäße	Muskeln	Haut, Körperhaar	Knochen, Knochen-mark, Kopfhaar
Emotion	Ärger	Freude	Grübeln/ Sorge	Traurigkeit	Angst/ Schock

13.1. Die fünf Yin-Speicherorgane

Die fünf Yin-Speicherorgane Lunge, Herz, Milz, Leber und Nieren sind in der geburtshilflichen Akupunktur die wichtigsten Organe. Die folgende Diskussion ist nicht umfassend. Sie beschränkt sich auf das Wesentliche der Physiologie sowie auf ausgewählte pathologische Muster. Sie ist ausreichend für das Verständnis und die Therapie der in diesem Buch diskutierten geburtshilflichen Indikationen.

13.2. **Herz (Xin)**

Das Herz ist sehr stark mit dem Geist (Shen) assoziiert. Der Geist „lebt" im Herzen und wird von Herz-Blut genährt und verwurzelt. So zeigen sich die meisten Herzprobleme mit Shen-Problemen wie Schlaflosigkeit, Unruhe, Vergesslichkeit, etc. Das Herz kontrolliert den Schweiß und öffnet sich in die Zunge. Die zwei häufigsten Disharmonien des Herzens sind Herz-Blut-Mangel und Herz-Yin-Mangel. Im ersten zeigen sich typische Blutmangel- und auch Qi-Mangel-Zeichen. Bei Herz-Yin-Mangel zeigen sich auch Hitze-Zeichen (leere Hitze aufgrund eines Yin-Mangels). So sind diese zwei Muster sehr einfach auseinander zu halten.

Herz-Blut-Mangel

Herz-Blut wird in der Milz produziert. Herz-Blut-Mangel ist deshalb oft auch mit einem Milz-Qi-Mangel assoziiert. In der Praxis heißt das, dass man bei einem Herz-Blut-Mangel immer auch die Milz und das Milz-Qi stärken soll. Die meisten Zeichen eines Herz-Blut-Mangels zeigen an, dass der Geist ungenügend genährt und verwurzelt wird.

Zeichen: Vergesslichkeit, Schlaflosigkeit, Konzentrationsstörungen, Haarausfall, Blässe des Gesichts, der Lippen und der Nägel, Palpitationen, Müdigkeit, dünner Puls, blasse Zunge.

Herz-Yin-Mangel

Yin im Herzen kühlt das Feuer und die Hitze. Zwischen dem Yin und dem Yang im Herzen muss eine Balance bestehen. Bei zu wenig Yin kann die Hitze und das Feuer im Herz nicht kontrolliert werden. Hitze im Herz, ob leere oder volle Hitze, stört und reizt den Shen. Deshalb zeigen sich Zeichen von unruhigem Shen, Hitze und Yin-Mangel.

Zeichen: innere Unruhe, Schlaflosigkeit, exzessive Träume, Wallungen, Nachtschweiß, gerötete Zungenspitze, verdünnter Belag, feiner, schneller Puls.

HERZ

- Residenz des Shen.
- Kontrolliert die Gefäße.
- Lenkt die Zirkulation.
- Kontrolliert das Schwitzen.
- Öffnet sich in die Zunge.
- Zeigt sich in der Gesichtsfarbe.

13.3. **Lunge (Fei)**

Die Lunge ist das oberste, äußerste und deshalb empfindlichste Yin-Speicher-Organ bezüglich der äußeren Einflüsse. Die Lunge kontrolliert die Körperoberfläche und verteilt das Abwehr-Qi. Das heißt, die Lunge hat die Aufgabe, den Körper vor äußeren pathogenen Faktoren zu schützen. Die Lunge herrscht über das Qi und verteilt dieses im ganzen Körper. Die Lunge ist der Motor der Qi-Zirkulation. Da die Lunge das oberste Organ im Körper ist, senkt es Qi und Flüssigkeiten im Körper ab. Die Lunge steuert die Atmung, zeigt sich in der Stimme und öffnet sich in der Nase.

Die meisten Lungen-Disharmonien stammen von einem äußeren Angriff von pathogenen Faktoren wie Wind-Hitze oder Wind-Kälte. Diese blockieren das Lungen-Qi und verursachen ein Rebellieren gegen oben (anstatt normal nach unten zu fließen). Dies führt zu Husten. Weil die Lungen dann auch die Flüssigkeiten nicht mehr absenken können, sammeln sich diese in Form von Schleim an und behindern den Qi-Fluss weiter.

Ist das Lungen-Qi zu schwach, so wird die Stimme und Atmung schwach, die Oberfläche wird nicht mehr kontrolliert und geschützt. Das führt zu Infektanfälligkeit.

Dieses Lehrbuch präsentiert keine äußeren Krankheiten. Indikationen wie Schnupfen, Husten und Erkältungen sind keine explizit geburtshilflichen Krankheiten und sind zum Beispiel auch nicht auf der Indikationsliste der schweizerischen Richtlinien für Hebammenakupunktur.[4] Aus diesem Grund wird auf eine Beschreibung der häufigsten Muster verzichtet. Allerdings muss angemerkt werden, dass schwangere Frauen häufig über eine verstopfte Nase berichten, ohne an einem Schnupfen zu leiden. In der Chinesischen Medizin können zwei Ursachen dafür verantwortlich gemacht werden. Einerseits sammelt sich in der Schwangerschaft aufgrund der eingeschränkten Zirkulation und der starken Beanspruchung der Milz Schleim und Feuchtigkeit an, welche dann Lunge und Nase blockieren. Andererseits wird der Funktionskreis Niere in der Schwangerschaft überaus stark beansprucht. Er hat die Aufgabe, die Lunge zu unterstützen. Ist diese Unterstützung nicht mehr einwandfrei möglich, leidet auch die Lunge und kann die Flüssigkeiten nicht mehr genügend absenken und verteilen.

LUNGE

- Oberstes und empfindlichstes Organ.
- Herrscht über Qi.
- Steuert die Atmung.
- Verteilt und senkt Qi und Flüssigkeiten.
- Kontrolliert die Körperoberfläche und verteilt Abwehr-Qi.
- Öffnet sich in die Nase.
- Zeigt sich in der Stimme.

4 Siehe Appendix 2

13.4. **Milz (Pi)**

Die Milz ist eines der wichtigsten Yin-Speicher-Organe. Die Milz ist die Produktionsstätte des täglichen Qi und somit verantwortlich für Kraft und Energie. Da Qi auch essentiell ist in der Produktion von Blut, ist die Milz auch für die Blutproduktion von zentraler Bedeutung.

Das Milz-Qi hat folgende weitere wichtige Funktionen:

Die Milz wandelt Nahrung und Flüssigkeiten um – als Produktionsstätte des täglichen Qi ist die Milz zuständig, die täglich eingenommene Nahrung in Qi und Blut umzuwandeln. Abfallprodukte werden via Magen nach unten geschickt. Im „Kochprozess“, welcher für die Umwandlung von Nahrungsmitteln zuständig ist, stellt die Milz das wichtige Feuer unter dem Kochtopf dar. Nur wenn das Milz-Qi stark und voll ist, kann die Nahrung adäquat umgewandelt werden. Ansonsten fehlt die Hitze und Energie, um sie zu „kochen“ und zu verdauen. Die Nahrung sammelt sich an und es bildet sich Feuchtigkeit. Diese Feuchtigkeit wird dann selber zum pathogenen Faktor. Unter anderem blockiert die Feuchtigkeit wiederum die Milz und schwächt damit das Milz-Qi weiter. Oder die Feuchtigkeit überfließt in die Extremitäten und zeigt sich dort als Ödem.

Das Milz-Qi hält und hebt empor: Qi hat die Funktion, die Organe in ihrer richtigen Position und auch das Blut in den Gefäßen zu halten. Es ist vor allem das Milz-Qi, welches über diese Funktionen herrscht. Ist das Milz-Qi schwach, ist auch diese Halte- und Hebefunktion eingeschränkt. Die Organe werden nicht mehr gehalten und sinken ab, die Konsequenz ist ein nach unten ziehendes Gefühl (sinkendes Qi) oder in einem schweren Fall Prolaps. Wird das Blut nicht in den Gefäßen gehalten, zeigen sich spontane oder besonders starke Blutungen. Bei schwangeren Frauen treten vermehrt Besenreiser und Varikosis auf.

Milz-Qi-Mangel: Generelle Qi-Mangel-Zeichen wie Müdigkeit, Gesichtsblässe, Kurzatmigkeit, Spontanschweiß, blasse Zunge und schwacher Puls in Kombination mit folgenden spezifischen Milz-Qi-Mangel-Zeichen: Müdigkeit nach dem Essen, reduzierter Appetit, Durchfall oder ungeformter Stuhl und Zahneindrücke an den Zungenrändern.

Milz-Qi-Mangel mit Feuchtigkeit: Milz-Qi-Mangel-Zeichen mit Zei-

MILZ

- Umwandlung und Transport.
- Emporheben und Halten.
- Nährung des Fleisches und der vier Glieder.
- Öffnet sich in den Mund.
- Zeigt sich auf den Lippen.
- Das Milz-Qi steigt auf, das Magen-Qi fließt nach unten.
- Die Milz mag keine Feuchtigkeit, der Magen keine Trockenheit.

chen von Feuchtigkeit wie Ödeme, schwere Beine, Körperschwere, Durchfall, verstärkter Vaginalausfluss, Scheidenpilz.

Milz-Qi-Mangel mit sinkendem Qi: Milz-Qi-Mangel-Zeichen mit nach unten ziehendem Gefühl, prolabierende Blase oder Uterus. Auch Föten, die sehr früh sehr tief liegen, sind auf sinkendes Milz-Qi zurückzuführen.

Schwaches Milz-Qi hält das Blut nicht in den Gefäßen: Milz-Qi-Mangel-Zeichen mit Spontanblutungen, häufig sichtbar als Hämatome oder starke postpartale Blutungen. Das Blut ist blass-rot und wässerig.

Antepartal auftretende Besenreiser und Varikosis.

13.5. Leber (Gan)

Die Leber ist für den freien und unblockierten Qi-Fluss durch den Körper verantwortlich. Stress, sowohl psychisch wie auch physisch, schädigt die Leber und führt zu Qi-Stagnation. Ist der Qi-Fluss blockiert, stagnieren auch die Emotionen. Die Person wird gereizt, ungeduldig oder depressiv. Weil die Leber einen so großen Einfluss auf die Emotionen hat, wird sie manchmal auch das „Emotionsorgan“ genannt. Da Qi eine warme Yang-Substanz ist, kann sich bei anhaltender Qi-Stagnation Hitze entwickeln.

So können sich bei einem Leber-Stau auch Hitze-Symptome zeigen. Staut sich zu viel Qi an, so kann die Leber „explodieren“. Dies kennt man als aufsteigendes Leber-Feuer. Leber-Feuer steigt nach oben und führt zu Hitzezeichen im Kopf wie zum Beispiel Migräne-Kopfschmerzen, roten Augen und Tinnitus.

Eine ähnliche Präsentation wie bei aufsteigendem Leber-Feuer, aber ohne die ausgeprägten Hitze-Zeichen, zeigt sich bei aufsteigendem Leber-Yang. In diesem ist Yin in einem Mangelzustand und kann das Yang nicht kontrollieren. Das Yang steigt nach oben und verursacht Migräne, Tinnitus und Schwindel.

Die Leber speichert das Blut. Blut gehört zum nährenden und befeuchtenden Yin-Anteil im Körper. Es befeuchtet die Leber und schützt sie vor dem Austrocknen. Bei einem Blutmangel der Leber kann diese spröde werden und ihre Funktionen nicht mehr ausüben. Das heißt, es zeigen sich nicht nur Leberblut-Mangel-Zeichen, sondern auch Qi-Stagnationszeichen.

LEBER

- Verantwortung für eine freie und unblockierte Qi-Zirkulation.
- Speichert das Blut.
- Kontrolliert die Muskeln und Sehnen.
- Öffnet sich in die Augen.
- Zeigt sich in den Nägeln.

Leber-Qi-Stagnation: Angespanntheit, Gereiztheit, Depression, gespannte Brüste, ausgeprägte PMS-Zeichen, häufiges Seufzen, straffer Muttermund, Engegefühl in der Brust, diffuse, nicht fixierte Schmerzen, geschwollene Zungenränder (ohne Zahneindrücke), saitenförmiger Puls.

Leber-Qi-Stagnation mit Hitze: Qi-Stagnationszeichen mit mehr Hitze-Zeichen wie ausgeprägte Gereiztheit, Wutausbrüche, gerötete, geschwollene Augen, gerötete Zungenränder, voller Puls.

Greift die Leber-Hitze den Magen an, zeigt sich Sodbrennen.

Leber-Blut-Mangel: Blut-Mangel-Zeichen mit brüchigen, trockenen Nägeln, „Mouches volantes“ im Auge, Nachtblindheit, schwache Menstruationsblutungen, blasse Zunge und dünner Puls.

13.6. **Niere (Shen)**

Die Niere ist die Basis des Körpers. Sie speichert die Essenz und ist somit für die Entwicklung und die Grundenergie verantwortlich. Man kann die Nieren als „Batterie“ des Körpers betrachten. Die Nieren spielen eine sehr wichtige Rolle in der Entwicklung des Fötus und stellen die Grundenergie zur Geburt bereit. Das „Haus der Nieren“ ist der Lumbalbereich. Die Nieren speichern das originale Yin und Yang und unterstützen den ganzen Körper und die Organe.

Das Yin der Nieren nährt und kühlt vor allem das Herz und die Leber. Bei einem Mangel an Nieren-Yin entwickelt sich leere Hitze, welche aufsteigt und im Herzen eine leere Hitze verursacht. Wird die Leber unzureichend mit Yin der Niere genährt, so wird das Leber-Yang nicht mehr kontrolliert und steigt auf.

Das Nieren-Yang wärmt den ganzen Körper und unterstützt das Yang der Milz. Die Milz wandelt Nahrung und Flüssigkeiten um und wacht über den Darm. Ein Mangel an Nieren-Yang führt somit zu einer unzureichenden Umwandlung der Nahrungsmittel und Flüssigkeiten. Dies führt zur Ansammlung von Feuchtigkeit mit Ödemen und Durchfall. Ebenfalls gilt, dass eine geschädigte Milz mit der Zeit auch die Nieren (das Nieren-Yang) in Mitleidenschaft zieht. Aus einem Milz-Qi-

NIERE

- Speichert Essenz.
- Ursprung von Yin und Yang.
- Kontrolliert Geburt, Entwicklung, Knochen und Mark.
- Kontrolliert den Wassermetabolismus.
- Nimmt Lungen-Qi auf.
- Kontrolliert die unteren Körperöffnungen.
- Öffnet sich in die Ohren.
- Zeigt sich im Kopfhaar.

Mangel kann sich ein Milz-Yang-Mangel und später ein Milz- und Nieren-Yang-Mangel entwickeln.

Nieren-Yin-Mangel und Nieren-Yang-Mangel-Disharmonien präsentieren sich als eine Kombination aus Yin- oder Yang-Mangel-Symptomen mit generellen Nieren-Mangel-Zeichen.

Nieren-Mangel: Rückenschmerzen, schwache Knie, Erschöpfung, Entwicklungsprobleme des Föten: IUGR (intrauterine growth restriction), IUFT (intrauteriner Fruchttod).

Nieren-Yang-Mangel: Generelle Nieren-Mangel-Zeichen mit tiefer Körpertemperatur, kalten Extremitäten, kalter Nasenspitze, häufigem Frieren, häufiger Miktion von hellem Urin, Kreuzschmerzen, verminderte Libido, Müdigkeit, Lustlosigkeit, schwacher, tiefer Puls, blasse, geschwollene Zunge mit weißem, eventuell nassem Belag.

Nieren-Yin-Mangel: Generelle Nieren-Mangel-Zeichen mit Nachtschweiß, anhaltend tiefgradigem Fieber oder auch nur dem Gefühl von erhöhter Körpertemperatur, Wallungen, Wangenknochenrötung, innerer Unruhe, dünnem Puls und roter Zunge mit wenig bis keinem Belag.

13.7. **Uterus (Bao gong, Zi gong)**

Der Uterus wird im Chinesischen „Palast des Kindes“ (Zi gong) genannt. Er gehört zu den Außerordentlichen Organen und passt somit nicht ins Yin-Yang-Einteilungs- und Funktionsschema der Yin-Speicherorgane und Yang-Hohlorgane.

Der Uterus speichert das Blut, welches in der Frau die Essenz darstellt. Wird die Yin-Essenz (Blut) nicht mit der Yang-Essenz (Spermien) des Mannes kombiniert, wird sie in ein „Ausscheidungsprodukt“ umgewandelt, welches via Menstruation aus dem Körper ausgeschieden werden muss.

Wird das Blut mit Yang-Essenz kombiniert (eine Befruchtung findet statt), so speichert, nährt und schützt der Uterus den heranwachsenden Fötus.

Der Uterus ist via Leitbahnen und Gefäße im Unteren Erwärmer eng mit Leber und Nieren verbunden. Ebenso sind Chong- und Renmai für eine reibungslose Funktion von großer Wichtigkeit. Essenz und Blut werden zwischen den erwähnten Leitbahnen und dem Uterus ausgetauscht. Die Gesundheit und Kraft des Uterus ist abhängig von der Stärke der Nieren.

Einmal im Monat öffnet sich der Uterus während der Menstruation. Zu diesem Zeitpunkt ist er immer auch gefährdet für eindringende äußere Kälte. Kälte kann auch während der Geburt oder während eines Kaiserschnitts in den Uterus eindringen. Kälte kann im Uterus Blut-Stase verursachen. Blut-Stase kann aber auch durch Traumata, Entzündungen, etc. entstehen.

Die zwei folgenden Muster sind für Hebammen und in der Behandlung der Dysmenorrhoe interessant, für die geburtshilflichen Indikationen jedoch nicht wichtig. Sie sind hier nur der Vollständigkeit halber aufgeführt.

Kälte im Uterus: Schmerzen im Uterusbereich wie zum Beispiel Menstruationsschmerzen. Die Schmerzen verschlimmern sich mit Kälte und verbessern sich mit Hitze. Die Schmerzen sind stark und krampfartig.

Blut-Stase im Uterus: Stechende Schmerzen im Uterusbereich wie zum Beispiel Menstruationsschmerzen. Erscheinungen wie Endometriose, Myome etc. sind materialisierte Blut-Stase. Dunkle Zunge mit Stase-Flecken.

UTERUS

- Füllt sich mit Blut und scheidet dieses monatlich aus.
- Dan Tian der Frau.
- Nährt den Fötus.
- Steht in enger Beziehung mit:
  - Konzeptionsgefäß (Renmai), Lenkergefäß (Dumai) und Durchdringungsgefäß (Chongmai) sowie den Yin-Speicherorganen Leber, Nieren, Milz und Herz.

14. Der Sieben-Jahres-Zyklus der Frau

Die Chinesische Medizin orientiert sich an einem 7-jährigen Entwicklungszyklus bei der Frau und einem 8-jährigen Entwicklungszyklus beim Mann. Der Entwicklungszyklus beschreibt grob Stationen der Entwicklung der Frau in Bezug auf die Chinesische Medizin. Er hilft, das Alter der Frau aus dem Blickwinkel der Chinesischen Medizin zu interpretieren. Die Beschreibungen sind zum Teil historisch und dürfen nicht wortwörtlich aufgefasst werden.

1 x 7 Jahre	Die Nieren werden mit Qi gefüllt.
2 x 7 Jahre	Das Tian Gui (Himmelswasser) dringt vom Herzen in den Uterus, das Konzeptionsgefäß (Renmai) öffnet sich, das Durchdringungsgefäß (Chongmai) füllt sich mit Blut. Damit kann die Menstruation einsetzen.
3 x 7 Jahre	Das Nieren-Qi hat sich nun ganz angereichert.
4 x 7 Jahre	Die Muskeln und Knochen sind gefestigt, das Haar ist ganz ausgewachsen und der Körper ist voll und kräftig.
5 x 7 Jahre	Die Yangming-Magen-Leitbahn lässt in ihrer Funktion nach. Das Gesicht vertrocknet und die Haare beginnen auszufallen.
6 x 7 Jahre	Alle drei Yang-Leitbahnen im oberen Körper werden schwächer. Die Haare werden weiß.
7 x 7 Jahre	Das Tian Gui ist erschöpft und das Yin ist verbraucht. Deshalb stoppt die Menstruation.

15. Schwangerschaft

Ein Kind entsteht, wenn sich die Yin-Essenz der Frau mit der Yang-Essenz des Mannes verbindet. Die von Mutter und Vater weitergegebene Yin- und Yang-Essenz wird zur Ursprungsessenz (pränatale Essenz) des Kindes. Da die mütterliche Essenz (Blut im Uterus) durch die väterliche Essenz (Spermium) befruchtet wurde, wird das Blut durch die Menstruation nicht ausgeschieden. Diese bleibt aus und das Blut wird gebraucht, um den heranwachsenden Fötus zu nähren. Nach der Geburt des Kindes steigt das Blut, welches sich im Uterus ansammelt, über das Chongmai auf in die Brust und wird zur Muttermilch. Die Menstruation bleibt also weiterhin aus.

15.1. Schwangerschaftsverlauf und die Auswirkungen auf den Körper

Die Schwangerschaft setzt bei der Konzeption ein und endet mit der Geburt. Dabei handelt es sich um eine klar begrenzte Phase im Leben einer Frau. Der Ablauf dieses Lebensabschnittes verläuft aus Sicht der Chinesischen Medizin in allen Frauen normalerweise ähnlich. Die Schwangerschaft wirkt sich gewissermaßen „vorhersagbar" auf den Körper aus. Natürlich spielen die Konstitution, das Alter und andere Umstände eine gewichtige Rolle. Dennoch finden sich viele Gemeinsamkeiten.

Die Organe und Substanzen verändern sich je nach Abschnitt der Schwangerschaft. Ein Verständnis der normalen Veränderungen während der Schwangerschaft unterstützt das Erkennen von pathologischen Mustern in den verschiedenen Schwangerschaftsabschnitten.

15.1.1. Milz und Herz, Qi und Blut

Die Milz ist das nachhimmlische Zentrum der Qi- und Blut-Produktion. Das tägliche Qi wird in der Milz aus Nahrung hergestellt. Im Herzen wird ein Teil dieses Qi in Blut umgewandelt. Die Milz ist also das Schlüsselorgan für genügend Qi und Blut.

Ab Eintritt der Schwangerschaft muss der wachsende Fötus mit Qi und Blut versorgt werden. Qi und Blut bedeuten für den Fötus Wachstum und Leben. Je mehr und schneller das Kind wachsen soll, desto mehr Blut und Qi benötigt es dazu. Zusätzlich muss die werdende Mutter mehr Qi und Blut für ihr eigenes tägliches Leben aufwenden.

Ein zu Beginn ausgeprägter Qi- und Blutmangel gehört bei jeder schwangeren Frau zur Norm. Der Qi-Mangel zeigt sich als Müdigkeit. Eine generelle Blutleere zeigt sich häufig mit trockenen Stühlen, trockener Haut oder Blässe. In der

Schwangerschaft ist vor allem das Herz-Blut vom Mangel betroffen. Jedoch kann der Blutmangel auch die Leber (z.B. trockene Augen) oder die Milz (Müdigkeit) beeinflussen. In der Regel hat der Körper spätestens ab SSW 20 die Umstellung bewältigt, und bis zum Schluss der Schwangerschaft bildet die Frau eine Eigenblutkonserve von 10%.

Das Herz-Blut beherbergt den Geist. Ist das Blut geschwächt, wird der Geist ungenügend genährt. Dies zeigt sich hauptsächlich als Vergesslichkeit und Schlaflosigkeit, welche sich gegen das Ende der Schwangerschaft verschlimmern (Achtung: nicht jede Schlaflosigkeit hat ihren Ursprung in Herz-Blut-Mangel).

Ein Mangel an Qi und Blut bedeutet auch, dass die Milz ständig versucht, genügend Qi und Blut herzustellen. Dies führt zu einer Überbelastung der Milz und zu einer Verstärkung des Milz-Mangels. Klinisch sehen wir hier häufig in der frühen Schwangerschaft Nausea mit bleierner Müdigkeit und vermindertem Durst, in einer späteren Phase Besenreiser und Varikosis. Ebenso ist es natürlich, dass sich viele Frauen Sorgen machen und darüber grübeln, wie das Leben nach der Geburt ihres Kindes sein wird.

Eine schwache Milz produziert nicht nur ungenügend Qi (und damit auch ungenügend Blut), sondern ist auch unfähig, die Flüssigkeiten umzuwandeln. Diese sammeln sich an in Form von Feuchtigkeit. In der Schwangerschaft führt diese Feuchtigkeit zu Ödemen, vermehrtem Ausfluss und Vaginalpilzen.

- Qi und Blut sowie die Milz und das Herz zeigen bei schwangeren Frauen immer eine gewisse Leere.
- Der Herzgeist ist aufgrund des fehlenden Blutes ungenügend genährt.
- Die Milz ist oft überstrapaziert und leer. Dies führt zu Feuchtigkeitsansammlungen und häufig zu Nausea/Hyperemesis.

15.1.2. **Leber und freier Fluss des Qi**

Die Leber hält die Leitbahnen und den Qi-Fluss frei von Blockaden. Die Leber ist „frei und entspannt", wenn das Qi unbeschwert und unbehindert fließen kann. Jegliche Einschränkungen und Einengungen – physisch wie auch psychisch – führen zu einer Blockade des Qi-Flusses, zu einer Leber-Qi-Stagnation.

Die Schwangerschaft schränkt den freien Fluss des Leber-Qi auf allen Ebenen ein. Das beginnt kurz nach der Befruchtung. Anstelle des Ausscheidens des Blutes aus dem Uterus wird dieses im Körper zurückgehalten. Dazu kommt der wachsende Embryo mit Fruchtblase, welcher den freien Qi-Fluss im Unteren Erwärmer behindert.

Blockiertes Leber-Qi kann durch Bewegung befreit werden. Oft hilft bei Stress sportliche Aktivität zur Erholung. In der Schwangerschaft ist die Beweglichkeit und somit auch die sportliche Aktivität eingeschränkt. Blockiertes Leber-Qi kann somit weniger bewegt und gelöst werden.

Auf einer emotionalen Ebene beeinflusst die Schwangerschaft die Leber ebenfalls stark. Mit der Schwangerschaft ergeben sich zahlreiche Einschränkungen in ganz unterschiedlichen Lebenssituationen: Auf Tabak und Alkohol muss verzichtet werden; die Frau muss beruflich kürzer treten; sie kann nicht mehr anziehen, was sie gerne möchte; sie kann sich nicht mehr so frei bewegen, wie sie das gerne möchte. Diese Einschränkungen wirken sich auf den freien Fluss des Leber-Qi aus und blockieren diesen. Häufig verstärkt sich die Stagnation mit fortschreitender Schwangerschaft.

Eine Leber-Qi-Stagnation zeigt sich vor allem mit Ungeduld und Gereiztheit. Aber auch Schmerzen im seitlichen Torsobereich sind häufig. Dauert eine Leber-Qi-Stagnation für längere Zeit an, so kann sich aus dem gestauten Qi Hitze entwickeln. Diese bringt die Leber zum „Überkochen" und führt zu aufsteigendem Leber-Yang oder zu Leber-Feuer. Dieses Szenario wird weiter begünstigt von der sich bildenden Hitze im Körper (siehe unten unter Yin). Zusätzlich zu den Zeichen einer Leber-Qi-Stagnation zeigen sich in diesem Fall auch Hitzezeichen (Leber-Feuer) sowie Schwindel, Wutausbrüche, Bluthochdruck oder Migräne-Kopfschmerzen (aufsteigendes Yang).

Die Leber wird durch Blut genährt und geschmeidig gehalten. Bei einem Blutmangel kann sie „austrocknen" und dabei ihre Funktionen nicht mehr richtig wahrnehmen. Während der Schwangerschaft entwickelt sich immer ein Blutmangel, der die Leber beeinflussen kann. Sie wird „trocken und spröde" und kann ihre Qi-befreiende Aufgabe nicht mehr wahrnehmen, wodurch die Leber-Qi-Stagnation weiter verstärkt wird.

- Leber-Qi ist bei schwangeren Frauen immer etwas stagniert. Meist verstärkt sich die Stagnation mit fortschreitender Schwangerschaft.
- Stagnation kann zu Hitze führen. Leber-Feuer oder Leber-Yang kann aufsteigen.
- Blut-Mangel führt zu einer „trockenen und spröden" Leber. Dies verstärkt die Leber-Qi-Stagnation.

15.1.3. Nieren und Essenz, Yin und Yang

Aus der Nieren-Essenz bildet sich das Ursprungs-Yin und Ursprungs-Yang, welches den ganzen Körper mit Yin und Yang unterstützt. In der Schwangerschaft kommt der Yin-Yang Haushalt des ganzen Körpers durcheinander. Um diesen zu korrigieren ist es sinnvoll, die Therapie bei den Nieren anzusetzen.

Nieren-Yin und -Yang sind die Kraft für die Entwicklung des Fötus und werden während der Schwangerschaft sehr stark beansprucht. Mit fortschreitender Schwangerschaft entwickelt sich immer ein Nieren-Mangel. Dieser variiert von gering bis zu sehr stark. Grundsätzlich gilt, je älter eine schwangere Frau ist, desto stärker ist auch der Nieren-Mangel. Weiter beeinflussen viele zusätzliche Faktoren die Stärke der Nieren.

Yin ist der kühle, nährende, aufbauende, struktive Anteil. Yang beinhaltet den aktiven, energetisierenden und wärmenden Anteil des Yin-Yang-Potenzials. Yin nährt den Fötus und stellt die Grundlage für die Strukturen zur Verfügung. Aus dem Yin der werdenden Mutter wird der Fötus geformt. Dadurch wird das Yin der Frau während der Schwangerschaft verbraucht. Yang liefert die Energie und Aktivität für das Wachstum des Fötus. Yang zusammen mit Qi bringt Leben in die Yin-Strukturen. Die Yin- und Yang-Energie, die von der Mutter an das Kind weitergegeben wird, geht bis zur Geburt nicht „verloren". Vielmehr wird diese Energie „umgelagert", von der Mutter zum Kind. Der wachsende Bauch ist ein Zeichen der Yin-Ansammlung.

Yin und Yang müssen in ausgeglichenen Mengen vorhanden sein, um in Balance zu bleiben. Bei der werdenden Mutter zeigt sich jedoch Folgendes: Yin wird immer mehr abgebaut (umgelagert) und führt den Körper der Frau in einen Yin-Mangel. Im Gegensatz zur abnehmenden Yin-Substanz wird die Yang-Wärme des Kindes dem Yang der Frau beigefügt. Je älter der Fötus, desto mehr Yang trägt er zum mütterlichen Yang bei.

Das bedeutet Folgendes: das Yin der Mutter nimmt ständig ab und führt zu einem relativen Yang-Überschuss (leere Hitze). Dazu kommt das Yang des Kindes, welches vor allem gegen Ende der Schwangerschaft diese Disbalance noch weiter verstärkt. Es zeigen sich die typischen Zeichen einer leeren Hitze: Nachtschweiß, Hitzewallungen, heiße Hände und Füße und innere Unruhe. Leere Hitze im Magen tritt als Sodbrennen in Erscheinung und leere Hitze im Herzen mit Schlaflosigkeit und unruhigem Schlaf.

Die Hitze kann weiter verstärkt durch Stagnationshitze aus der Leber werden (siehe oben). Des Weiteren kann ein Yin-Mangel dazu führen, dass Yang nicht mehr gehalten werden kann. Yang steigt auf und kann zu Symptomen wie Migräne-Kopfschmerzen, Schwindel und Bluthochdruck führen.

- Während der Schwangerschaft entwickelt sich ein Yin-Mangel mit einem relativen Yang-Überschuss (leere Hitze).
- Der relative Yang-Überschuss wird durch die Zunahme des Yang des Kindes weiter belastet.

15.1.4. Die Geburt

Die Geburt kann beginnen, wenn im Uterus genügend Yang vorhanden ist, um den aktiven Prozess der Geburt auszulösen und weiter zu führen. Für regelmäßige und wirksame Wehen sowie für die große Leistung der gebärenden Mutter muss genügend Yang (aktive Energie) vorhanden sein.

Während des Geburtsprozesses werden durch die Aktivität, durch das Schwitzen, durch den Blutverlust und durch die Hochleistung alle Substanzen überaus stark belastet und auch geschädigt. Kurz nach der Geburt besteht immer ein Mangel an Qi, Blut, Yin und Yang. Je nach Geburtsverlauf (z.B. starker Blutverlust, Geburtsdauer) sind einige Substanzen stärker betroffen als andere. Je nach Konstitution und vor allem auch nach Schwangerschaftsverlauf und Alter der Mutter erholen sich einige Substanzen schneller als andere.

Durch die Blutungen, das Lösen der Plazenta im Uterus sowie den gewissermaßen traumatischen Einfluss der Geburt auf den Unteren Erwärmer zeigt sich kurz nach der Geburt immer auch Blutstase. Dies ist verstärkt der Fall bei einem Kaiserschnitt. Zeichen einer Blut-Stase sind zum Beispiel die häufig stechenden und starken Schmerzen bei Nachwehen.

- Bei der Geburt werden Qi, Blut, Yin und Yang stark verbraucht und dadurch geschwächt: Je nach Konstitution der Mutter und nach Geburtsverlauf ist eine Substanz stärker beeinträchtigt als andere.

15.1.5. **Puerperum / Postpartum-Phase**

Mangel-Zustände

Wie oben dargestellt, resultiert aus der Geburt ein Mangel an unterschiedlichen Substanzen. Das heißt, postpartal liegt immer ein Mangelzustand vor. Dieser wird häufig weiter verschlimmert durch die Tatsache, dass sich die Mutter nur wenig Schlaf und Erholung gönnen kann und das neugeborene Kind stillt. In der Chinesischen Medizin hat Muttermilch ihren Ursprung im Blut. Blut wird von der Milz und im Herzen produziert, steigt dann in die Brust auf und wird zu Muttermilch. Blutmangel bei stillenden Müttern ist deshalb oft über längere Zeit ein Thema. Mangelndes Blut wirkt sich auch aus auf das Nähren von Sehnen und Bändern und von Haut und Haar sowie das Verwurzeln des Herzgeistes. Postpartal zeigen sich also häufig folgende Zeichen für Blutmangel: Haarausfall, Obstipation mit trockenem Stuhl, trockene Haut, lose und leicht schmerzende Gelenke, Schlaflosigkeit, Weinerlichkeit, Vergesslichkeit und Zerstreutheit, in schweren Fällen depressive und psychotische Zustände.

Der Blutmangel ist nicht der einzige postpartale Mangel. Häufig ist er jedoch am stärksten ausgeprägt. Die Milz leidet unter der Mehrbelastung, welche das Stillen und ein chronischer Blutmangel mit sich bringen. Dadurch kommt es häufig zu einem Qi-Mangel.

Die Ausgeprägtheit von Yin- oder Yang-Mangel ergibt sich aus der Konstitution der Frau vor der Geburt sowie dem Geburtsverlauf. Kurz nach der Geburt sind sowohl Qi wie Yang häufig empfindlich geschwächt. Eine wärmende und tonisierende Behandlung wie das sogenannte „mother roasting" ist dann angebracht und verleiht der geschwächten Frau oft rasch einen Energieschub.

Yin-Mangel, oft stark ausgeprägt in den ersten Tagen nach der Geburt, zeigt sich mit Wallungen und starkem Nachtschweiß. Häufig verbindet sich ein latenter Yin-Mangel mit dem Blutmangel und zieht sich über einen längeren Zeitraum nach der Geburt.

Leber-Qi-Stagnation

Vor lauter „Mangel" darf postpartal auf gar keinen Fall die Fülle einer Leber-Qi-Stagnation vergessen werden. Post partum zeigen sehr viele neue Mütter neben Mangelzeichen auch klare Stagnationszeichen. Die bereits oben ausführlich beschriebenen Mechanismen während der Schwangerschaft gelten auch postpartal. Der Stress und die „Einengung" für neue Mütter sind oft groß. Nach der Geburt bleibt wenig Zeit, in welcher der Mann oder ein Familienmitglied die entbundene Frau unterstützt. Danach ist sie mit dem Kind oder den Kindern alleine und muss den Alltag wieder bewältigen. Hinzu kommt der oben beschriebene Blutmangel, welcher eine Leber-Qi-Stagnation begünstigt und verstärkt. Klare Zeichen einer postpartalen Leber-Qi-Stagnation sind Milchstau, Brustverhärtungen und Brustentzündungen. Weitere Zeichen sind Frustration, Gereiztheit, Ungeduld sowie depressive Verstimmungen.

- Postpartal zeigt sich häufig eine Kombination aus einem Mangel von Blut und Qi mit einer Leber-Qi-Stagnation.
- Yang- und Yin-Mangel sind stark von der Konstitution der Frau abhängig.

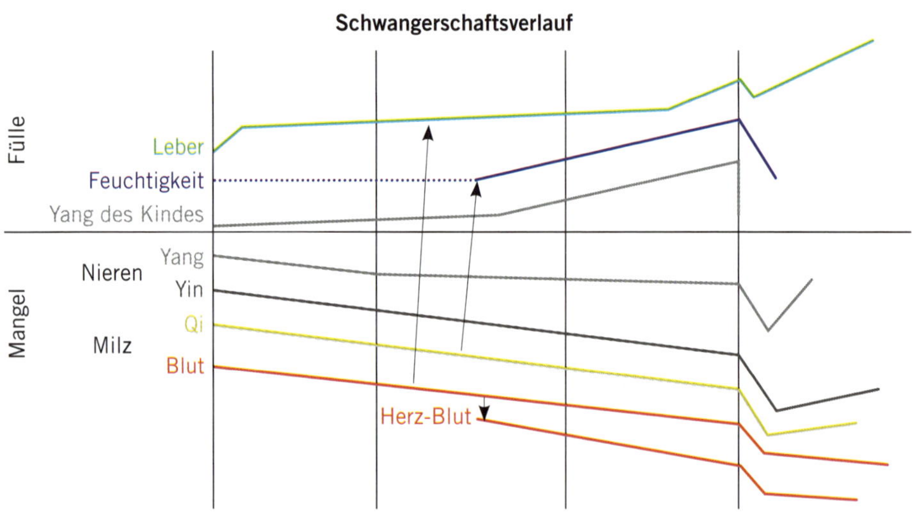

16. Diagnose

Die Chinesische Medizin kennt vier Methoden der Diagnostik: Inspektion, Hören und Riechen (eine Methode), Befragung und Tasten. Mit diesen vier Methoden werden Informationen über Körper und Krankheit gesammelt, welche helfen, die vorliegenden Disharmonien der Patientin zu ermitteln. Die Methoden konzentrieren sich demnach auf Informationen, welche in der Chinesischen Medizin eine spezielle Bedeutung und Aussagekraft haben.

Methode	Anwendungsgebiet
Inspektion	Zunge Äußeres Erscheinungsbild Gesichtfarbe Beobachtung der Sinnesorgane Haut Ausscheidungen
Hören und Riechen	Sprache/Stimme Atmung Husten Körper- und Mundgeruch Geruch der Ausscheidungen
Befragung	Hauptbeschwerde Schwangerschaftsverlauf Verschiedene Fragen zu Themen wie: Temperaturempfinden, Schwitzen, Schlafen, Appetit, Durst, Stuhl, Urin, Emotionen, Menstruation, Ausfluss, etc..
Tasten	Puls Abdomen Akupunkturpunkte

Teilgebiete der vier diagnostischen Methoden

16.1. Befragung

Die Befragung ist in der Hebammenpraxis die einfachste Methode, um schnell konkrete Informationen zur Hauptbeschwerde und zu den zusätzlichen Symptomen zu sammeln. Je nach Fall werden Fragen zu verschiedenen Aspekten gestellt. Es ist nicht sinnvoll, bei jeder Patientin alle Fragen zu stellen. Es sollte so viel gefragt werden, dass Klarheit herrscht, aber nicht so viel, dass man ob der Menge der gesammelten Informationen die Hauptproblematik aus den Augen verliert. Die Befragung sollte gezielt sein, um die möglichen Disharmoniemuster des Hauptproblems eingrenzen zu können. Dabei ist zu beachten, dass einzelne Symptome nur im Kontext aufschlussreich sind. Es ist die Kombination von Informationen aus allen vier diagnostischen Bereichen, welche zum Ziel führt. Ebenfalls ist es wichtig, Zusammenhänge zwischen Symptomen nicht aus den Augen zu verlieren. Eine Frau, welche nicht schlafen kann und deshalb müde ist, hat nicht primär einen Qi-Mangel (Müdigkeit), sondern eine Disharmonie im Herzen (Schlaf). Oder eine Frau, welche nachts häufig Wasser lösen muss und deshalb dreimal aufwacht, nach dem Gang zur Toilette aber sofort wieder einschlafen kann, hat kein Problem mit dem Schlaf.

Die Befragung in der Hebammenpraxis fokussiert auf die möglichen Disharmoniemuster der geburtshilflichen Beschwerden. Die folgende Tabelle führt die wichtigsten Befragungsthemen sowie ihre Bedeutung auf. Es handelt sich dabei nicht um eine abschließende Tabelle. Bei weiteren Informationen müssen diese nach chinesisch medizinischer Sichtweise erklärt und eingeteilt werden.

Frage	Antwort	Mögliche Pathologie
Temperatur	kalt	Mangel an Yang (und Qi)
	heiß/fiebrig	Hitze, meist leere Hitze mit Yin-Mangel
	akutes, hohes Fieber	Volle Hitze (Yang-Überschuss)
Nachtschweiß	ja	Yin-Mangel
Energie	reduziert	Mangel, insbesondere Qi-Mangel
	reduziert, v.a. nach Essen	Milz-Qi-Mangel

Frage	Antwort	Mögliche Pathologie
Schlaf	exzessiv (konstantes Bedürfnis)	Qi- und Yang-Mangel
	unruhig, schlecht, durch Träume gestört	Herz-Blut oder Herz-Yin-Mangel eventuell mit leerer Hitze
Emotionen	weinerlich, überfordert	Leber-Blut-Mangel
	ungeduldig, gereizt	Leber-Qi-Stagnation, eventuell mit Hitze
	aufbrausend	Leber-Hitze aufgrund von Qi-Stagnation
	innerlich unruhig	Yin-Mangel mit leerer Hitze
	übermäßiges Sorgen	Milz-Qi Mangel
Seufzen	häufig	Leber-Qi-Stagnation
Tendenz zu blauen Flecken	ja	Milz-Qi-Mangel
Herzklopfen	ja	Herz-Pathologie (verschiedene)
Orthostatische Hypotension	ja (Schwindel bei schnellem Aufstehen)	Blut-Mangel
Rücken-schmerzen	akut	Qi-Stagnation und Blut-Stase
	Lumbalbereich – chronisch	Nieren-Mangel (Yin oder Yang)
schwere Beine	ja	Feuchtigkeit
Ödeme	ja	Feuchtigkeit aufgrund von Milz-Qi-Mangel und eventuell Nieren-Yang-Mangel
Hämoglobin	tief	Qi- und Blut-Mangel
Haarausfall	ja	Blut- und Essenzmangel
Vergesslichkeit	ja	Herz-Blutmangel
Speichelfluss	exzessiv	Milz-Qi-Mangel mit Feuchtigkeit

Frage	Antwort	Mögliche Pathologie
Appetit	reduziert	Milz-Qi-Mangel
	übermäßig	Magen-Hitze
Erbrechen	flüssig, klar	Mangel, Kälte in Milz und Magen
	sauer, faulig	Nahrungsmittelstagnation
	bitter, gelblich	Hitze in Leber und Gallenblase
Erbrechen in Schwangerschaft	Direkt nach Nahrungsaufnahme	Rebellierendes Magen-Qi
	mit Aufstoßen, Würgreiz, Gereiztheit	Leber attackiert Magen
	Profuses Erbrechen, Unfähigkeit, Getränke/Essen im Magen zu halten	Leeres, rebellierendes Chongmai mit Milz/Magen-Schwäche
Übelkeit	permanent oder mit zunehmender Müdigkeit und Kältegefühl	Milz-Qi-Yang-Schwäche, Blut-Mangel
	verminderter Durst	Milz-Qi-Schwäche mit Feuchtigkeit
	Geruchsempfindlichkeit	Milz-Qi-Schwäche
	mit lautem Aufstoßen, Würgreiz, Gereiztheit	Leber attackiert Magen
Stuhlgang	Durchfall	Feuchtigkeit
	„normal“	Milz-Mangel mit Feuchtigkeit
	Wässrig, unverdaute Nahrung	Yang-Mangel von Nieren und Milz
	Gelb-braun, starker Geruch	Feuchtigkeit mit Hitze
	krampfartig	Leber-Milz-Disharmonie
	Verstopfung	verschiedene Muster
	trockener Stuhl	Blut-Mangel oder Yin-Mangel
	klebriger Stuhl	Feuchtigkeit
	hart, kleine Kügelchen	Leber-Qi-Stagnation
	akut, mit viel Hitze	Hitze im Darm

Frage	Antwort	Mögliche Pathologie
Ausfluss	weiß, klar weiß, dick oder gelblich, starker Geruch	Feuchtigkeit Feuchtigkeit-Hitze
Wehentätigkeit	frühzeitig	Yin-Mangel oder sinkendes Milz-Qi
	nicht wirksam (nicht kräftig)	Qi- und Yang-Mangel
	unkoordiniert	Leber-Qi-Stagnation
Blasensprung	frühzeitig	sinkendes Milz-Qi (Milz-Qi-Mangel)
Schmerz	stechend, fixiert	Blut-Stase/Kälte
	diffus, nicht fixiert	Qi-Stagnation
Lochialprobleme	anhaltend, flüssig	Qi-Schwäche
	anhaltend, übelriechend, dunkel	Blut-Leere mit Hitze
	dunkel, Koagel, Schmerzen	Blut-Stase
Postpartal psychische Probleme	Depression	Herz-Blut-Mangel, Herz-Yin-Mangel, Leber-Qi-Stagnation
	manisches oder psychotisches Verhalten	zusätzlich Blut-Stase

16.2. Hören und Riechen

Das chinesische Schriftzeichen *wen* (闻) bedeutet gleichzeitig „Hören und Riechen". Deshalb entspricht dies einer und nicht zwei Methoden. „Riechen" wird heute hauptsächlich durch die Befragung abgedeckt. Man riecht den Stuhl nicht mehr, sondern man fragt danach.

„Hören" wird relativ häufig angewendet. Ein Husten wird angehört, um zu entscheiden, wie viel Schleim vorhanden ist, wie kräftig er ist, ob er von der Oberfläche oder aus der Tiefe kommt. Oder man hört auf die Stimme der Patientin. Ist diese leise und schwach, so zeigt sie einen Qi-Mangel der Lunge an. Ist die Stimme laut, kräftig und bestimmt, so deutet sie Fülle an.

Die folgende Tabelle führt einige für die Hebammenpraxis wichtige und pathognomische Zeichen auf.

	Eigenschaft	Indikation
Sprechen/ Stimme	schwach, weich, ruhig	Mangel
	schnell, laut	Völle
Atmung	schwach, Kurzatmigkeit	Lungen-Herz-Qi-Mangel
	Schnauben, rasseln, keuchen	Schleim-Hitze oder Schleim-Kälte in der Lunge
Urin	dunkel, starker Geruch, konzentriert	Hitze oder Feuchte-Hitze
	klar, geruchlos	Kälte/Yang-Mangel

16.3. Tasten: Puls-Diagnostik

Die Pulsdiagnose gehört zur Methode „Tasten". Obwohl zum „Tasten" noch weitere Untergruppen gehören, stellt die Pulsdiagnose den größten und wichtigsten Teilbereich dar. Insgesamt werden in der Chinesischen Medizin ca. 28 Pulse unterschieden. Häufig verwendet werden jedoch „nur" ungefähr 10–15 Pulsbilder. Der Puls reflektiert innere Disharmonien des Körpers, z.B. von Qi, Blut und den Organen.

Die Pulsdiagnose ist eine äußerst anspruchsvolle Methode. Das korrekte Erlernen benötigt viele Jahre Erfahrung. In der Hebammenpraxis soll der Puls zur Unterstützung der korrekten Musterdifferenzierung eingesetzt werden. Über sechs einfach zu unterscheidende Grundpulse soll die Differenzierung bestätigt oder relativiert werden.

16.3.1. Einführung in die chinesische Pulsdiagnose

Der Puls wird an der Radialarterie beider Arme gemessen. Es werden je drei Positionen getastet. Jede dieser Positionen entspricht einer anderen Körperregion. Der am weitesten distal gelegene Puls entspricht dem Oberen Erwärmer (ob dem Zwerchfell). Der mittlere Puls entspricht dem Mittleren Erwärmer (zwischen Zwerchfell und Bauchnabel), und die proximale Position entspricht dem Unteren Erwärmer (unter dem Bauchnabel). Die linke und rechte Seite entsprechen unterschiedlichen Organen. In der Hebammenpraxis genügt es, wenn pro Seite ein Pulsbild getastet wird.

Der Puls wird mit den drei Fingern Zeig-, Mittel- und Ringfinger getastet. Der Zeigfinger wird auf die distale, der Mittelfinger auf die mittlere und der Ringfinger auf die proximale Position gelegt. Der rechte Puls wird mit der linken Hand und der linke Puls mit der rechten Hand getastet. Der Druck auf den Puls variiert von ganz leicht bis stark. Durch die Druckvariation können Eigenschaften des Pulses gefühlt werden.

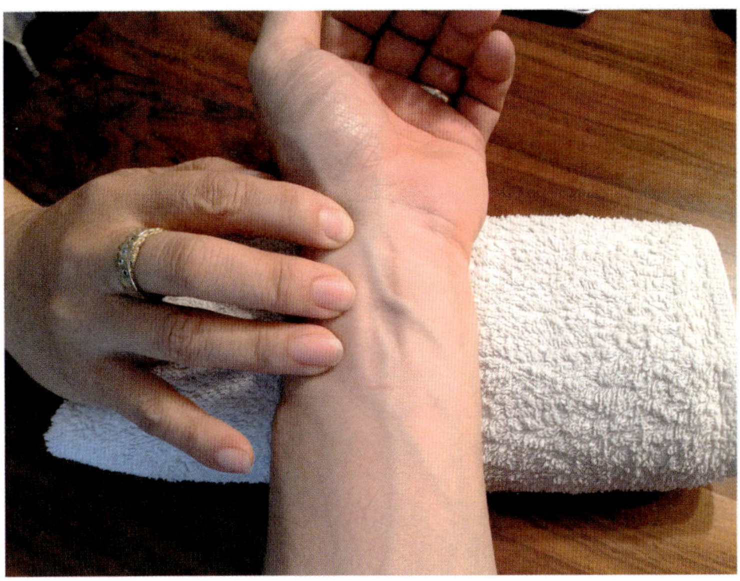

Puls Positionen

16.3.2. Die Grundpulse für die Hebammenpraxis

Bereits mit der Unterscheidung von wenigen Grundpulsen kann der diagnostische Prozess der Chinesischen Medizin stark unterstützt werden. Diese Grundpulse liefern wichtige Informationen zu Stärke und Schwäche von Qi und Blut, Stagnation von Qi sowie Hitze und Kälte. Diese Grundpulse sind relativ einfach zu erkennen:
- schnell und langsam
- kräftig und kraftlos
- saitenförmig
- dünn
- schlüpfrig

Beim Tasten der Grundpulse prüft man den Puls auf folgende Eigenschaften; dabei können sich die linke und rechte Seite unterscheiden. Es kann hilfreich sein, mit dem Druck der Finger zu „spielen", um die Eigenschaften zu tasten.

Tasten für	Information
Breite des Pulses	Blut und Yin: je mehr Blut und Yin, desto breiter der Puls; je weniger, desto dünner/feiner
Stärke des Pulses (Widerstand)	Qi und Yang: je stärker der Puls, desto stärker; je kraftloser, desto schwächer ist das Qi und Yang
Tempo des Pulses	Hitze und Kälte: Hitze führt zu einem schnellen Puls, Kälte zu einem langsamen Puls
Härte des Pulses	Je härter der Puls, desto mehr ist der Qi-Fluss eingeengt und blockiert
Rollen, schlüpfrig	Schwangerschaft, Feuchtigkeit und Schleim

16.3.3. Die Grundpulse

Pulsbild	Beschreibung	Pathologischer Zustand
kräftig	starker, voller Puls, der nicht leicht wegzudrücken ist	kräftiges Qi; eventuell Qi im Überfluss
kraftlos	schwacher Puls, welcher leicht weggedrückt werden kann und den tastenden Fingern kaum Widerstand leistet; im Extremfall kaum spürbar	Mangel an Qi und Yang im Körper; im Extremfall ausgeprägter Mangel
dünn	schmal wie ein dünner Faden; nicht kräftig, aber klar spürbar	Blut- und Yin-Mangel
saiten-förmig	dünner, aber harter, gespannter Puls; wie eine gespannte Geigensaite	Einengung und Blockade des freien Qi-Flusses; praktisch immer im Zusammenhang mit Leber-Qi-Stagnation oder Schmerzen
schlüpfrig	runder Puls, welcher sich rollend, voll und kräftig anfühlt	Schwangerschaft (somit physiologisch bei schwangeren Frauen); Schleim und Hitze
langsam	langsamer als 55–60 Schläge pro Minute	innere Kälte durch Yang-Mangel oder äußere Kälte, die ins Körperinnere eingedrungen ist
schnell	schneller als 85–90 Schläge pro Minute	Innere Hitze durch Yang-Überschuss oder äußere Hitze, die in die Oberfläche oder das Körperinnere eindringt

16.4. Betrachten

Die Zungendiagnose stellt den Hauptbereich der Methode „Betrachten“ dar. Neben der Zungendiagnose können jedoch noch andere „Betrachtungen“ Aufschluss über das Disharmoniemuster geben. Die wichtigsten für die Hebammenpraxis sind in der folgenden Tabelle aufgeführt:

Betrachtung	Zeichen	Mögliche Pathologie
Gesichtsfarbe	blass	Qi-Mangel
	fahlblass	Blut-Mangel
	gerötet	Hitze (voll)
	Wangenröte	Leere Hitze (mit Yin-Mangel)
Lippen	blass	Blut-Mangel
Körperbau (nur Tendenz)	adipös-schwammig (loses Bindegewebe)	Milz-Qi Mangel mit Feuchtigkeit
	adipös-fest (straff)	Schleim mit Leber-Qi-Stagnation
	dünn, abgemagert	Yin- und Blut-Mangel
Haut	trocken ölig	Blut- und Yin-Mangel Feuchtigkeit

16.5. Zungen-Diagnostik

Die genaue Betrachtung der Zunge ist in der Chinesischen Medizin von sehr großer Bedeutung. Die Zungenfarbe und Zungenform sowie die Farbe und Form des Zungenbelags liefern viele Informationen für die chinesische Diagnose.

16.5.1. Grundbedingungen

In der Zungendiagnose werden der Zungenkörper und der Zungenbelag genau inspiziert. Dabei sind folgende grundlegende Richtlinien zu berücksichtigen:

Gutes Licht: Am besten ist Tageslicht. Ist das nicht möglich, so ist ein helles Licht wichtig. Die Zungendiagnose kann nicht in einem dunklen oder schlecht beleuchteten Raum durchgeführt werden.

Kurze Betrachtungszeit: Beim Herausstrecken der Zunge werden Muskeln angespannt. Dadurch wird die Zunge beim längeren Herausstrecken röter und dunkler. Die Zunge sollte nur kurz heraus gestreckt werden, ca. 5–10 Sekunden.

Lockeres Herausstrecken: Die Zunge sollte möglichst locker heraus gestreckt werden. Ein verkrampftes Herausstrecken ändert sowohl Farbe wie auch Form; die Farbe wird röter; die Form wird angespannt und zeigt dann fast immer geschwollene Seitenränder.

Kein Zungenputzen: Die Zunge sollte am Tag der Inspektion nicht geputzt werden (nur die Zunge, die Zähne schon!). Beim Zungenputzen wird der Belag abgekratzt und verliert damit seine Aussagekraft.

16.5.2. **Zungenveränderungen**

Die Zunge und der Zungenbelag verändern sich nicht nur durch zu langes und verkrampftes Herausstrecken. Sie verändern sich auch durch Kaffeekonsum und Rauchen.

Kaffeekonsum: Kaffeekonsum verfärbt den Zungenbelag gelb. Diese gelbe Verfärbung darf bei der Diagnose nicht fälschlicherweise als Hitze interpretiert werden.

Rauchen: Rauchen führt zu roten Punkten im vorderen Zungendrittel. Obwohl diese auch auf Hitze in der Lunge hinweisen, sind die roten Punkte im Vergleich zur Stärke der Hitze meist zu ausgeprägt und dürfen nicht vollumfänglich berücksichtigt werden.

16.5.3. **Zungenkörper**

Auf dem Zungenkörper werden verschiedene Zonen unterschiedlichen Organen zugeordnet. Veränderungen in diesen Zonen deuten auf Pathologien im entsprechenden Organ hin. Zum Beispiel gehört die Zungenspitze zum Herz. Die Farbe rot deutet auf Hitze. Eine rote Zungenspitze ist somit ein Zeichen für Hitze im Herz. Oder: ein dicker Zungenbelag zeigt Schleim und Feuchtigkeit an. Das Zentrum der Zunge entspricht der Milz und dem Magen. Ein verdickter, dünner Zungenbelag im Zentrum deutet also auf Feuchtigkeit und Schleim in Milz und Magen hin.

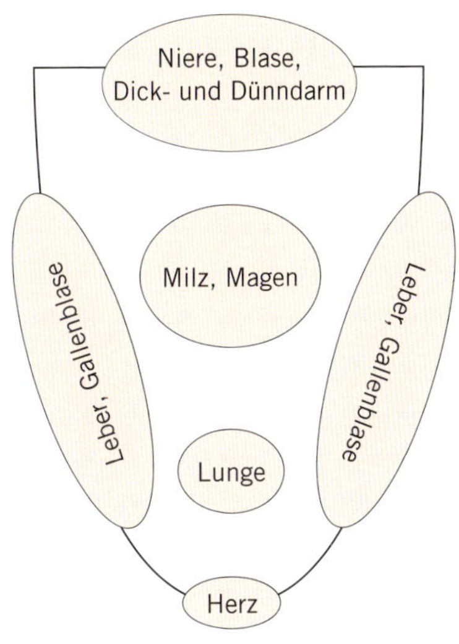

Bei der Betrachtung des Zungenkörpers achtet man auf Folgendes:
- **Farbe:** rot, blass oder bläulich
- **Form:** dick, dünn, Schwellungen, Zahneindrücke
- **Risse:** in einer roten oder in einer blassen Zunge

Farbe	rot	Hitze
	blass	Blutmangel, Qi-Mangel, evtl. Kälte (Yang-Mangel)
	bläulich-violett	Blut-Stase blass-bläulich: Blut-Stase aufgrund von Kälte; rot-bläulich: Blut-Stase aufgrund von/mit Hitze
	dunkel	Qi-Stagnation
Form	dick (geschwollen)	Qi-Mangel mit Feuchtigkeit oder Schleim blass: Yang-Mangel
	Zahneindrücke an den Seitenrändern	Milz-Qi-Mangel
	Geschwollene Seitenränder (fest, ohne Zahneindrücke)	Leber-Qi-Stagnation
	dünn	Yin-Mangel; evtl. Blutmangel
Spalten/Risse	selten: seitliche Risse in blasser Zunge	stark ausgeprägter Milz-Qi-Mangel
	in roter Zunge	Yin- und Blut-Mangel mit Trockenheit

16.5.4. Zungenbelag

Beim Betrachten des Zungenbelags achtet man auf Folgendes:

- **Farbe:** gelb oder weiß
- **Dicke:** dick, normal oder abwesend (belaglos)
- **Qualität:** feucht-schaumig, schleimig-nass oder schleimig-trocken

Farbe	gelb	Hitze
	weiß	Keine Hitze, evtl. Kälte

Dichte	dick	Schleim, Feuchtigkeit
	belaglos	Yin-Mangel
	dünn, zart	physiologisch

Beschaffenheit	schleimig-nass	Schleim und Feuchtigkeit
	schleimig-trocken	Schleim aufgrund von und mit Hitze
	nass-schaumig	Feuchtigkeit

16.5.5. Häufigste Zungenbilder in der Schwangerschaft

leicht rote Spitze	Physiologisch
rote Spitze	Herz-Hitze
geschwollene Seiten, evtl. mit dunklem Farbton	Leber-Qi-Stagnation
geschwollen, evtl. Zahneindrücke, blasse Farbe, nasser Belag	Qi- und Yang-Mangel (Milz und Nieren) Feuchtigkeitsansammlung
dünn, teilweise geschälter Belag, rote Spitze, gesamthaft gerötet	Yin-Mangel mit Hitze (Nieren und Herz)
sehr dicker Belag im mittleren und hinteren Teil, gelb oder weiß, trocken, nass, schaumig	Feuchtigkeits- und Schleimansammlung im Mittleren und Unteren Erwärmer, heiß oder kalt
dünn und blass	Blut-Mangel

Folgende Zungenbilder zeigen typische oben beschriebene Zungen-Veränderungen. Bei der Beschreibung der Zungen werden jeweils nicht Details beschrieben, sondern die Hauptmerkmale hervorgehoben.

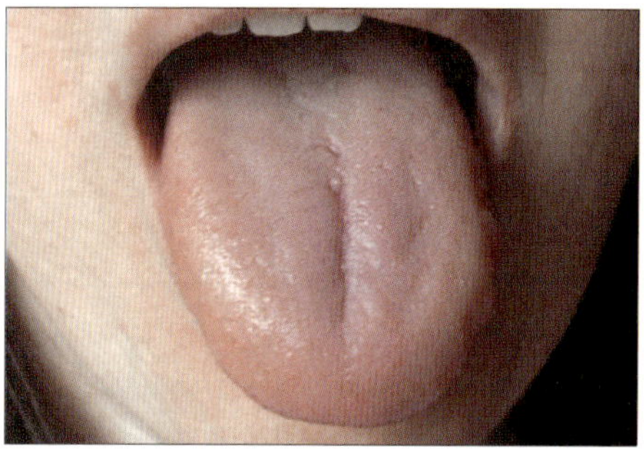

Blasse, aufgedunsene/aufgeschwollene Zunge

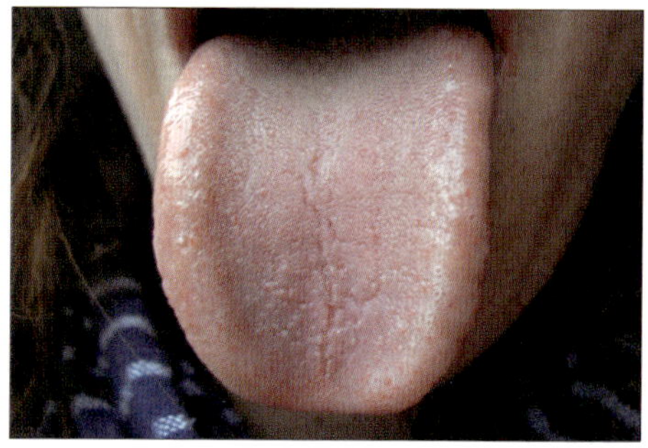

Blass mit geschwollenen Zungenrändern;
feine Risse in der Mitte

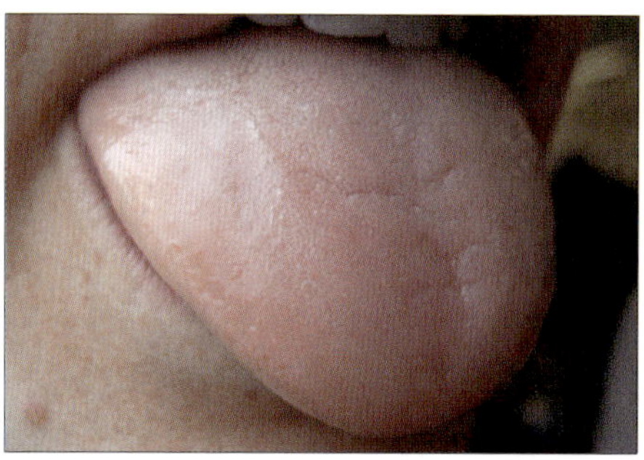

Blass und aufgedunsen/geschwollen;
feine Risse im ersten Drittel und der Mitte

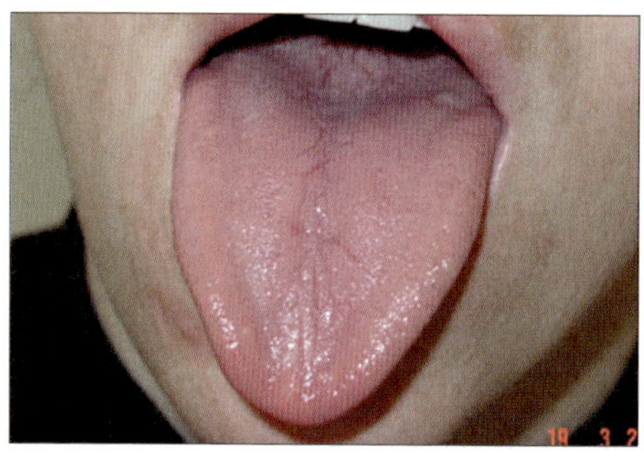

Blass, geschwollene Zungenränder,
feine Risse, belaglos

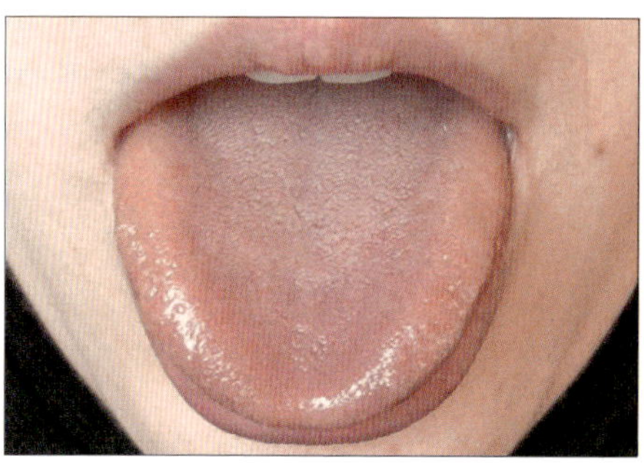

Blass mit geschwollenen Seitenrändern

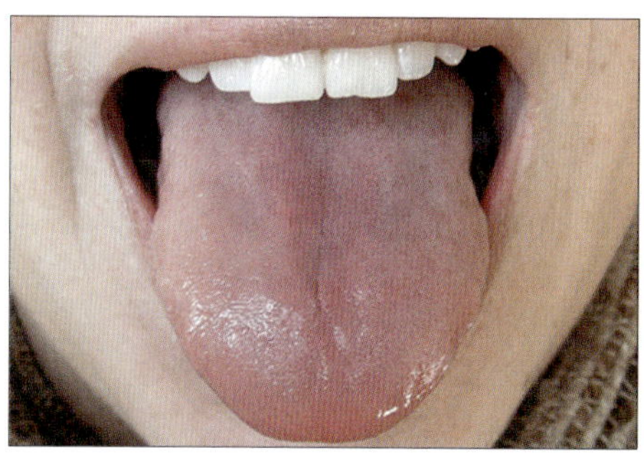

Blass, leicht geschwollen; im Zentrum feiner Riss,
verdünnter Belag und Rötung

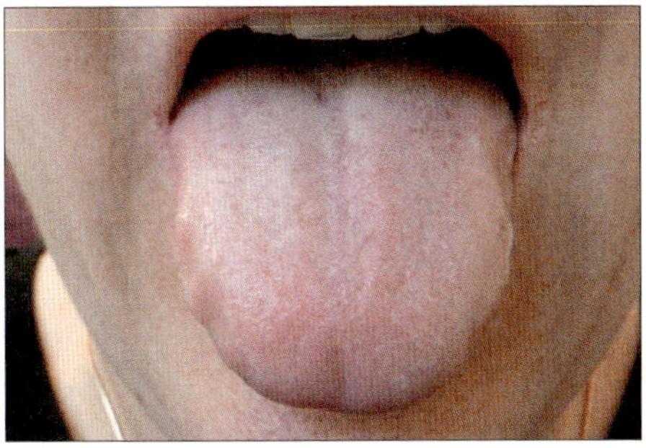

Blass mit Zahneindrücken,
leicht verdickter weißer Belag

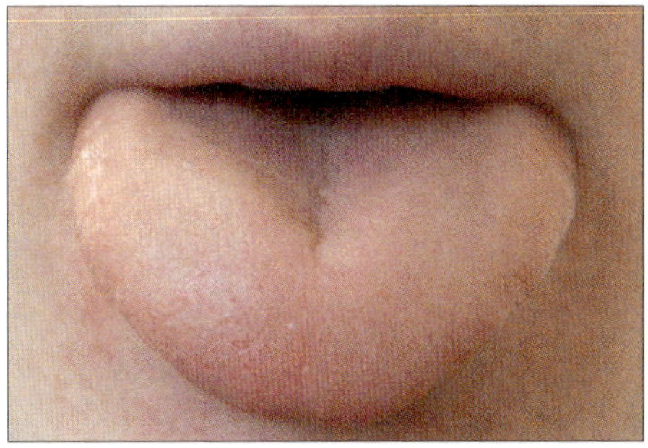

Blass mit leicht geröteter Zungenspitze;
feiner Mittelriss

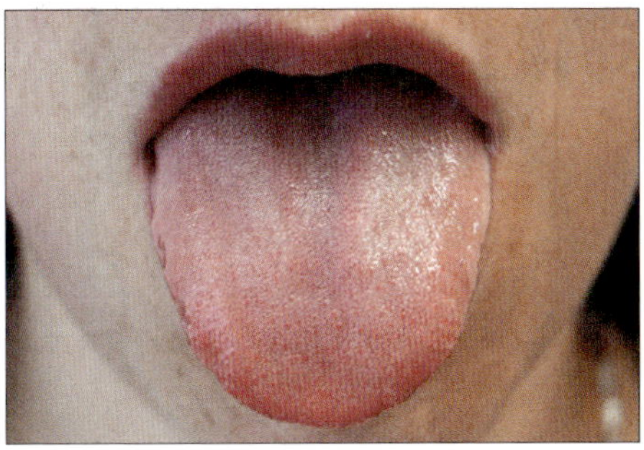

Gerötete Zunge mit roten Punkten
im vorderen Zungendrittel

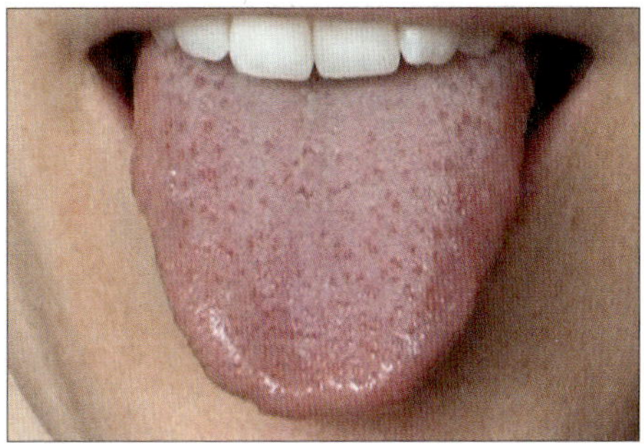

Rote Punkte auf ganzer Zunge

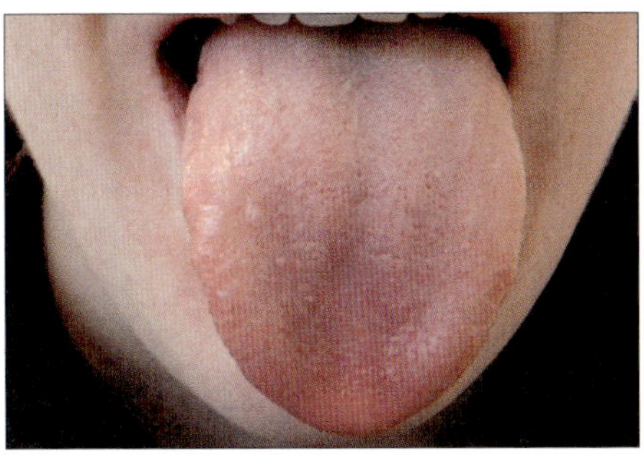

Gerötete Zungenspitze

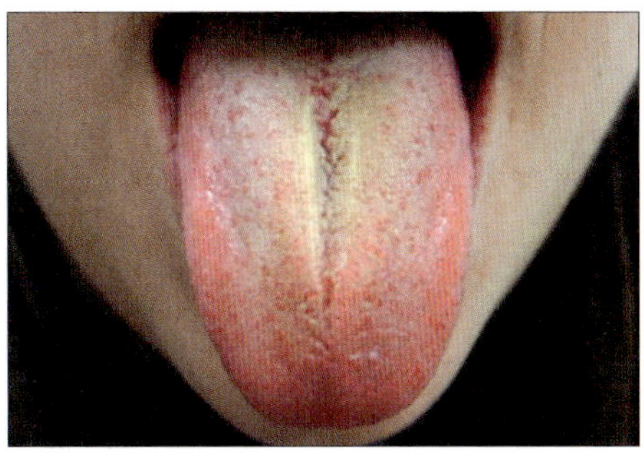

Gerötete Zunge mit dickem, gelblichen Belag

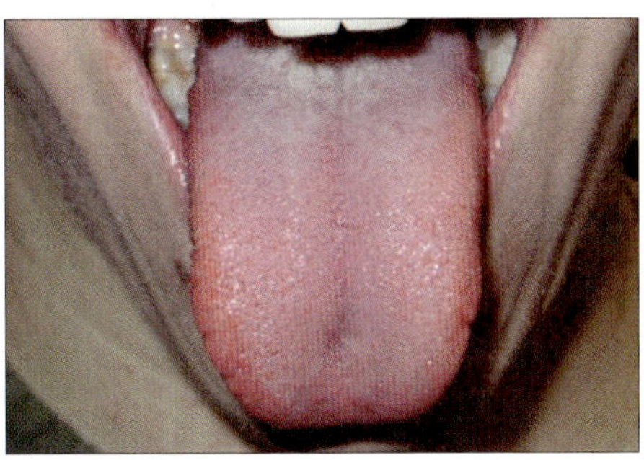

Gerötete Zungenränder

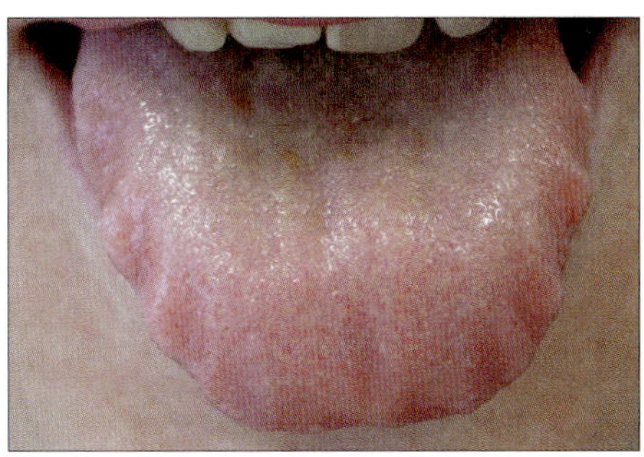

Zahneindrücke; verdickter Belag

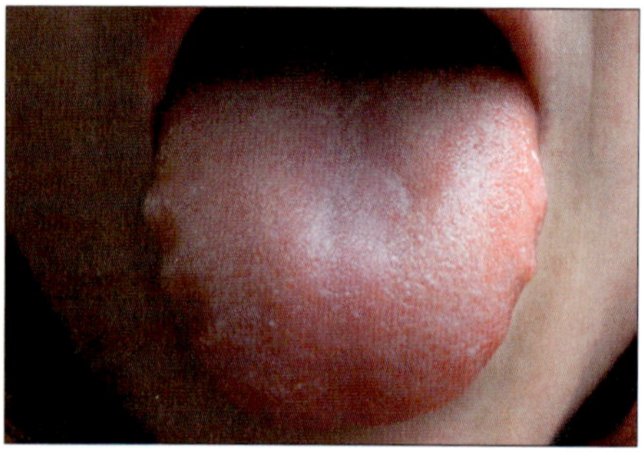

Zahneindrücke; rote Punkte auf der Zungenspitze

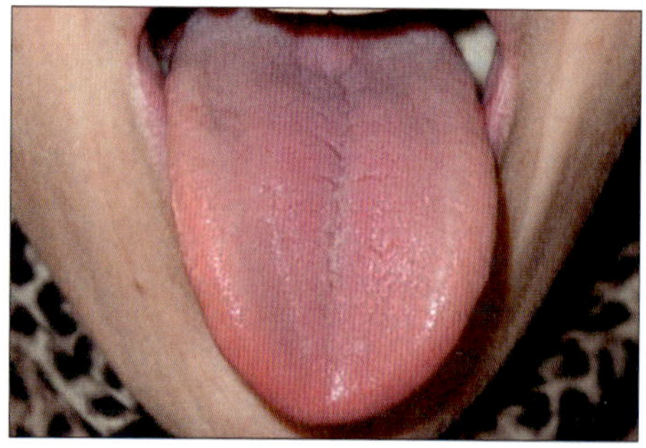

Geschwollene Zungenränder, feine Risse, verdünnter Belag im Zentrum, gerötete Zungenspitze

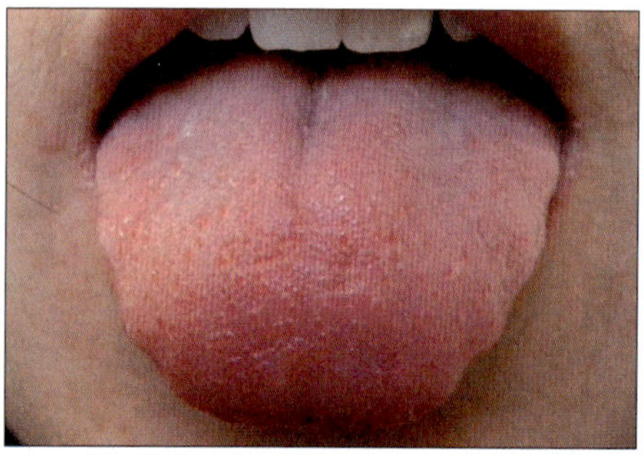

Geschwollen mit geröteter Zungenspitze; leichte Zahneindrücke

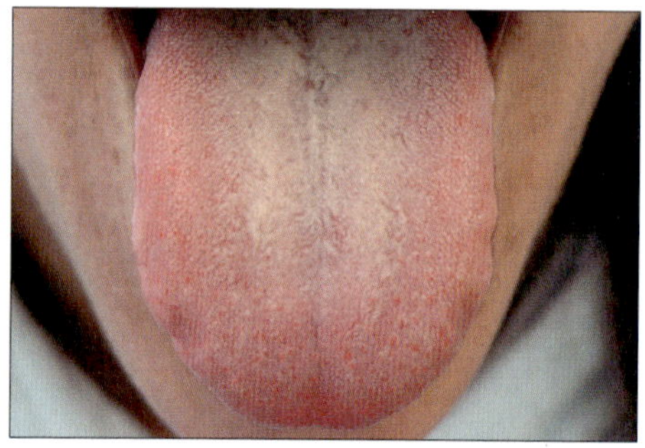

Dicker, weißer Zungenbelag; rote Punkte an der Zungenspitze

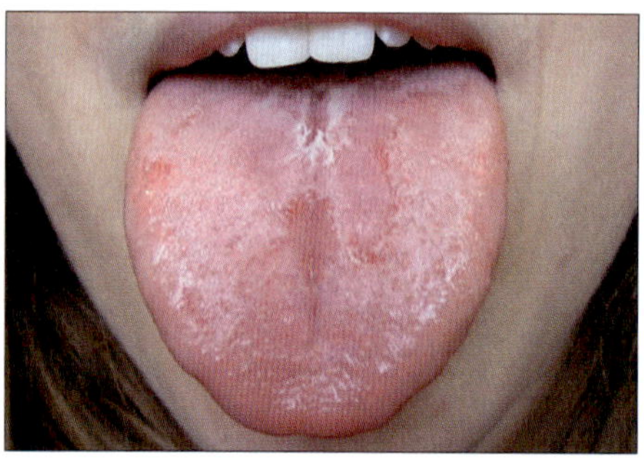

Geschälte Flecken im Zentrum und im hinteren Zungendrittel

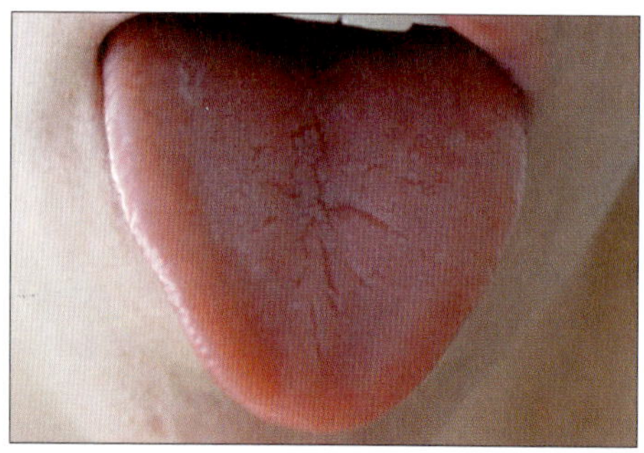

Rissige Zunge; leicht geschwollene Zungenränder

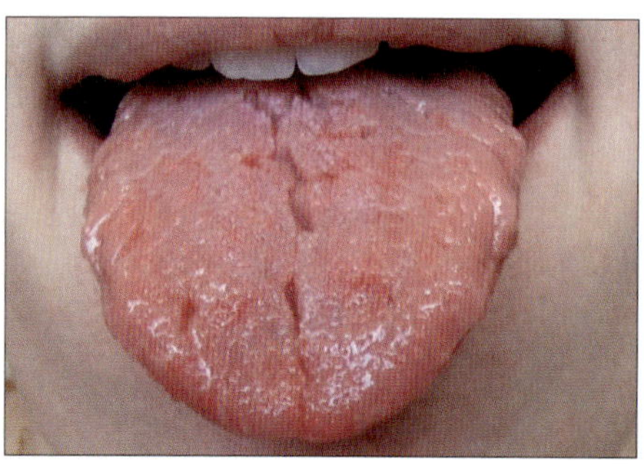

Erblich veranlagte Furchung der Zunge - kann nicht berücksichtigt werden bei der Zungendiagnose

17. Differentialdiagnose (Bian zheng)

Die Differentialdiagnose ist eines der Herzstücke der Chinesischen Medizin. Bei der Differentialdiagnose wird die Krankheit der schwangeren Frau in unterschiedliche Muster/Disharmonien aufgeteilt, je nachdem, welche Symptome sie präsentiert.

Zum Beispiel ist es wichtig zu unterscheiden, ob eine Hyperemesis-Patientin immer in oder nach Stresssituationen erbricht oder ob sie nach großen Anstrengungen und vor allem am Abend bei großer Müdigkeit erbricht. Diese beiden Arten von Erbrechen werden in der Chinesischen Medizin in zwei separate Muster eingeteilt. Die beiden Muster ziehen unterschiedliche Therapien nach sich.

Jede Krankheit kann in unterschiedliche Muster eingeteilt werden. Je nach Symptomen und Zeichen, mit welchen sich die Frau präsentiert, wird sie einem Muster zugeordnet. Ein Muster setzt sich aus einer bestimmten Konstellation von Symptomen und Zeichen zusammen. Gleiche Zeichen und Symptome können jedoch in unterschiedlichen Kombinationen auftreten und dort für unterschiedliche Muster stehen. Zum Beispiel kann Schlaflosigkeit in Kombination mit Blutmangel-Zeichen für Blutmangel stehen; in Kombination mit Yin-Mangel-Zeichen kann Schlaflosigkeit jedoch auch für leere Hitze im Herzen stehen.

Um ein Muster zu differenzieren, werden unterschiedliche „Differenzierungssysteme“ angewendet. Das rudimentärste Differenzierungssystem ist das Yin-Yang-System. Eine heiße Krankheit (z.B. Mastitis) ist eine Yang-Krankheit. Eine kalte Krankheit (z.B. Erschöpfung mit Kältegefühl) ist eine Yin-Krankheit. Andere Differenzierungssysteme sind feiner und detaillierter. Die häufigsten Differenzierungssysteme für die Hebammenpraxis sind folgende: a) Acht Leitkriterien, b) Qi, Blut, Körperflüssigkeiten und Essenz, und c) Organe.

In den folgenden Tabellen werden zur Repetition nochmals Unterschiede zwischen Mangel und Fülle, relativem/absolutem Mangel und Fülle, Qi- und Blutmangel hervorgehoben.

17.1. Differenzierung von Mangel und Fülle

	Mangel-Muster	Fülle-Muster
Konstitution	schwach	kräftig
Verhalten	verlangsamt, lustlos	kraftvoll, gereizt
Atmung	oberflächlich, schwach, Dyspnoe	tief, kräftig, heftig
Stimme	leise, schwach	laut, stark
Schmerzen	dumpf, mild, Druck bessert	akut, heftig, Druck verschlechtert
Schweiß	Spontan- oder Nachtschweiß	reichliches Schwitzen
Puls	fein, schwach	voll, kräftig, schlüpfrig, saitenförmig

17.2. Differenzierung von Kälte und Hitze

	Kälte-Muster	Hitze-Muster
Ursache	äußere pathogene Kälte, Yang-Mangel mit relativem Yin-Überschuss	äußere pathogene Hitze, Yin-Mangel mit relativem Yang-Überschuss, Flüssigkeitsmangel
Temperatur-verhalten	bevorzugt Wärme, Kälteaversion	bevorzugt Kälte, Hitzeaversion
Durst	kein Durst, wenig warme Getränke	Durst auf kalte Getränke
Gesichtfarbe	blass	rot
Urin	klar, viel	trüb, dunkelgelb, konzentriert
Zunge **Belag**	blass weiß, feucht	rot gelb, trocken
Puls	langsam	schnell

17.3. Kombination von Mangel und Fülle mit Kälte und Hitze

	Fülle (Yang-Muster)	**Mangel (Yin-Muster)**
Hitze (Yang-Muster)	**Yang-Fülle**	**Yin-Mangel mit relativem Yang-Überschuss**
Temperatur-verhalten	Hohes Fieber, Hitzegefühl, Rötung, Wärme verschlechtert	Subfebril, verschlechtert nachmittags, Wangenrötung, Hitze-Sensationen an Hand- und Fußsohlen
Urin	gelb, wenig, trüb	gelb, wenig
Stuhl	trocken, Obstipation	trocken, Obstipation
Zunge	dunkelrot	rot
Zungenbelag	gelb, dick	wenig oder belaglos
Puls	voll, kräftig	schnell, dünn
Zusatzbefunde	unruhig, verwirrt, Schweißneigung	Nachtschweiß, Schlaflosigkeit
Kälte (Yin-Muster)	**Yin-Fülle**	**Yang-Mangel mit relativem Yin-Überschuss**
Temperatur-verhalten	kalte Extremitäten, Wärme bessert	kalte Extremitäten, Wärme bessert
Urin	viel, klar	viel, klar
Stuhl	dünn, lose	dünn, lose
Zunge	blass	blass
Zungenbelag	weiß, dick	dünn, weiß
Puls	tief, voll, langsam	kraftlos, langsam

17.4. Vergleich von Qi- und Blut-Mangel

Qi-Mangel	Blut-Mangel	Qi- und Blut-Mangel
Körperliche und geistige Müdigkeit	Fahlblasses Gesicht	Blassgelbes Gesicht
Belastungsdyspnoe	blasse Lippen	Atemnot
leise Stimme	Schwindel	Müdigkeit
Spontanschweiß	Vergesslichkeit	Palpitation
Erkältungsanfälligkeit	Palpitationen	Schlaflosigkeit
Anstrengung verschlechtert	Schlafstörung	Parästhesien der Extremitäten
Appetitverlust	Parästhesien	Tiefes Hb
Diarrhoe	schwache Monatsblutung	Zunge: blass
Gesichtsblässe	Amenorrhoe	
Zunge: blass	Zunge: Blass	
Belag: weiß, feucht	Belag: unverändert	Belag: weiß
Puls: kraftlos	Puls: dünn	Puls: kraftlos und dünn

18. Auswahl und Kombination von wirksamen Akupunkturpunkten

18.1. Auswahl

Nachdem nach allen Regeln der Kunst eine saubere Musterdifferenzierung vorgenommen wurde und das Disharmoniemuster der Frau bestimmt ist, muss man Punkte auswählen, um dieses wirksam zu korrigieren. Eine sinnvolle Punktewahl stellt häufig einen letzten anspruchsvollen Schritt im Ablauf einer Therapie dar. Die folgende systematische Anleitung soll helfen, die Punktewahl möglichst bewusst zu treffen.

Es ist eine verbreitete Meinung, dass möglichst wenige Akupunkturpunkte genadelt werden sollten. Obwohl diese Meinung nachvollziehbar und verständlich ist, darf sie nicht zu eng genommen oder in ihrer Wichtigkeit überschätzt werden. Kann die schwangere Frau die Nadeln gut vertragen, dürfen es auch einige Nadeln mehr sein. Zu beachten dabei ist, dass die Nadeln meist nur minimal stimuliert werden. Diese Art von Minimalstimulation ist keineswegs vergleichbar mit der starken Stimulation, welche zum Teil in China ausgeübt wird. Bei einer Minimalstimulation ist die Anzahl der gesetzten Nadeln von geringerer Wichtigkeit – immer vorausgesetzt, die schwangere Frau hat keine Angst vor den Einstichen und diese schmerzen nicht überaus stark.

Die komplexe Auswahl der Akupunkturpunkte kann in folgende vier „Auswahlkriterien“ aufgeteilt werden

- Musterdifferenzierung
- Standardprotokolle
- Empirische Punkte
- Involvierte Leitbahnsymptomatik

Nicht in jedem Fall werden alle vier Kriterien berücksichtigt. Welche berücksichtigt werden, hängt stark von der Hauptbeschwerde ab. In jedem Fall ist es jedoch zweckmäßig, sich durch das Anwenden dieser aufgeteilten Punkteauswahl zu vergewissern, dass die schwangere Frau mit einer möglichst sinnvollen Kombination von Punkten behandelt wird und keine wichtigen Punkte vergessen werden. Mit der Zeit automatisiert sich diese Vorgehensweise und muss nicht mehr so explizit befolgt werden.

18.1.1. Auswahlkriterien

Musterdifferenzierung

Die Musterdifferenzierung ist bei einer individualisierten Akupunktur ein wichtiges Kriterium für die Punkteauswahl. Die Punkte werden aufgrund des differenzierten Musters ausgewählt. Oft wird dieses Selektionskriterium als das wichtigste oder gar einzige dargestellt. Die Punkte werden nur aufgrund des Musters ausgewählt. Theoretisch tönt das spannend, in der Praxis ist es jedoch nicht umsetzbar. Das Muster sollte als Grundlage für die Auswahl dienen, nicht als alleiniges Kriterium. Bei jedem Muster sind verschiedene Punkte möglich (z.B. bei Leber-Qi Stagnation Le 3, Gb 34 oder Bl 18). Welcher Punkt tatsächlich gewählt wird, hängt von weiteren Faktoren wie der Indikation oder einzelnen Symptomen oder von Kombinationskriterien mit anderen Punkten ab.

Standardprotokolle

In der Schwangerschaft behandelt die Hebamme eine definierte Anzahl von Indikationen. Diese präsentieren sich häufig ähnlich. Aus diesem Grund können für diese Indikationen auch sogenannte „Standardprotokolle" definiert werden. Sie fokussieren auf die vorhandenen Pathologien oder Mechanismen einer gewissen Indikation. Zum Beispiel ist es sinnvoll, bei jeder Frau in der Geburtsvorbereitung die Sehnen und Bänder zu dehnen und zu entspannen, das Yang im Uterus zu mobilisieren und das Qi zu aktivieren. Diese Strategien leiten sich nicht aus dem Disharmoniemuster der individuellen Person ab, sondern aus der Indikation selber. Standardprotokolle fokussieren auf die Indikationen, nicht auf das individuelle Disharmoniemuster. Genau aus diesem Grund ist es sinnvoll, die Standardprotokolle zu individualisieren mit Punkten nach Musterdifferenzierung.

Empirische Punkte

Gewisse Punkte haben eine spezifische Wirkung auf ein einzelnes Symptom. Zum Beispiel ist Ma 13 wirksam bei Varizen oder Varikosen oder Ma 44 ist wirksam bei Sodbrennen. Hinter solchen Wirkungen verbirgt sich zwar meist eine traditionelle Erklärung. Dennoch werden die Punkte empirisch und symptomatisch eingesetzt. Solche empirische Punkte werden aufgrund von Symptomen gewählt, selbst wenn diese Symptome sich nicht ins manifestierte Hauptmuster einreihen lassen. Oft passen sie zwar zum präsentierten Muster, ihre Auswahl ist jedoch nicht davon abhängig.

Involvierte Leitbahnsymptomatik

Gewisse Indikationen haben einen klaren Leitbahnbezug. Dies gilt insbesondere bei Schmerzen wie Brustschmerzen, Rückenschmerzen, Symphysenschmerzen, etc.

In diesen Fällen wird auf der involvierten Leitbahn jener Punkt gewählt, welcher das Qi in der gestauten Region wieder aktiviert und damit schmerzlindernd wirkt. Häufig handelt es sich dabei um distale Punkte an den Extremitäten, welche das Leitbahnen-Qi aktivieren. Aber auch lokale Schmerzpunkte (sogenannte Ashi-Punkte) gehören dazu.

18.1.2. **Punkteauswahl**

Durch die obigen Auswahlkriterien werden alle möglichen Punkte gesammelt. Diese werden aufgrund weiterer Kriterien wie Position, Yin und Yang, oben und unten, Leitbahnbezug, etc. möglichst sinnvoll kombiniert. Das Ziel der Auswahl ist eine möglichst ausgeglichene Kombination für die Therapie. Die Kriterien, welche zur Kombination der Punkte führen, werden auf der nächsten Seite unter „Kombination von Akupunkturpunkten" erläutert.

18.1.3. **Illustrierendes Beispiel**

Eine schwangere Frau kommt in der SSW 37 zur geburtsvorbereitenden Akupunktur. Die Anamnese ergibt Folgendes: nächtliches Hitzegefühl mit Nachtschweiß, unruhiger Schlaf, Sodbrennen, leichte Schmerzen im linken ISG-Bereich, etwas Müdigkeit, gerötete Zunge, insbesondere gerötete Zungenspitze, geschälter Belag im Zentrum der Zunge, dünner Puls.

Dieses Fallbeispiel kann gemäß obigen Ausführungen folgendermaßen analysiert werden:

<table>
<tr><th>Allgemeine Auswahlkriterien</th><th>Differenzierte Auswahlkriterien</th><th>Punkte</th><th>Mögliche Punkte für Therapie</th><th>Ausgewählte Punkte für Therapie</th></tr>
<tr><td rowspan="2">Muster-differenzierung</td><td>Yin Mangel mit leerer Hitze</td><td>Lu 7/Ni 6,
Bl 23, Ni 3, 9</td><td rowspan="6">Lu 7/Ni 6,
Bl 62/Dü 3,
Ni 3, Ni 9,
He 7, Du 20,
Gb 34, Ma 36,
Ma 44, Mi 6,
Anmian,
Bl 59,
Ashi-Punkt (ISG)</td><td rowspan="6">Frau in Seitenlage rechts
Rechts: Ni 6, Ni 9, He 7, Ma 44
Links: Lu 7, Gb 34, Ma 36, Bl 62,
Ashi um ISG</td></tr>
<tr><td>Unruhiger Geist</td><td>He 7, Du 20</td></tr>
<tr><td>Indikation</td><td>Geburts-vorbereitung</td><td>Gb 34, Bl 62,
Ma 36, Mi 6</td></tr>
<tr><td rowspan="2">Symptome für empirische Punkte</td><td>Sodbrennen</td><td>Ma 44</td></tr>
<tr><td>Schlaflosigkeit</td><td>He 7, Anmian</td></tr>
<tr><td>Involvierte Leitbahnen</td><td>ISG-Schmerzen links:
Yangqiao-Gefäss,
Blasenleitbahn</td><td>Bl 62/Dü 3,
Bl 59,
Ashi um linkes ISG</td></tr>
<tr><td colspan="5">→</td></tr>
</table>

Erklärung
Lu 7/Ni 6, Ni 9, um Yin zu stärken und leere Hitze abzusenken.
Ni 9 beruhigt den Geist und fördert den Schlaf
He 7 beruhigt den Geist und fördert den Schlaf.
Gb 34, Ma 36 und Bl 62 als geburtsvorbereitendes Schema.
Bl 62 (links) befreit die Blasenleitbahn und das Yangqiao-Gefäß und behandelt dadurch die Rückenschmerzen.
Ashi-Punkte je nach Druckdolenz am ISG, um lokal die Schmerzen zu lindern.

18.2. **Kombination von Akupunkturpunkten**

Akupunkturpunkte sollten möglichst so kombiniert werden, dass sie sich energetisch ausgleichen. Die Kombination aller Punkte sollte eine gewisse Harmonie ergeben. Dabei können ganz viele Aspekte berücksichtigt werden. Im Folgenden werden die wichtigsten beschrieben. Idealerweise werden jeweils möglichst viele dieser Aspekte berücksichtigt und angewendet.

18.2.1. **Yin und Yang**

Eigentlich könnten alle der unten aufgeführten Aspekte, welche zur harmonischen Kombination von Akupunkturpunkten berücksichtigt werden, unter der Kategorie Yin-Yang subsumiert werden. Es geht bei der Punktewahl immer um einen Ausgleich von Yin und Yang in all seinen Formen. Aus Gründen der Übersichtlichkeit werden die Unterkategorien hier jedoch einzeln aufgeführt.

Beim Balancieren von Yin und Yang ist aus einer engeren Perspektive gemeint, dass sich Yin- und Yang-Punkte, d.h. Punkte auf Yin- und Yang-Leitbahnen, ausgleichen sollten. Werden zum Beispiel bei einer Rückenschmerzbehandlung hauptsächlich Punkte auf den Leitbahnen Blase, Gallenblase und Dumai gestochen, so ist es sinnvoll, diese mit Yin-Punkten zu balancieren. Das bedeutet nicht, dass gleich viele Yin- wie Yang-Punkte gewählt werden müssen. Aber es sollten nicht nur Punkte aus einer Kategorie gewählt werden.

18.2.2. **Oben – Unten**

Punkte im oberen Körperbereich werden mit Punkten aus dem unteren Körperbereich kombiniert. Bei einer geburtsvorbereitenden Behandlung, bei welcher vor allem Punkte in den Beinen und Füßen genadelt werden (z.B. Gb 34, Mi 6, Bl 62, Ma 36), fügt man ein oder zwei Punkte an den oberen Extremitäten hinzu, um die Behandlung auszugleichen (z.B. He 7 oder Ren 17). Welche Punkte gewählt werden, hängt einerseits vom Muster und andererseits von den weiteren „Kombinationsfaktoren“ ab.

18.2.3. **Links-Rechts**

Genau wie Yin und Yang und oben und unten ausgeglichen werden, so sollten sich auch die Punkte auf der linken und der rechten Körperhälfte die Balance halten. Das bedeutet nicht, dass Punkte stets beidseits gestochen werden. Insbesondere bei Seitenlage, häufig in der Behandlung von Schwangeren, ist die Nadelung von Punkten auf beiden Körperseiten nicht möglich. Vielmehr eignet sich der Links-Rechts-Ausgleich für die sinnvolle Kombination von Yin- und Yang-Punkten. Zum Beispiel wird Ma 36 auf einer Körperseite mit Mi 3 oder Mi 6 auf der anderen ausgeglichen. Oder Dü 3 wird mit He 7 ausgeglichen.

18.2.4. **Energetische Schicht**

Die energetische Schicht ist der anspruchsvollste der hier aufgeführten Kombinations-Aspekte. Der Fluss der Leitbahnen kann in insgesamt drei energetische Schichten mit je vier Leitbahnen aufgeteilt werden. Jede energetische Schicht besteht aus zwei Yin- und zwei Yang-Leitbahnen (für eine ausführlichere Beschreibung siehe Seite 42). Alle vier sind über die Zugehörigkeit der energetischen Schicht „verwandt“. Deshalb lassen sie sich auch gut kombinieren. Sie „harmonieren“ miteinander. Zum Beispiel gehören die beiden Yin-Leitbahnen Herz und Niere und die zwei Yang-Leitbahnen Blase und Dünndarm zur selben energetischen Schicht. Bei der Behandlung lassen sich Punkte dieser Leitbahnen deshalb besonders gut kombinieren. Bei der Kombination solcher Leitbahnen können weiter korrespondierende Körperregionen berücksichtigt werden: Handgelenk-Fußgelenk, Ellbogen-Knie, Hand-Fuß, etc. Werden auch noch die oben aufgeführten Aspekte mit einbezogen, ergeben sich Kombinationen wie He 7 und Bl 60 oder Bl 62, Lu 7 und Mi 3, Gb 34 und Pe 6, jeweils auf der gegenüberliegenden Körperseite genadelt. In diesen Kombinationen werden auch die anderen Aspekte berücksichtigt: Oben-Unten, Links-Rechts, Yin-Yang und die energetische Schicht. Das muss nicht immer so sein. Es können auch zwei Yin-Punkte kombiniert werden (z.B. He 7 mit Ni 3 oder Ma 36 mit Di 10 oder beide Punkte können sich in der gleichen Körperregion befinden (z.B. Dü 3 mit He 7, Lu 7 mit Di 4, Ma 36 mit Mi 3).

TEIL II

AKUPUNKTUR-BEHANDLUNGEN

1. Nausea, Hyperemesis gravidarum

- Nausea: Die bei uns sehr verbreitete Schwäche von Milz-Qi ist die Hauptursache für die Schwangerschaftsübelkeit. Die Aufrechterhaltung der Schwangerschaft verlangt viel Qi und Blut. Somit kann bei vorbestehender Milz-Schwäche ein Kollaps der Milz-Magen-Funktionen entstehen, der eine meist permanente Übelkeit zur Folge hat. Je nach Ausprägung des Milzmangels und bei Feuchtigkeit sowie Blut-Mangel treten auch weitere Symptome auf wie Geruchsempfindlichkeit, Würgreiz, Hypersalivation, verminderter Durst, Müdigkeit, Kälteempfinden, depressive Verstimmung und sich Sorgen machen.
- Die Schwangerschaft führt zu einer Disharmonie im Chongmai. Je nach vorbestehendem Zustand des Chongmai und des Körpers kann die Disharmonie kräftiger oder weniger kräftig ausfallen. Da der Chongmai den Magen traversiert, kann dies, in Kombination mit einer der verschiedenen Magen-Milz-Disharmonien, zu Übelkeit und Erbrechen führen.
- Hyperemesis: Kommt Erbrechen dazu, können entweder die Leber-Leitbahn oder der Chongmai ursächlich sein. Bei Gereiztheit, Kopfschmerzen, Distensionsgefühlen am Rippenbogen und Aufstoßen, bitterem Geschmack im Mund und Lust nach sauren Nahrungsmitteln oder Getränken liegt eine Leber-Milz/Magen-Disharmonie vor.
- Ein rebellierendes Chongmai lässt Qi und Mageninhalt kräftig nach oben steigen. Das zeigt sich in profusem und häufigem Erbrechen, der Unfähigkeit, auch nur Flüssigkeiten im Magen zu behalten, sowie häufigem Aufstoßen.
- Für die Differentialdiagnose kann zum Beispiel ein spezieller Fragebogen (Appendix 3) verwendet werden.

Behandlung

Frequenz

3 Behandlungen, möglichst täglich oder alle 2 Tage, danach nach Bedarf wöchentlich.

Hauptpunkte

Ma 36, Ren 10, 12, Bl 21, Du 20
Milz-Qi-Schwäche: Bl 20, Mi 3, Ma 21
Leber-Qi-Stagnation: Bl 18, Le 14
Rebellierendes Chongmai: Bl 17, Ren 13, Ni 6, 21, 27, Pe 6

Zusatzpunkte

Profuses Erbrechen: Chongmai öffnen (Mi 4, Pe 6), Ren 12, Ni 21
Feuchtigkeit: Mi 9, Ma 40, Ren 9
Verstopfung: Mi 15, Le 13
Breiiger Stuhl: Mi 9, Ma 25, Ren 9
Aufstoßen: Ma 21, Ni 21
Nahrungsstagnation: Ma 34, 20
Magenhitze: Ma 44

Behandlungsdauer

ca. 20–30 Minuten.

Stimulation

Wenig bis keine Stimulation bei Mangel; mittlere Stimulation bei Stagnation; von starker Stimulation sollte abgesehen werden.

Spezielles

- Um den Therapieeffekt zu verlängern, können Dauernadeln bis zu 1 Woche gesetzt werden, z.B. Ni 27 mit Ni 6 oder Bl 21.
- Behandeln Sie bei Feuchtigkeit, die häufig die Symptome verschlimmert, am Anfang mit etwas mehr Nadeln und reduzieren Sie später.

Punkte	Nausea, Hyperemesis gravidarum
Bl 17	Nährt Blut
Bl 18	Bewegt das Leber-Qi und nährt Leber-Blut
Bl 21/20	stärken Magen- und Milz-Systeme.
Du 20	hebender Punkt, sowohl für Energie, Organe und Psyche.
Le 13	reguliert Leber-Qi, das die Verdauung beeinträchtigt.
Le 14	Alarm-Mu-Punkt der Leber. Ersatzpunkt für Pe 6 bei sehr Qi-schwachen Patientinnen. Besänftigt Leber-Qi, das den Magen angreift, stoppt Erbrechen, stützt Milz-Qi.
Ma 20	klärt Fülle und löst Stagnation im Magen.
Ma 21	harmonisiert den Magen, lenkt Magen-Qi nach unten.
Ma 25	löst Feuchtigkeit und harmonisiert die Verdauung.
Ma 34	löst Nahrungsstagnation und Völlegefühl im Magen.
Ma 36	tonisiert Qi, unterstützt die Transformation von Feuchtigkeit.
Ma 40	transformiert Schleim im ganzen Körper, mildert Hypersalivation.
Ma 44	klärt Magen-Hitze.
Mi 3	stärkt Milz und den Mittleren Erwärmer, reguliert den Qi-Fluss und baut Feuchtigkeit ab.
Mi 4	mit Perikard 6 zur Harmonisierung des Chongmai. Stoppt profuses Erbrechen.
Mi 9	transformiert Feuchtigkeit.
Mi 15	unterstützt die Milz in ihrer Transportfunktion; wichtiger Punkt für die Darmperistaltik.
Ni 6	reguliert in Kombination mit Ni 21 und Ni 27 das Chongmai.
Ni 21	Kreuzungspunkt mit dem Chongmai, senkt rebellierendes Magen-Qi ab und löst Schleim.
Ni 27	fördert die Kommunikation zwischen Niere und Lunge, lindert Dyspnoe.
Pe 6	stark wirkender Punkt, zieht rebellierendes Magen-Qi nach unten, stoppt Erbrechen, reguliert Feuer und Agitiertheit.
Ren 9	transformiert Feuchtigkeit.
Ren 10	reguliert Qi-Fluss im oberen und Mittleren Erwärmer.
Ren 12	Alarm-Mu-Punkt des Magens, für sämtliche Magen-Disharmonien geeignet, transformiert Feuchtigkeit, stärkt Qi.
Ren 13	senkt aufwärts strebendes Qi ab, lindert Würgreiz und zähen Schleim.

2. Lumbo-Ischialgien

- Schmerzen deuten in der Chinesischen Medizin auf eine Blockade des freien Qi-Flusses hin. Ziel jeder Schmerzbehandlung ist daher das Lösen dieser Qi-Blockade.
- Die Rückenregion wird von der Blasen-Leitbahn sowie von den beiden Außerordentlichen Gefäßen Dumai und Yangqiaomai durchquert, wobei der Dumai entlang der Wirbelsäule und der Yangqiaomai durch die ISG-Region verläuft. Die Gallenblasen-Leitbahn verläuft vom Gesäßmuskel über die laterale Seite des Beins. Lumboischialgien werden daher hauptsächlich durch diese Leitbahnen/Gefäße therapiert.
- Der Lumbalbereich gilt als „Haus der Nieren". Eine Stärkung der Nieren ist bei allen Lumboischialgien während der Schwangerschaft angezeigt.
- In der Schmerzbehandlung werden lokale Schmerz- und Leitbahnenpunkte sowie distale Leitbahnenpunkte gemischt. Lokale Schmerzpunkte werden „Ashi-Punkte" genannt.
- Zusätzlich zur Schmerzbehandlung sollte immer auch das zugrunde liegende Muster mit 2–3 Punkten behandelt werden.
- Das Protokoll kann sowohl während der Schwangerschaft wie auch im Wochenbett angewendet werden. In der Schwangerschaft verbotene Punkte sind in jedem Fall vorrangig zu folgendem Protokoll.

Behandlung

FREQUENZ

Zu Beginn ein- bis zweimal pro Woche.
Nach Schmerzlinderung einmal pro Woche.

BEHANDLUNGSDAUER

20–25 Minuten. Liegt ein Mangel vor, wird kürzer behandelt.

STIMULATION

Wenig bis mittlere Stimulation.

Fünf-Schritte Protokoll

Schritt 1: **Außerordentliches Gefäß bestimmen und öffnen.**

Schmerzen ausstrahlend von Mitte/Wirbelsäule (meist auf beiden Seiten): Dumai

- Dü 3 in Kombination mit Bl 62 (übers Kreuz nadeln).

Einseitige ISG-Schmerzen: Yangqiaomai

- Bl 62 in Kombination mit Dü 3 (beide Punkte werden auf der Schmerz-Seite gestochen).

Schritt 2: **Leitbahn bestimmen und mit distalen Punkten aktivieren.**

Schmerz entlang der Blasenleitbahn

- Bl 57 oder Bl 60: empirische Distalpunkte für Rückenschmerzen entlang der Blasenleitbahn. Befreien die Blasenleitbahn und stoppen Ausstrahlungen in die Beine.
- Evtl. lokaler Schmerzpunkt bei Ausstrahlung in die Beine.

Schmerz entlang der Gallenblasenleitbahn

- Gb 30: Bewegt das Qi und stoppt Schmerzen im Lumbalbereich, insbesondere im ISG-Bereich.
- Gb 34 oder Gb 41: empirische Distalpunkte für Rückenschmerzen entlang der Gallenblasenleitbahn.
- Evtl. lokaler Schmerzpunkt bei Ausstrahlung in die Beine.

Schritt 3: **Lokale Punkte.**

- Bl 23: Rücken Shu-Punkt der Nieren: Stärkt Nieren-Yin und -Yang.
- Du 4: Stärkt den Rücken im unteren Bereich.
- 1–2 Ashipunkte: lokale Schmerzpunkte. Die Nadel wird direkt in den Schmerzpunkt gestochen. Während der Schwangerschaft Vorsicht in Sakralzone!
- Im Wochenbett oder während der Geburt: Bl 31 und 32.

Schritt 4: **Geist beruhigende und ausgleichende Punkte.**

- He 7: Nährt das Herz-Blut, beruhigt den Geist, wirkt entspannend. Kombiniert besonders gut mit Dü 3 und Bl 62.
- Du 20: Beruhigt den Geist, wirkt entspannend, senkt Yang ab; kann auch als Distalpunkt für den Lumbalbereich betrachtet werden.

SCHRITT 5: **Musterbehandlung**

- Qi und Blut-Mangel: Ma 36, Bl 17, 20, Mi 6 (erst ab SSW 37 0/7).
- Nieren-Yin-Mangel: Lu 7 mit Ni 6, Ni 3.
- Nieren-Yang-Mangel: Ni 7, Du 4.
  (Moxa bei Punkten an den Extremitäten möglich).
- Feuchtigkeit: Mi 3, 9, Bl 20.
- Leber-Qi-Stagnation: Gb 34, Pe 6, Le 3, Di 4 (erst ab SSW 37).

ZUSÄTZLICH: **Ohrakupunktur**

- Ohr: Lumbalzone, Shenmen.

3. Vorzeitige Wehen

- Akupunktur-Tokolyse bewährt sich bei allen Indikationen zur Tokolyse, vorzeitigen Wehen (in diesem Falle ergänzend zur i.v.-Tokolyse) und bei leichteren Wehen, ggf. nach prophylaktischer oraler Tokolyse.
- Die regulative Wirkung der Akupunktur trägt zur Wirksamkeit bei.
- Auf eine exakte Abklärung der Ursache und eine engmaschige Kontrolle darf nicht verzichtet werden.

Behandlung

Frequenz

Vorerst täglich, bei Verbesserung 2–4 mal wöchentlich.

Hauptpunkte

Gb 34, He 7, Du 20, Ni 9

Zusatzpunkte

Milz-Qi-Schwäche: Bl 20, Mi 3, Ma 36
Nieren-(Yin/Yang)-Schwäche: Bl 23, Ni 3, 6
Leber-Qi-Stagnation: Bl 18, Le 3, Pe 6

Behandlungsdauer

20 Minuten; eher etwas kürzer bei Mangel und eher etwas länger bei Völle.

Stimulation

Leichte bis keine Stimulation bei Milz- und Nieren-Schwäche.
Etwas stärkere Stimulation bei Leber-Qi-Stagnation.

Punkte	Vorzeitige Wehen
Bl 18	Rücken Shu-Punkt der Leber; löst Leber-Qi-Stagnation; nährt Leber-Blut
Bl 20	Rücken Shu-Punkt der Milz: stärkt die Milz und hebt das Qi an
Bl 23	Rücken Shu-Punkt der Nieren: stärkt Nieren-Yin und –Yang
Du 20	Nach vorne gestochen: hebt er das Qi an
Gb 34	Entspannt Muskeln, Sehnen und Bänder; löst Qi-Stagnation
He 7	Nährt das Herz-Blut; beruhigt den Geist, wirkt entspannend
Le 3	Löst Leber-Qi-Stagnation; wirkt entspannend
Ma 36	Stärkt das Qi der Mitte; nährt das Blut
Mi 3	Tonisierungspunkt der Milz-Leitbahn: stärkt die Milz
Ni 3	Stärkt das Nieren-Yin und –Yang
Ni 6	Stärkt das Nieren-Yin
Ni 9	Reguliert Qi, lindert Schmerz, beruhigt den Geist, nährt Yin, harmonisiert Niere und Herz
Pe 6	Beruhigt den Geist; bewegt Leber-Qi, nährt das Blut; reguliert den Magen und stoppt Brechreiz; bewegt Qi nach unten

4. Hämorrhoiden und Varikosis

- Milz-Qi und -Yang hält die Organe (inklusive der Blutgefäße) am richtigen Ort. Sinkendes Milz-Qi/-Yang kann zu Hämorrhoiden führen.
- Ein Sinken der Venen mit Ansammlung von Blut führt zu Blut-Stase. Dies kann die Hämorrhoiden weiter verschlimmern.

Behandlung

Frequenz

Einmal wöchentlich; bei Verbesserung alle 2 bis 3 Wochen.

Hauptpunkte

Mi 3, 10, Ma 13, Du 20, Bl 20, Ma 36
Hämorrhoiden zusätzlich Bl 58, 57

Zusatzpunkte

Yang-Mangel: Du 4, Bl 23, 20
Stase/Schmerzen: Bl 17, Mi 10

Behandlungsdauer

ca. 20–30 Minuten.

Stimulation

Etwas stärkere Stimulation von Bl 57, 58; ansonsten bei Mangel leichte Stimulation, bei Stase etwas kräftigere Stimulation.

Spezielles

Dauernadel bei Ma 13 setzen und bis zur nächsten Therapie belassen.
Sehr wichtig: bei Vulva-/Vaginalvarikosis nach der Stuhlentleerung 10 Minuten Becken hochlagern.

Punkte	**Hämorrhoiden**
Bl 17	Rücken Shu-Punkt des Blutes; nährt Blut; bewegt Blut.
Bl 20	Rücken Shu-Punkt der Milz: stärkt die Milz, reguliert die Mitte.
Bl 23	Rücken Shu-Punkt der Nieren; stärkt das Nieren-Yin und -Yang.
Bl 57/58	Empirische Punkte für Hämorrhoiden.
Du 20	Nach vorne gestochen: hebt das Qi an.
Du 4	Wärmt das Nieren-Yang und sendet dieses via Dumai nach oben.
Ma 13	Löst Venenstau im Becken.
Ma 36	Stärkt das Qi der Mitte; nährt das Blut.
Mi 3	Stärkt die Milz, Tonisierungspunkt der Milz.
Mi 10	Bewegt das Blut; nährt das Blut.

5. Schlafstörungen

- Schlafstörungen beinhalten Schlaflosigkeit, häufiges Aufwachen, Einschlafprobleme, leichten Schlaf, übermäßiges Träumen, etc.
- Ein gesunder Schlaf ist abhängig davon, ob der Geist (Yang) ins Herz-Blut und Herz-Yin eintauchen kann.
- Ein Mangel an Herz-Blut oder Herz-Yin raubt dem Geist die Wurzel und Grundlage und kann zu Schlafstörungen führen.
- Hitze (leere oder volle Hitze) kann den Geist stören und ebenfalls zu Schlafstörungen führen.
- Bei Herz-Yin Mangel mit leerer Hitze ist es eine Kombination von Leere und Hitze. Dieses Muster kann auch als Herz-Nieren-Disharmonie bezeichnet werden, weil unten das Nieren-Wasser fehlt (Yin-Mangel) und oben Herz-Feuer lodert. Die Behandlung fokussiert sich auf das Nähren von Herz-Blut und Herz-Yin und auf das Klären von Hitze aus dem Herzen.

Behandlung

FREQUENZ

Vorerst 1–2 mal wöchentlich; danach 1 mal wöchentlich.

HAUPTPUNKTE

He 7, Pe 6, Du 20, Yintang, Anmian

ZUSATZPUNKTE

Herz-Blut-Mangel: Bl 15, 17, 20
Herz-Nieren-Disharmonie: Bl 15, 23, Ni 6, 3
Qi-Stagnation: Bl 18, Le 3, Gb 34

BEHANDLUNGSDAUER

20–30 Minuten.

STIMULATION

Bei Mangel leichte bis keine Stimulation.
Bei Qi-Stagnation etwas stärkere Stimulation.

Punkte	Schlafstörungen
Anmian	Beruhig den Geist; fördert den Schlaf.
Bl 15	Rücken Shu-Punkt des Herzens; nährt das Herz-Blut und -Yin; beruhigt den Geist.
Bl 17	Rücken Shu-Punkt des Blutes; nährt das Blut.
Bl 18	Rücken Shu-Punkt der Leber; löst Leber-Qi-Stagnation; nährt Leber-Blut.
Bl 20	Rücken Shu-Punkt der Milz; stärkt die Milz, reguliert die Mitte; nährt das Blut.
Bl 23	Rücken Shu-Punkt der Nieren; stärkt das Nieren-Yin und -Yang.
Du 20	Nach hinten gestochen: beruhigt er den Geist; wirkt entspannend.
Gb 34	Löst Leber-Qi-Stagnation.
He 7	Nährt das Herz-Blut; beruhigt den Geist; fördert den Schlaf.
Le 3	Löst Leber-Qi-Stagnation; wirkt entspannend; beruhigt den Geist.
Ni 3	Nährt Nieren-Yin und -Yang; beruhigt den Geist in Kombination mit He 7.
Ni 6	Nährt Nieren-Yin.
Pe 6	Bewegt Leber-Qi; nährt Leber-Blut; beruhigt den Geist.
Yintang	Beruhigt den Geist.

6. Ödeme

- Ödeme sind ein Zeichen einer Wasserumwandlungsstörung. Während der Schwangerschaft deutet das meist auf einen Milz- und Nieren-Mangel, bei Kältesymptomen auf einen Milz- und Nieren-Yang-Mangel.
- Es treten vor allem am Ende der Schwangerschaft Ödeme an Beinen/Füßen, Armen/Händen und im Gesicht auf.
- Ödeme dürfen in der Schwangerschaft nicht ohne Blutdruckkontrolle behandelt werden, cave EPH-Gestose.
- Unterarm- und Handödeme führen häufig wegen ihrer Raumforderung zu Sensibilitätsstörungen, vgl. Karpaltunnelsyndrom.

Behandlung

Frequenz

Vorerst 2–3 mal wöchentlich; danach wöchentlich.

Hauptpunkte

Bl 20, 23, Mi 3 (oder ab SSW 37 0/7 Mi 6), Mi 9, Ni 7, Ma 36
Ödeme im unteren Körper: Bl 22, Ma 40, Ren 9
Ödeme im oberen Körper: Ren 9, Di 6, 10,

Behandlungsdauer

20–30 Minuten.

Stimulation

Leichte Stimulation, vor allem bei Mi 9. Bei ausgeprägten Kältesymptomen kann bei Bl 20 und Bl 23 Moxa angewendet werden

Punkte	Ödeme
Bl 20	Rücken Shu-Punkt der Milz; stärkt die Milz, reguliert die Mitte; transformiert Feuchtigkeit.
Bl 22	Reguliert die Wasserwege, fördert die Diurese.
Bl 23	Rücken Shu-Punkt der Nieren; stärkt das Nieren-Yin und –Yang.
Di 6/10	Lösen Wasseransammlungen im oberen Körper.
Ma 36	Stärkt die Milz und das Qi.
Ma 40	Transformiert Ödeme.
Mi 3/6	Stärken die Milz und ihre Funktion, Wasser zu transformieren.
Mi 9	Leitet Feuchtigkeit aus; fördert Urin.
Ni 7	Mildert Ödeme, fördert die Umwandlung.
Ren 9	Transformiert Feuchtigkeit und fördert die Diurese.

7. Karpaltunnel-Syndrom

- Für die Karpaltunnel-Behandlung ist keine Muster-Differenzierung notwendig. Ein Muster kann aber während einer Karpaltunnel-Syndrom-Behandlung ebenfalls noch differenziert und mitbehandelt werden, vgl. Behandlung von Ödemen an Armen und Händen.

Behandlung

FREQUENZ

Vorerst 2–3 mal wöchentlich; danach wöchentlich oder bei Bedarf. Diese Behandlung kann während der ganzen Schwangerschaft durchgeführt werden.

HAUPTPUNKTE

Pe 6, Pe 7, ab SSW 37 Di 4

Zusätzliche Punkte zur Ödem-Behandlung: Mi 3, 9, Bl 20; (vgl. Kapitel 6, vorhergehende Seite)

GRUNDMUSTER BEHANDLUNG

Milz-Qi-Mangel: Bl 17, 20, Ma 36

Feuchtigkeitsansammlung: Mi 9, Ren 9, Di 6, 10

Leber-Qi-Stagnation: Bl 18, Gb 34, Du 20

Herz-Disharmonie: Bl 15, Ni 3, He 7

Nieren-Mangel: Bl 23, Ni 3, 6

BEHANDLUNGSDAUER

25–30 Minuten.

BEHANDLUNGSTECHNIK

Eventuell mit Elektrostimulation (z.B. von Pe 6 zu Pe 7 oder Pe 6 zu Di 4 (nach SSW 37). Tiefe Nadelung scheint wirkungsvoller.

Punkte	Karpaltunnel-Syndrom
Bl 15	Rücken Shu-Punkt des Herzens; nährt das Herz-Blut und -Yin; beruhigt den Geist.
Bl 17	Rücken Shu-Punkt des Blutes; bewegt das Blut; nährt das Blut; vor allem indiziert bei einem tiefen Hämoglobinwert.
Bl 18	Rücken Shu-Punkt der Leber: löst Leber-Qi-Stagnation; nährt Leber-Blut.
Bl 20	Rücken Shu-Punkt der Milz; stärkt die Milz; nährt Blut; tonisiert Qi.
Bl 23	Rücken Shu-Punkt der Nieren: stärkt Nieren-Yin und -Yang.
Di 4	Lokaler Punkt für Karpaltunnel-Syndrom; wirkt entspannend; bewegt Qi; stoppt Schmerz.
Di 6/10	Lösen Wasseransammlungen an Armen und Händen auf.
Du 20	Nach hinten gestochen: senkt Yang ab; beruhigt den Geist; wirkt entspannend.
Gb 34	Löst Leber-Qi-Stagnation; entspannt Sehnen und Bänder; bereitet auf die Geburt vor.
He 7	Nährt Herz-Blut; beruhigt den Geist, wirkt entspannend; lokaler Punkt für Karpaltunnel-Syndrom.
Ma 36	Stärkt die Mitte (Milz und Magen); stärkt Qi; nährt Blut.
Mi 3/ 6	Stärken die Milz und ihre Funktion, Feuchtigkeit umzuwandeln.
Mi 9	Wandelt Feuchtigkeit um.
Ni 3	Stärkt Nieren-Yin und -Yang; in Kombination mit He 7, beruhigt den Geist.
Ni 6	Stärkt das Nieren-Yin und senkt aufsteigendes Nieren-Yang ab.
Pe 6	Empirischer Punkt für Karpaltunnel-Syndrom; bewegt Leber-Qi; nährt Leber- Blut; beruhigt den Geist; wirkt entspannend.
Pe 7	Empirischer Punkt für Karpaltunnel-Syndrom; beruhigt den Geist; nährt Herz- Blut.
Ren 9	Löst Feuchtigkeit und fördert die Diurese.

8. Müdigkeit und Erschöpfung

- Müdigkeit ist immer ein Zeichen von Qi-Leere.
- Weil Qi Blut produziert, führt eine Qi-Leere über längere Zeit oft zu einer Blut-Leere.
- Ruhe, Entspannung und eine gesunde Ernährung sind ebenso wichtig wie Akupunktur-Behandlungen.

Behandlung

FREQUENZ

Einmal wöchentlich. Es sollte nicht zu oft behandelt werden, da exzessive Behandlungen das Qi und Blut schwächen können.

HAUPTPUNKTE

Bl 17, 43, Mi 3, Ma 36

ZUSATZPUNKTE

Milz-Yang-Mangel: Bl 20
Nieren-Yang-Mangel: Bl 23, Ni 7
Nieren-Yin-Mangel: Bl 23, Ni 6
Leber-Qi-Stagnation: Bl 18

Spezielles:

Le 3 löst Leber-Qi-Stagnation; wirkt entspannend; bewegt Qi relativ stark und sollte während der Schwangerschaft nicht bei Mangel verwendet werden.

BEHANDLUNGSDAUER

15–20 Minuten.

STIMULATION

Wenig bis keine Stimulation bei Mangel; mittlere Stimulation bei Stagnation; von starker Stimulation sollte in allen Fällen abgesehen werden.

Punkte	Müdigkeit und Erschöpfung
Bl 17	Rücken Shu-Punkt des Blutes: bewegt das Blut; nährt das Blut; vor allem indiziert bei einem tiefen Hämoglobinwert.
Bl 18	Rücken Shu-Punkt der Leber: löst Leber-Qi-Stagnation; nährt Leber-Blut.
Bl 20	Rücken Shu-Punkt der Milz: stärkt die Milz; nährt Blut; tonisiert Qi.
Bl 23	Rücken Shu-Punkt der Nieren: stärkt Nieren-Yin und -Yang.
Bl 43	Tonisierungspunkt für Qi und Blut bei Erschöpfung.
Ma 36	Stärkt die Mitte (Milz und Magen); stärkt Qi; nährt Blut.
Mi 3	Stärkt die Milz und das Qi.
Ni 6	Stärkt das Nieren-Yin und senkt aufsteigendes Nieren-Yang ab.
Ni 7	Stärkt Nieren-Yang.

9. Hypertonie

- Hypertonie ist meistens ein Zeichen von aufsteigendem Leber-Yang. In der Schwangerschaft ist dies oft durch Blut- oder Yin-Leere verursacht.
- Wenn mit der Behandlung sofort nach leichtem Ansteigen des Blutdrucks begonnen wird, ist die Akupunktur in vielen Fällen ausreichend.
- Bei akuter Hypertonie ist Akupunktur alleine oft nicht genügend effizient, kann aber allenfalls adjuvant eingesetzt werden.
- Bei Hypertonie sollte keine Moxibustion verwendet werden.

Behandlung

FREQUENZ

Vorerst 2–3 mal wöchentlich; danach wöchentlich.

HAUPTPUNKTE

Le 3, Ma 36, Pe 6, Di 11, Du 20 (nach hinten gestochen)

ZUSATZPUNKTE

Nieren-Yin-Mangel: Bl 23, Ni 3, 6
Leber-Yin oder -Blut-Mangel: Le 8
Leber-Feuer: Le 2
Blut-Stase: Bl 17, Mi 10

BEHANDLUNGSDAUER

25–35 Minuten.

STIMULATION

Mittlere bis starke Stimulation.

Punkte	Hypertonie
Bl 17	Rücken Shu-Punkt des Blutes: bewegt das Blut; nährt das Blut.
Bl 23	Rücken Shu-Punkt der Nieren: stärkt Nieren-Yin und -Yang.
Di 11	Klärt Hitze und senkt Yang ab; senkt den Blutdruck.
Du 20	Nach hinten gestochen: senkt Yang ab; senkt Blutdruck; wirkt entspannend.
Le 2	Löscht Leber-Feuer.
Le 3	Senkt Leber-Yang.
Le 8	Stärkt Leber-Yin und nährt Leber-Blut.
Ma 36	Empirischer Punkt um Blutdruck zu senken.
Mi 10	Bewegt das Blut; nährt das Blut; senkt den Blutdruck.
Ni 3	Stärkt Nieren-Yin und -Yang.
Ni 6	Stärkt das Nieren-Yin und senkt aufsteigendes Nieren-Yang ab.
Pe 6	Bewegt Leber-Qi; nährt Leber-Blut; senkt den Blutdruck.

10. Schwangerschafts-Pruritus

- Früher und generalisierter Juckreiz wird als Schwangerschaftsdermatose bezeichnet.
- Später entstehender Juckreiz kann Symptom einer Cholestase sein; er tritt eher an Händen/Füßen und am Bauch auf und ist in der Nacht schlimmer. Es müssen die Gallenblasen- und Leberwerte kontrolliert werden.
- Grundsätzlich liegt Blut-Hitze vor, die Ursachen können jedoch unterschiedlich sein.
  - Yin und/oder Blut-Mangel: trockene, juckende evtl. schuppende Haut, Beschwerden stärker vom Nachmittag bis zum Morgen, Durst und evtl. andere Hitzezeichen. Rote oder blasse Zunge, Belag trocken.
  - Wind-Hitze: trockene Haut, rote Läsionen, Juckreiz, Schuppen, rote Zunge, dünner, trockener Belag.
  - Hitze in Gallenblase/Leber: trockene, juckende Haut eher am Bauch und an Händen/Füßen, evtl. Hypertonie, Durst, Gereiztheit, bitterer Geschmack im Mund, rote Zunge, wenig Belag, trocken.
  - Feuchte-Hitze: Juckreiz nicht ausgeprägt, evtl. nässende Pusteln, Läsionen rot oder gelblich, rote Zunge, vermehrter gelblicher Belag.
- Alkoholhaltige Gels trocknen noch mehr aus, Crèmes oder Salben mit einem hohen Fettanteil und Öle verstärken den Juckreiz. Geeignet sind ganz leichte, befeuchtende Crèmes mit hohem Urea-Anteil.

Behandlung

BEHANDLUNGSINTERVALLE

2–3 x in der ersten Woche, danach nach Bedarf 1 x pro Woche.
Ableitende oder neutrale Nadeltechnik, kein Moxa,
Nadeln 20–30 Minuten belassen.

HAUPTPUNKTE

- Bl 17, Mi 10, Di 11

Zusatzpunkte

- Yin und/oder Blut-Mangel: Lu 7 mit Ni 6, Bl 20, Mi 6 (nach SSW 37 0/7), Le 8
- Wind-Hitze: Du 14, Gb 20, 31, TB 6
- Hitze in Gallenblase/Leber: Bl 18, Le 3, 8, Gb 34
- Feuchte-Hitze: Mi 3, 9, Le 3, Ma 36

Punkte	Schwangerschafts-Pruritus
Bl 17	Kühlt und nährt Blut, lindert Juckreiz.
Bl 18	Entspannt die Leber, nährt Leber-Blut.
Bl 20	Unterstützt die Milz, nährt Blut.
Di 11	Kühlt Blut und Hitze, vertreibt Wind, lindert Juckreiz.
Du 14	Entfernt Hitze, vertreibt Wind, befreit die Oberfläche.
Gb 20, 31	Vertreiben Wind, befreien die Oberfläche.
Gb 34	Entspannt und befreit den Qi-Fluss in Gallenblase und Leber.
Le 3	Klärt Hitze und Feuchte-Hitze, senkt aufsteigendes Leber-Yang, vertreibt Leber-Wind.
Le 8	Nährt Leber-Yin und –Blut, kühlt.
Lu 7, Ni 6	Nährt Yin und Blut.
Ma 36	Stärkt die Mitte und beseitigt Feuchte-Hitze.
Mi 3	Stärkt die Milz in ihrer feuchtigkeitsregulierenden Funktion.
Mi 6	Nährt Yin und Blut, beruhigt.
Mi 9	Löst Feuchtigkeit auf.
Mi 10	Kühlt und bewegt Blut, lindert Juckreiz.
TB 6	Vertreibt Wind, lindert Juckreiz.

11. Beckenendlage

- Die Drehung des Kindes in die korrekte Position ist ein Prozess, welcher Yang benötigt. Ist der Uterus kalt, mangelt es an Yang, und der Fetus hat nicht genügend Energie, sich in die korrekte Lage zu drehen. Die Behandlung konzentriert sich daher auf das Wärmen und Stimulieren des Uterus-Yang.
- Wenn die Mutter an Qi-Schwäche leidet, kann das Kind nicht in der Kopflage gehalten werden und dreht sich wieder zurück.
- Der empirische Hauptpunkt, um das Kind in eine optimale Lage zu drehen, ist Bl 67; bei Qi-Mangel kommt Ma 36 dazu.
- Die Behandlung sollte unbedingt in SSW 34–35 begonnen werden. Die Erfolgsrate sinkt stark, wenn erst in SSW 36 oder gar SSW 37 mit der Moxibustion begonnen wird, weil das Kind in dieser Zeit stark an Gewicht zulegt.
- Gemäß unseren Erfahrungen hat eine seit Wochen persistierende reine Steißlage wegen der versteiften Gelenke eine schlechte Prognose zur Drehung. Hingegen hat eine Steiß-Fußlage eine höhere Drehungsrate.
- Die Moxibustion muss täglich durchgeführt werden (siehe unten).
- Die Behandlung in der Praxis sollte auch das zugrunde liegende Muster in Betracht ziehen.

Behandlung

Frequenz

Täglich 2x, morgens und abends.

Behandlungsdauer

- Pro Fuß 10 Minuten.
- Eine Moxibustionsbehandlung wird am Abend unmittelbar vor dem Zubettgehen durchgeführt und wird während einer Woche durchgeführt. Danach wird die Position des Kindes kontrolliert. Liegt das Kind immer noch in einer Beckenendlage, wird eine weitere Woche gemoxt. Hat sich das Kind einmal in die korrekte Lage gedreht, wird die Moxibustion-Therapie beendet.
- Die Frau sollte sich während der Behandlung entspannen können. Idealerweise führt sie die Moxibustion nicht selbst durch.
- Während der Akupunkturbehandlung in der Praxis soll zusätzlich das Disharmoniemuster therapiert werden. Bei Yang-Mangel ist das Außerordentliche Gefäß Dumai zu öffnen.

– *Achtung:* Zeigt die Frau eindeutige Hitze-Symptome, sollte die Moxibustion abgesetzt werden. In diesem Fall kann der Hauptpunkt während mehreren Tagen mit einer Dauernadel stimuliert werden.

HAUPTPUNKTE

Bl 67 mit Moxa

ZUSATZPUNKTE

Generell: Bl 62, Dü 3
- Qi- und Blut-Mangel: Bl 20, 17, Ma 36
- Nieren-Yin-Mangel: Lu 7 und Ni 6, Ni 6, 3
- Nieren-Yang-Mangel: Du 4, Ni 7
- Feuchtigkeit: Bl 20, Mi 3, 9
- Leber-Qi-Stagnation: Le 3, Gb 34, Pe 6

Punkte	**Beckenendlage**
Bl 17	Rücken Shu-Punkt des Blutes, stärkt und nährt das Blut.
Bl 20	Rücken-Shu-Punkt der Milz, stärkt Milz, Qi und Blut.
Bl 62	bringt Yang-Qi in den Uterus, bereitet auf den Geburtsprozess vor.
Bl 67	bewegt das Kind, regt die Drehung an
Du 4	Wärmt das Nieren-Yang und sendet dieses via Dumai nach oben; bewegt Qi und Blut im Unterleib.
Dü 3	In Kombination mit Bl 62 öffnet dieser Punkt das Dumai, bringt Yang-Qi nach oben, behandelt Rückenprobleme und wärmt das Yang des ganzen Körpers.
Gb 34	Entspannt Sehnen und Bänder, löst Leber-Qi-Stagnation.
Le 3	Löst Leber-Qi-Stagnation; wirkt entspannend; beruhigt den Geist.
Lu 7, Ni 6	Oeffnungspunkt de Ren Mai. Zusammen mit Ni 6 stärkt dieser Punkt das Yin des ganzen Körpers.
Ma 36	Stärkt die Mitte (Milz und Magen); stärkt Qi; nährt Blut.
Mi 3	Stärkt die Milz, reguliert die Mitte; transformiert Feuchtigkeit.
Mi 9	Leitet Feuchtigkeit aus; fördert Urin.
Ni 6	Stärkt Nieren-Yin.
Ni 3	Stärkt Nieren-Yin und -Yang.
Ni 7	Stärkt Nieren-Yang.
Pe 6	Bewegt Leber-Qi; nährt Leber-Blut; beruhigt den Geist.

12. Geburtsvorbereitung

- Gemäß Studien kann die geburtsvorbereitende Akupunktur die Geburtsdauer (hauptsächlich die Eröffnungsperiode) um rund 20% verkürzen und reduziert die Häufigkeit von Kaiserschnitten und Periduralanästhesie.
- Aktiviert den Reifungsprozess des Muttermundes.

Behandlung

Frequenz

Einmal wöchentlich ab SSW 37 0/7 bis SSW 40.

Hauptpunkte

Ma 36, Gb 34, Bl 62, Ni 9; ab SSW 38 Mi 6 für Ni 9

Zusatzpunkte

Blut- und Qi-Mangel: Bl 17, 20
Nieren-Mangel: Bl 23, Ni 3, 6 (Yin), 7 (Yang)
Milz-Qi-Mangel: Bl 20
Leber-Qi-Stagnation: Bl 18, Le 3, Pe 6, Di 4 (ab SSW 37)
Schlaflosigkeit, Unruhe: Bl 15, He 7, Du 20
Angst: He 7, Ren 17, Du 20

Behandlungsdauer

ca. 20 Minuten, eher kürzer bei Mangel, eher länger bei Stagnation.

Behandlungstechnik

leichte Stimulation.

Punkte	Geburtsvorbereitung
Bl 15	Rücken Shu-Punkt des Herzens; nährt das Herz-Blut, beruhigt den Geist.
Bl 17	Rücken Shu-Punkt des Blutes; stärkt und nährt das Blut; vor allem indiziert bei einem tiefen Hämoglobin-Wert.
Bl 18	Rücken Shu-Punkt der Leber; löst Leber-Qi-Stagnation; nährt Leber-Blut.
Bl 20	Rücken Shu-Punkt der Milz; stärkt Milz, Qi und Blut; hilft bei der Umwandlung von Wasser und ist indiziert bei Ödemen.
Bl 23	Rücken Shu-Punkt der Nieren; stärkt Nieren-Yin und -Yang.
Bl 62	Bringt Yang-Qi in den Uterus und bereitet auf den Geburtsprozess vor.
Di 4	Löst Leber-Qi-Stagnation, vor allem in Kombination mit Le 3; bewegt Qi nach unten und löst den Geburtsprozess aus.
Du 20	Nach hinten gestochen: beruhigt den Geist.
Gb 34	Entspannt Sehnen und Bänder; löst Qi-Stagnation.
He 7	Nährt das Herz-Blut, beruhigt den Geist, wirkt entspannend.
Le 3	Löst Leber-Qi-Stagnation; vor allem in Kombination mit Di 4 (ab SSW 38).
Ma 36	Stärkt und tonisiert das Qi und Blut; aktiviert den Geburtsprozess.
Mi 6	Stimuliert die Wehentätigkeit; stärkt das Blut und die Milz.
Ni 3	Stärkt Nieren-Yin und -Yang.
Ni 6	Stärkt Nieren-Yin.
Ni 7	Stärkt Nieren-Yang und wandelt Wasser-Ansammlungen um.
Ni 9	Stärkt Nieren-Qi und -Yin.
Pe 6	Beruhigt den Geist; bewegt Leber-Qi, nährt das Blut; reguliert den Magen und stoppt Brechreiz; bewegt Qi nach unten.
Ren 17	Öffnet die Brust; reduziert Angst vor dem Geburtsprozess.

13. Geburtseinleitung

- Akupunktur kann eine latente Wehenbereitschaft in eine regelmäßige, geburtswirksame Wehentätigkeit überführen.

Behandlung

FREQUENZ

Von mehrmals täglich bis alle 2–3 Tage (je mehr Mangel, desto weniger Behandlungen; je mehr Stagnation, desto öfter).

HAUPTPUNKTE

Bl 32, 31, Gb 21, Bl 67, 60, Mi 6, Ren 4 zu 3, Di 4

ZUSATZPUNKTE

Qi-Stagnation: Bl 18, Le 3 Richtung Ni 1, Gb 34, Di 4, Pe 6
Qi-Mangel: Bl 23, 20, Mi 6, Ma 36
Blut-Mangel: Bl 17, Mi 6
Schlaflosigkeit, Unruhe: Bl 15, He 7, Du 20

BEHANDLUNGSDAUER

20–45 Minuten (je mehr Stagnation, desto länger).

STIMULATION

Bei Mangel keine bis leichte Stimulation; bei Stagnation starke Stimulation.

Punkte	Geburtseinleitung
Bl 15	Rücken Shu-Punkt des Herzens; nährt das Herz-Blut, beruhigt den Geist.
Bl 17	Rücken Shu-Punkt des Blutes; stärkt und nährt das Blut; vor allem indiziert bei einem tiefen Hämoglobin-Wert.
Bl 18	Rücken Shu-Punkt der Leber; löst Leber-Qi-Stagnation.
Bl 20	Rücken Shu-Punkt der Milz; stärkt die Milz, das Qi und Blut.
Bl 23	Rücken Shu-Punkt der Nieren; stärkt Nieren-Yin und –Yang.
Bl 32, 31	Stimulieren die Wehentätigkeit (um diese effizienter zu machen); stoppen Sakralschmerzen.
Bl 60	Bringt Yang-Qi in den Uterus und aktiviert diesen.
Bl 67	Aktiviert den Geburtsprozess; bringt Kind in optimale Position.
Di 4	Löst Leber-Qi-Stagnation, vor allem in Kombination mit Le 3; bewegt Qi nach unten und löst den Geburtsprozess aus.
Du 20	Nach hinten gestochen: beruhigt den Geist.
Gb 21	Bewegt Qi nach unten und löst den Geburtsprozess aus.
Gb 34	Entspannt Sehnen und Bänder; löst Qi-Stagnation.
He 7	Nährt das Herz-Blut, beruhigt den Geist, wirkt entspannend.
Le 3 zu Ni 1	Löst Leber-Qi-Stagnation; fördert die Reifung eines straffen Muttermundes.
Ma 36	Stärkt und tonisiert das Qi und Blut; aktiviert den Geburtsprozess.
Mi 6	Stimuliert die Wehentätigkeit; stärkt das Blut und die Milz.
Pe 6	Beruhigt den Geist; reguliert den Magen und stoppt Brechreiz; bewegt Qi nach unten.
Ren 4 zu Ren 3	Bewegt Qi nach unten und löst den Geburtsprozess aus.

14. Verzögerter Geburtsverlauf

- Akupunktur kann bei einem protrahierten Geburtsverlauf sehr hilfreich sein.
- Grundsätzlich muss unbedingt zwischen einem Völle- und einem Leere-Muster unterschieden werden. Das sind Qi- und Blut-Stagnation und Qi- und Blut-Mangel.

Behandlung

FREQUENZ

Nur während der verzögerten Phase. Bei mehreren verzögerten Phasen ist mehrmaliges Akupunktieren indiziert.

HAUPTPUNKTE

Bl 32, 31, 67, Mi 6, Ren 4 zu 3

ZUSATZPUNKTE

Bl 60, Gb 34, Pe 6, Gb 21

Qi-Stagnation: Bl 18, Le 3 Richtung Ni 1, Le 2 zu 3 (subkutane Verbindung beider Punkte), Gb 34, Di 4

Qi-Mangel: Bl 23, 20, Mi 6, Ma 36

Ungünstige Lage des Kindes: Bl 67 (mit Ohr-Dauernadel; Nadel kann während ganzer Geburt belassen werden.)

BEHANDLUNGSDAUER

Während der Geburt kann die Akupunktur auch für nur ganz kurze Intervalle eingesetzt werden (z.B. 3 bis 5 Minuten).

STIMULATION

Bei Mangel sollten möglichst wenig Punkte (2–4) nur für kurze Dauer gestochen werden. Bei Stagnation (Völle) darf die Stimulation stärker sein.

OHR-AKUPUNKTUR

Shenmen, Endokrin, Uterus, Blase.

Punkte	Verzögerter Geburtsverlauf
Bl 18	Rücken Shu-Punkt der Leber; löst Leber-Qi-Stagnation.
Bl 20	Rücken Shu-Punkt der Milz; stärkt die Milz, das Qi und Blut.
Bl 23	Rücken Shu-Punkt der Nieren; stärkt Nieren-Yin und –Yang.
Bl 32, 31	Stimulieren die Wehentätigkeit (um diese effizienter zu machen); stoppen Sakralschmerzen.
Bl 60	Bringt Yang Qi in den Uterus und aktiviert diesen.
Bl 67	Stimuliert die Wehentätigkeit. Aktiviert den Geburtsprozess; bringt Kind in optimale Position.
Di 4	Löst Leber-Qi-Stagnation, vor allem in Kombination mit Le 3; stoppt Schmerzen; bewegt Qi nach unten.
Gb 21	Bewegt Qi nach unten und löst den Geburtsprozess aus.
Gb 34	Entspannt Sehnen und Bänder; löst Qi-Stagnation.
Le 2 zu Le 3	Klärt Leber-Hitze, löst Qi-Stagnation; indiziert bei einem ödematösen Muttermund.
Le 3 zu Ni 1	Löst Leber-Qi-Stagnation; fördert die Reifung eines straffen Muttermundes.
Ma 36	Stärkt und tonisiert das Qi und Blut; aktiviert den Geburtsprozess.
Mi 6	Stimuliert die Wehentätigkeit; stärkt das Blut und die Milz.
Pe 6	Beruhigt den Geist; reguliert den Magen und stoppt Brechreiz; bewegt Qi nach unten.
Ren 4 zu 3	Bewegt Qi nach unten und löst den Geburtsprozess aus.

15. Schmerzen unter (während) der Geburt

- Akupunktur kann vor allem Schmerzen im unteren Rücken und im unteren Abdomen sehr effizient lindern.
- Schmerz entspricht in der Chinesischen Medizin immer einer Blockade. Während der Geburt handelt es sich meist um eine Völle-Blockade. Deshalb ist eine Musterdifferenzierung sekundär. Alle Nadeln werden stark stimuliert.
- Die Punkteauswahl richtet sich nach dem Stadium der Geburt und der Schmerzintensität. Meistens sind 2–3 Fernpunkte und 2–3 Lokalpunkte zu empfehlen, bei ängstlicher Verspanntheit zusätzlich 1–2 entspannende Punkte.
- Die Behandlungen können intervallmäßig alle 1–2 Stunden repetiert werden. Wenn absehbar ist, dass eine mehrmalige Schmerzlinderung nötig sein wird, können die Nadeln auch liegen bleiben und werden ca. 1 x pro Stunde stimuliert. Kombinationen mit wehenfördernden und -koordinierenden Punkten sind sinnvoll. Bei ausgeprägtem Qi-Mangel sollte nicht zu oft und nicht zu lange akupunktiert werden.

Behandlung

Allgemeine Analgesie bei Schmerzen im unteren Abdomen und/oder im Lumbalbereich:

HAUPTPUNKTE

Bl 31, 32, Le 3, Mi 6, Gb 34, Ma 29, 34, Di 4, 11, Du 20

ZUSATZPUNKTE

Ängstliche Verspannung: He 7, Pe 6, Du 20

Wehenschwäche: Bl 67, 60, Mi 6, Ma 36, Gb 21

Hyperaktiver Uterus: Gb 34, Le 3, Du 20

Hohe Kopfleitstelle: Bl 67

Ausschließlicher Sakralschmerz: Bl 32 und 31. Zuerst Nadel senkrecht stechen, Nadel stimulieren, bis Deqi-Gefühl erreicht wird. Während zwei bis drei Wehen die Nadeln relativ stark stimulieren. Danach wird die Nadel ein wenig herausgezogen und in Richtung Bl 34 geführt (4. Sacralforamina). Die Nadeln werden in dieser Position festgeklebt.

BEHANDLUNGSFREQUENZ

Häufig, mindestens einmal pro Stunde.

Verweildauer der Nadeln

Die Nadeln können nach kurzer Stimulation entweder entfernt werden oder liegen bleiben (evtl. leicht herausziehen und mit Tape fixieren).

Stimulation

Grundsätzlich relativ stark; bei einem Mangel-Grundmuster etwas weniger; bei einem Stagnations- Grundmuster eher stark.

Ohr-Akupunktur

Shenmen, Uterus, Lumbalregion (Sakralschmerz), Blase (Symphysenschmerz).

Punkte	Schmerzen unter (während) der Geburt
Bl 31, 32	Stimulieren die Wehentätigkeit (um diese effizienter zu machen); stoppen Sakralschmerzen.
Bl 60	Bringt Yang Qi in den Uterus und aktiviert den Geburtsprozess; stoppt Schmerzen entlang des Blasenmeridians.
Bl 67	Aktiviert den Geburtsprozess; bringt Kind in optimale Position.
Di 4	Löst Leber-Qi-Stagnation; stoppt Schmerzen; bewegt Qi nach unten.
Di 11	Allgemein wirksamer Schmerzpunkt, lindert Hitze.
Du 20	Senkt aufsteigendes Leber-Yang, entspannt v.a. in der frühen Eröffnungsphase.
Gb 21	Lindert Schmerzen, entspannt Sehnen und Bänder, aktiviert Wehen.
Gb 34	Entspannt Sehnen und Bänder; löst Qi-Stagnation; stoppt Schmerzen allgemein.
He 7	Beruhigt den Shen, entspannt.
Le 3 mit Di 4	Löst Leber-Qi-Stagnation; wirkt entspannend; stoppt Schmerzen.
Ma 29	Reguliert Schmerzen im Unterbauch.
Ma 34	Xi-Schmerz Punkt der Magen-Leitbahn; stoppt Schmerzen entlang der Magen-Leitbahn.
Ma 36	Stärkt und tonisiert das Qi und Blut; aktiviert den Geburtsprozess.
Mi 6	Stimuliert die Wehentätigkeit; stärkt das Blut und die Milz; stoppt Schmerzen entlang der drei Fuß-Yin-Meridiane.
Pe 6	Beruhigt den Shen, reguliert im Magenbereich.

16. Behandlungen post partum

- Durch den Geburtsprozess verliert die Frau Qi und Blut. Nach der Geburt zeigt sich immer eine gewisse Blut-, Qi-, Yin- und Yang-Schwäche. Je nach Konstitution der Frau und je nach Geburtsverlauf ist eine dieser Schwächen ausgeprägter als die andere.
- Qi- und Blut-Leere führen im Wochenbett zu folgenden Konsequenzen:
  - Blut-Mangel führt zu Milch-Mangel.
  - Blut-Mangel führt zu einer schlechten Nährung der Muskeln.
  - Blut-Leere führt zu mangelnder Nährung des Geistes, also psychischen Symptomen wie Schlafproblemen, Gefühl von Überforderung, etc.
  - Qi-Leere führt zu einer geschwächten Abwehr und zu einer übergroßen Müdigkeit.
- Während oder nach der Geburt kann Blut stagnieren (bedingt durch Qi- oder Blut-Mangel oder durch Blockade). Dies führt zu Anhäufungen von Blut-Stase.

17. Plazentaretention

- Bei einer Plazentaretention ist die Musterdifferenzierung sekundär.
- Sind die Hauptpunkte jedoch nicht wirksam, sollten Punkte nach Musterdifferenzierung hinzugefügt werden
- Die zwei Hauptmuster sind Stagnation und Mangel.

Behandlung

Frequenz

Bei Anzeichen einer Retention sollte möglichst rasch mit der Akupunktur begonnen werden.

Hauptpunkte

Bl 67, Ni 16 (relativ tiefe Nadelung mit starker Stimulation), Gb 21

ZUSATZPUNKTE

Stagnation/Stase: Mi 10, Le 3, Di 4, Ni 14
Mangel: Ma 36, Mi 6, Ren 4
Kälte-Retention: obige Punkte (außer Ren 4) mit Moxa

BEHANDLUNGSDAUER

20–35 Minuten.

BEHANDLUNGSTECHNIK

Bei klaren Mangel-Zeichen leichte bis mittlere Stimulation der Hauptpunkte. Ansonsten relativ starke Stimulation der Hauptpunkte. Zusatzpunkte bei Mangel gar nicht bis leicht stimulieren. Zusatzpunkte bei Stagnation stark stimulieren. Bei Kälte Moxa anwenden (nicht auf Ren 4). Ist die Frau sehr erschöpft (starker Mangel), sollte nur ein Haupt- und ein Zusatzpunkt gewählt werden.

Punkte	Plazentaretention
Bl 67	Bewegt Qi nach unten und bringt die Plazenta nach unten und außen; empirischer Punkt für Plazentalösung.
Di 4	Löst Leber-Qi-Stagnation, vor allem in Kombination mit Le 3; bewegt Qi nach unten und fördert die Plazentageburt.
Gb 21	Bewegt Qi nach unten und schafft die Plazenta nach unten und außen.
Le 3	Löst Leber-Qi-Stagnation, vor allem in Kombination mit Di 4.
Ma 36	Stärkt und tonisiert das Qi und Blut; aktiviert den Geburtsprozess.
Mi 6	Kontrahiert den Uterus und hilft bei der Plazentalösung; nährt Blut; stärkt die Milz.
Mi 10	Bewegt Blut; löst Blut-Stase.
Ni 14	Bewegt stark Qi und Blut im Abdomen.
Ni 16	Empirischer und lokaler Punkt für die Plazentalösung.
Ren 4	Stärkt Nieren-Yin und -Yang; lokaler Punkt für die Plazentalösung.

18. Postpartale Miktionsstörungen

- Bis zu einem gewissen Grad ist die Blasenentleerung postpartal erschwert, weil es im Moment an Qi fehlt und die Blase sich auch an die neuen Platzverhältnisse wieder gewöhnen muss. Mit Akupunktur kann eine Katheterisierung oft vermieden werden; ein Behandlungsversuch sollte in jedem Fall unternommen werden.
- Die Behandlung fokussiert auf das Ableiten von Wasser und Fördern des Urins. Auf eine exakte Muster-Differenzierung kann verzichtet werden.

Behandlung

FREQUENZ

Beginn nach der Geburt.
Wiederholungen bis zur Normalisierung alle 2–3 Stunden.

HAUPTPUNKTE

Mi 6, 9, Ni 7, Ren 2, 3, 4, Ma 28

ZUSATZPUNKTE

Bl 28, 23, Ren 6, Du 20

BEHANDLUNGSDAUER

20 Minuten; bei Wiederholungen nur 10–15 Minuten pro Behandlung.

BEHANDLUNGSTECHNIK

Leichte Stimulation.

Punkte	**Postpartale Miktionsstörungen**
Bl 23	Rücken Shu-Punkt der Nieren: stärkt Nieren-Yin und -Yang und hilft dadurch, Urin umzuwandeln und auszuscheiden.
Bl 28	Rücken Shu-Punkt der Blase: reguliert die Blase; öffnet die Blase und leitet Urin aus.
Du 20	Nach vorne gestochen: in Kombination mit den senkenden Punkten reguliert dieser hebende Punkt das geordnete Aufsteigen und Absinken des Qi.
Ma 28	Öffnet die Wasserwege des Unteren Erwärmers.
Mi 6	Reguliert die drei Yin-Leitbahnen des Fußes: Niere, Milz und Leber, welche alle für die Miktion von Bedeutung sind.
Mi 9	Fördert Urin; leitet Wasser ab.
Ni 7	Befreit die Wasserwege bei Harnverhalten.
Ren 2, 3	Ren 3: Mu-Punkt der Blase; öffnet die Blase und fördert Urin; subkutan Richtung Ren 2: bewegt Qi nach unten.
Ren 4	Reguliert den Wassermetabolismus im Unteren Erwärmer.
Ren 6	Reguliert den Qi-Fluss im Unteren Erwärmer.

19. Nachwehen

- Schmerz wird durch eine Blockade des freien Flusses von Qi und Blut erzeugt.
- Eine Blockade des freien Flusses von Qi und Blut kann ihren Ursprung in Mangel (Blut und Qi) oder Völle (Qi-Stagnation und Blut-Stase) haben.
- Völle-Schmerz wird durch Druck verschlimmert; meist ist er bohrend, stechend und stark.
- Mangel-Schmerz wird durch Druck verbessert; meist ist er diffus und dumpf.
- Bei Nachwehen ist zu beachten, dass, je öfter der Uterus gedehnt wurde (d.h, je öfter eine Frau schwanger war), desto häufiger treten schmerzhafte Nachwehen auf.

Behandlung

Frequenz

Je nach Stärke der Nachwehen; bis 3 mal täglich.

Hauptpunkte

Mi 6, 8 (eventuell mit Elektrostimulation), Gb 34

Zusatzpunkte

Mangel-Schmerz: Ren 4, 6, Ma 36 (bei Kälte-Zeichen Moxa verwenden)
Völle-Schmerz: Bl 17, Mi 10, Ma 29

Behandlungsdauer

20–30 Minuten.

Behandlungstechnik

Leichte Stimulation bei Mangel. Mittlere bis starke Stimulation bei Völle. Es kann Elektro-Akupunktur bei Mi 6 und Mi 8 verwendet werden.
Es ist auch wirksam, die Punkte „nur“ durch Akupressur zu stimulieren.

Punkte	Nachwehen
Bl 17	Rücken Shu-Punkt des Blutes; bewegt Blut und löst Blut-Stase.
Gb 34	Entspannt Muskeln und löst Qi-Stagnation.
Ma 29	Bewegt Blut im Unterbauch; lokaler Schmerz-Punkt.
Ma 36	Stärkt und tonisiert das Qi und Blut; aktiviert Uteruskontraktionen.
Mi 6	Stoppt Schmerzen entlang der drei Yin-Leitbahnen des Beins, d.h. im uterinen Bereich.
Mi 8	Xi-Schmerz Punkt der Milz; stoppt Schmerzen entlang der Milz Leitbahn, d.h. im uterinen Bereich.
Mi 10	Bewegt Blut und löst Blut-Stase; stoppt Schmerz entlang der Milz-Leitbahn, d.h. im Uterus-Bereich.
Ren 4	Stärkt Nieren-Yin und -Yang; bewegt Qi im Unterbauch; lokaler Schmerz-Punkt.
Ren 6	Stärkt Qi und Yang; bewegt Qi im Unterbauch; lokaler Schmerz-Punkt.

20. Postpartal persistierende Blutungen

- Akupunktur-Behandlungen von postpartal persistierenden Blutungen sind nur Begleitbehandlungen. Eine medizinische Abklärung ist in jedem Fall erforderlich.
- Persistierende Blutungen haben zwei Hauptgründe in der Chinesischen Medizin:
- – Geschwächtes Qi kann Blut nicht in den Gefäßen halten, und
- – Statisches Blut verdrängt Blut aus den Gefäßen. Weiter kann Blut-Hitze zum Austreten aus den Gefäßen von Blut führen.
- Hitze im Blut (Blut-Hitze) kann voller Hitze entsprechen (selten) oder aufgrund einer Yin-Leere mit relativem Yang-Überschuss auftreten (häufiger).
- Bei Qi-Mangel ist das Blut dünn und wässrig; die Gesichtsfarbe und die Lippen sind blass.
- Bei Blut-Stase ist das Blut dunkel und enthält Koagula; oft begleitet relativ starker, stechender Schmerz im Unterleib die Blutungen.
- Bei Blut-Hitze ist das Blut tief rot; weiter präsentieren sich andere Hitze-Symptome wie Durst, gerötete Gesichtsfarbe und ein generelles Hitzegefühl, evtl. Fieber.
- Oft ist die Ursache von persistierenden Blutungen eine Kombination der verschiedenen Pathologien; am häufigsten ist eine Kombination von Blut-Stase mit einem Qi-Mangel.

Behandlung

Frequenz

Täglich oder jeden zweiten Tag.

Behandlungspunkte

Blut-Stase: Du 4, Bl 17, Le 1, 3, Mi 6, 10, Ren 4, Ni 14
Qi-Mangel: Bl 20, Mi 1 (mit Moxa) Ren 4, Du 20
Blut-Hitze: Bl 17, Le 1, Mi 10, Di 11

Behandlungsdauer

20–30 Minuten.

BEHANDLUNGSTECHNIK

Wenig bis keine Stimulation bei Mangel-Muster.
Relativ starke Stimulation bei Stase oder voller Hitze.

Punkte	Postpartal persistierende Blutungen
Bl 17	Rücken Shu-Punkt des Blutes; bewegt Blut und löst Blut-Stase.
Bl 20	Rücken Shu-Punkt der Milz; stärkt das Qi der Milz und hilft, das Blut in den Gefäßen zu halten.
Di 11	Klärt Hitze aus dem ganzen Körper.
Du 4	Wärmt das Nieren-Yang und bewegt Qi und Blut im Unterleib.
Du 20	Hebt das klare Yang an; stärkt das Qi und hält das Blut in den Gefäßen.
Le 1	Stoppt Blutungen, vor allem Hitze- und Stase-Blutungen.
Le 3	Bewegt Leber-Qi; löst Qi-Stagnation.
Mi 1	Stoppt Blutungen, vor allem Qi-Mangel-Blutungen.
Mi 6	Kontrahiert den Uterus; stärkt Blut und die Milz.
Mi 10	Bewegt Blut und löst Blut-Stase; wirkt entlang der Milz-Leitbahn, d.h. im Uterus-Bereich.
Ni 14	Bewegt stark Qi und Blut im Abdomen, Kreuzungspunkt mit dem Chongmai.
Ren 4	Stärkt Nieren-Yin und -Yang; bewegt Qi im Unterleib; kontrahiert Uterus.

21. Postpartale Energie-Behandlung

- Eine grundsätzliche Differenzierung zwischen Yin- und Yang-Mangel muss unbedingt vorgenommen werden. Fällt diese unklar aus, kann die nachgeburtliche Moxabehandlung (siehe unten) angewendet werden.
- Die Unterscheidung zwischen Blut- und Yin-Mangel kann schwierig sein, da zum Teil die gleichen Symptome auftreten. Bei Laktationsmangel und Schlafstörungen steht Blut-Mangel im Vordergrund.
- Bei zusätzlichen depressiven Zuständen grundsätzlich Blut- und Qi-Mangel behandeln.
- Je nach Symptomen Qi-Stagnation mit einbeziehen, da postpartal fast immer eine Stresssituation vorliegt.

Behandlung

Yang-Mangel: Nachgeburtliche Moxa-Behandlung

FREQUENZ

Die Behandlung wird nur ein- bis zweimal im Wochenbett durchgeführt. Bei ausgeprägtem Yang-Mangel kann sie danach wöchentlich für 3–5 Wochen repetiert werden.

HAUPTPUNKTE

Region Du 2–4, Bl 23, Region Ren 2–8 mit Moxa-Zigarre wärmen.

BEHANDLUNGSDAUER

je 10–15 Minuten im Rücken- und Abdomenbereich.

KONTRAINDIKATIONEN

Nicht anwenden bei Yin-Mangel mit Hitze-Symptomen wie Nachtschweiß und tiefgradigem Fieber oder über einer Sectio-Wunde, welche gerötet oder leicht eitrig ist.

Yang-Mangel: Akupunktur und Moxa

Frequenz

1–2 mal wöchentlich für 1–2 Monate.

Hauptpunkte

Bl 23, Ni 3, Ren 6, Du 20, Moxa ist außer bei Du 20 indiziert

Zusatzpunkte

Bl 20, Ni 7, Ma 36, Ren 12 bei Qi-Mangel

Behandlungsdauer

20 Minuten.

Yin-Mangel: Akupunktur

Frequenz

1–2 mal wöchentlich für 1–2 Monate.

Hauptpunkte

Bl 23, Ni 3, Mi 6, Ren 4, Lu 7 mit Ni 6 (Renmai); – *Kein Moxa!*

Zusatzpunkte

Le 3, bei Kopfschmerzen und Gereiztheit
Le 8, He 6 nach Symptomen

Behandlungsdauer

20 Minuten.

Blut-Mangel: Akupunktur

Frequenz

1–2 mal wöchentlich für 1–2 Monate.

Hauptpunkte

Bl 17, Mi 4 mit Pe 6 (Chongmai)
Mi 6, He 7

Zusatzpunkte

Bl 20, Ma 36, Le 8, Du 20

→

←

Behandlungsdauer

20 Minuten.

Qi-Mangel: Akupunktur

Frequenz

1–2 mal wöchentlich für 1–2 Monate.

Hauptpunkte

Bl 23, 20, Mi 6, Ma 36, Ren 6, Du 20

Zusatzpunkte

Mi 3, Ren 12

Behandlungsdauer

20 Minuten.

Punkte	Postpartale Energie-Behandlung
Bl 17	Rücken Shu-Punkt des Blutes; stärkt und nährt das Blut; vor allem indiziert bei einem tiefen Hämoglobin-Wert.
Bl 20	Nährt Milz-Qi und Blut.
Bl 23	Rücken Shu-Punkt der Nieren; stärkt Nieren-Yin und –Yang; mit Moxa stärkt der Punkt hauptsächlich Nieren-Yang.
Du 2 bis 4	Mit Moxa: Stärkt die Nieren, vor allem Nieren-Yang.
Du 20	Energie- und Stimmungsheber.
He 6	Nährt Herz-Yin.
He 7	Nährt Herz-Blut und beseitigt Schlafstörungen.
Le 2 und 3	Senken Feuer und Yang ab, entspannen.
Le 8	Nährt Leber-Yin und -Blut; besänftigt aufsteigendes Yang.
Lu 7 mit Ni 6	Öffnet das Renmai, den See des Yin; stärkt das Yin im ganzen Körper.

Punkte	Postpartale Energie-Behandlung
Ma 36	Tonisiert, reguliert Qi- und Blut-Zirkulation, gut bei Erschöpfungszuständen.
Mi 3	Erde-Punkt des Milzmeridians, stark kräftigend.
Mi 4 mit Pe 6	Öffnet das Chongmai, den See des Blutes, nährt kräftig Blut.
Mi 6	Nährt Yin und Blut, unterstützt das Qi, entspannt leicht.
Ni 3	Nährt Nieren-Yin und -Yang.
Ni 7	Stärkt Nieren-Yang, reguliert die Wasserwege.
Region Ren 2 bis 8	Mit Moxa: Stärkt die Nieren, vor allem Nieren-Yang, aber auch Blut und Yin.
Ren 4	Nährt Yin und Blut.
Ren 6	Stärkt die Nieren; stärkt Yang, Qi, Yin und Blut; bewegt Qi im Abdomen.
Ren 12	Tonisiert Qi.
Ren 15	Gegen starke Ängste, bei Panik mit Du 24 kombinieren.

22. Schweiße

- In den allermeisten Fällen ist Nachtschweiß ein Zeichen von Yin-Mangel der Nieren. Es zeigen sich Hitzesensationen und -zeichen.
- Vor allem postpartal ist der Yin-Mangel häufig mit einem Blutmangel verbunden.
- Oft genügen nur wenige Behandlungen, um postpartale Schweiße zu stoppen.
- Schweiße tagsüber sind Zeichen von Qi-Schwäche.
- Qi-Schwäche tritt häufig auf nach prolongierten Geburten. Diese Frauen sind sehr müde, kurzatmig und blass.

Behandlung

Frequenz

Vorerst 2–3 mal pro Woche, danach einmal pro Woche, bis die Schweiße weg sind oder sich stark verbessert haben.

Hauptpunkte

bei Nachtschweißen: Ni 7 mit He 6, Bl 23, Lu 7 mit Ni 6

bei Tagschweißen: Ni 7 mit Di 4 (eine Kombination mit He 6 ist möglich), Ma 36, Bl 13

Zusatzpunkte

Geist/Herz beruhigen: He 7, Pe 6

Leber-Qi-Stagnation: Le 3, Di 4

Yin-Mangel: Ni 3, Mi 6, Le 8

Blut-Mangel: Bl 20, Mi 4 mit Pe 6, Ren 4

Qi-Mangel: Mi 6, Ren 12

Behandlungsdauer

15–25 Minuten. Je stärker der Mangel, desto kürzer die Behandlungsdauer.

Behandlungstechnik

keine bis leichte Stimulation.

Punkte	Schweiße
Bl 13	Tonisiert das Lungen-Qi und stoppt Schweiß.
Bl 20	Nährt Qi und Blut.
Bl 23	Rücken Shu-Punkt der Nieren; stärkt Nieren-Yin und -Yang; mit Moxa stärkt der Punkt hauptsächlich Nieren-Yang.
He 6	Nährt Herz-Yin; beruhigt den Geist.
He 7	Nährt Herz-Blut; beruhigt den Geist.
Le 3	Bewegt Leber-Qi; löst Qi-Stagnation; wirkt entspannend; wirksam vor allem in Kombination mit Di 4 (erst ab SSW 38).
Le 8	Nährt Leber-Yin und -Blut.
Lu 7 mit Ni 6	Öffnet das Renmai, den See des Yin; stärkt das Yin im ganzen Körper.
Ma 36	Kräftiger Tonisierungspunkt.
Mi 4 mit Pe 6	Öffnet das Chongmai, den See des Blutes; stärkt das Blut.
Mi 6	Nährt Yin und Blut, beruhigt den Shen.
Ni 3	Nährt Nieren-Yin und -Yang.
Ni 7 mit Di 4	Stärkt Nieren-Yin und -Yang; stoppt Tagschweiß.
Ni 7 mit He 6	Stärkt Nieren-Yin und –Yang; stoppt Nachtschweiß.
Pe 6	Nährt das Blut; bewegt Leber-Qi; beruhigt den Geist.
Ren 4	Nährt Yin und Blut.
Ren 12	Stärkt Qi.

23. Gelenkschmerzen

- Postpartale Gelenkschmerzen variieren zwischen dumpf, stechend, intensiv, kribbelnd und wandernd. Es kann auch das Gefühl einer Steifheit vorliegen, z.B. der Wirbelsäule. Verschiedene Ursachen kommen dafür in Frage: Blutmangel, äußerer Wind, Feuchtigkeit, Kälte und Blutstase. Oft handelt es sich um Kombinationen dieser Faktoren.
- Die häufigste Grundursache ist Blutmangel. Die Schmerzen sind dumpf.
- Äußerer Wind kann bei Blutmangel leicht in den Körper eindringen. Die Schmerzen wandern von Gelenk zu Gelenk.
- Wind verbindet sich meistens mit Kälte und/oder Feuchtigkeit. Die Schmerzen sind bei Kälte intensiv, bei Feuchtigkeit mit Schwere-, Taubheitsgefühlen oder Kribbeln verbunden.
- Wenn Qi durch Wind, Feuchtigkeit und Kälte sowie eventuell durch Emotionen gestaut wird, kann sich auch Blutstase bilden. Die Schmerzen sind stechend.

Behandlung

FREQUENZ

Je nach Stärke der Schmerzen 1–3 x wöchentlich.

HAUPTPUNKTE

Bl 17, 20, Mi 4 mit Pe 6, Le 8, Mi 6, Ma 36, Gb 34, Ren 4,
Moxa möglich

ZUSATZPUNKTE

lokale Schmerz-Punkte je nach Lokalisation, z.B. Du 8, 14, Ni 10, 3-E 5
Feuchtigkeit: Bl 20, Mi 3, 9, Ma 40, Ren 12
Kälte: Ren 4, 6, beide mit Moxa
Wind: Bl 12, 11, 3-E 5, 6, Di 11
Qi-Mangel: Bl 23, 20, Mi 6, Ma 36, Ren 4, 6, 12
Blut-Stase: Bl 17, Mi 10, Ren 6

BEHANDLUNGSDAUER

20–25 Minuten.

BEHANDLUNGSTECHNIK

Leichte Stimulation bei Mangel. Mittlere bis starke Stimulation bei Völle.

Punkte	Gelenkschmerzen
Bl 11 und 12	Entfernen Wind.
Bl 17	Nährt Blut, bewegt bei Blut-Stase.
Bl 20	Tonisiert Milz, nährt Blut.
Bl 23	Tonisiert Nieren-Qi.
Di 11	Entfernt Wind; Lokalpunkt bei Ellbogenschmerzen.
Du 8	Entspannt Sehnen und Steifheit der Wirbelsäule.
Du 14	Aktiviert die Yang-Leitbahnen im oberen Körper; befreit das Dumai.
Gb 34	Entspannt die Sehnen und Muskeln, entlastet so die Gelenke.
Le 8	Nährt Leber-Blut und -Yin.
Ma 36	Stärkt und tonisiert das Qi und Blut; lindert Schmerzen in Bein und Kniegelenk, lindert Feuchtigkeit und Kälte.
Ma 40	Wandelt Schleim um.
Mi 3	Stärkt die Milz und unterstützt die Feuchtigkeitsumwandlung.
Mi 4 und Pe 6	Öffnen das Chongmai, nähren Blut, regulieren oben und unten.
Mi 6	Stoppt Schmerzen entlang der drei Yin Leitbahnen des Beines, reguliert den Uterus.
Mi 9	Transformiert Feuchtigkeit.
Mi 10	Bewegt Blut, löst Blutstase, stoppt Schmerzen in den Beinen.
Ni 10	Wasserpunkt der Niere, löst Schmerzen an Unterbauch, Oberschenkeln und Knie.
Ren 4	Stärkt Nieren-Yin und -Yang; wärmt den Uterus, nährt Blut, entfernt Kälte und Feuchtigkeit aus dem Unteren 3-Erwärmer.
Ren 6	Stärkt Qi und Yang; entfernt Feuchtigkeit, bewegt Qi um Unterbauch; lokaler Schmerz-Punkt.
Ren 12	Stärkt Qi im Allgemeinen, löst Feuchtigkeit auf.
3-E 5, 3-E 6	Stoppen Schmerzen an Gelenken des Oberkörpers, entfernen Wind.

24. Funktionsstörungen der Brust

- Milchstau und Schmerzen, beginnende Mastitis, mangelnde Milchbildung können durch Akupunktur sehr erfolgreich gelindert werden.
- Die Muttermilch hat ihren Ursprung im Blut.
- Für einen freien Fluss der Milch ist eine freie Zirkulation des Qi unabdingbar.
- Frustration und Anspannung (Stress) beeinträchtigen und blockieren die freie Zirkulation von Leber-Qi.
- Wenn immer Qi stagniert, bildet sich Hitze. Hitze zeigt sich durch Rötung und lokale Wärme.
- Die Brust wird unter anderem von folgenden Leitbahnen traversiert: Leber, Magen und Perikard.

24.1. Milchstau und Brustschmerzen

- Ein Milchstau ist in den allermeisten Fällen mit Leber-Qi-Stagnation verbunden.

Behandlung

Frequenz

In akuten Fällen 1–2 mal täglich. Danach alle 2–4 Tage bis wöchentlich. Die Therapie kann auch präventiv vorgenommen werden.

Hauptpunkte

Gb 41, Le 3, Ma 36, Dü 1, Di 4, Pe 6, Ren 17, Präaxillärer Brustpunkt, Gb 21
Hitze in der Brust: Ma 44, 3-E 5, Di 11
Hitze/Fieber: Du 14, Mi 6

Behandlungsdauer

30–40 Minuten. Im Falle eines vorliegenden Mangels eher etwas kürzer behandeln (20–30 Minuten).

Behandlungstechnik

Vier bis fünf Punkte auswählen und relativ stark stimulieren. Die Punkte können von einer zur nächsten Behandlung abgewechselt werden.

Punkte	Funktionsstörungen der Brust
Di 4	Bewegt Leber-Qi und wirkt entspannend (in Kombination mit Le 3); stoppt Schmerzen.
Di 11	Leitet Hitze aus.
Dü 1	Empirischer Punkt für alle Brustprobleme (Mangel wie auch Völle).
Du 14	Kühlt Hitze und senkt Fieber.
Gb 21	Bewegt Qi nach unten; befreit von Blockaden in der Brust und fördert den freien Milchfluss.
Gb 41	Fördert den Milchfluss, lindert Schmerz.
Le 3	Bewegt Leber-Qi; löst Qi-Stagnation; wirkt entspannend; wirksam vor allem in Kombination mit Di 4.
Ma 36	stärkt die Mitte, stärkt Qi, nährt Blut.
Ma 44	Leitet Hitze aus, reguliert Qi- und Milchfluss.
Mi 6	Nährt Yin und Blut, aktiviert den Qi- und Blut-Fluss allgemein.
Pe 6	Bewegt Leber-Qi; beruhigt den Geist; stoppt Schmerzen entlang der Perikardium-Leitbahn, d.h. im Brustbereich.
Präaxillärer Brustpunkt	Empirischer und lokaler Punkt für alle Brustprobleme (Mangel wie auch Völle).
Ren 17	Bewegt Qi im Brustbereich.
3-E 5	Klärt Hitze, lindert Schmerzen.

24.2. Mangelnde Milchbildung

- Milch wird aus Blut produziert. Daher hat eine mangelnde Milchbildung ihre Ursache immer in Qi- und Blut-Mangel.

Behandlung

Frequenz

Behandlungen sollten in kurzen Intervallen durchgeführt werden. Normalerweise werden wöchentliche Behandlungen verabreicht.

Hauptpunkte

Bl 23, 20, 17, Mi 6, Ma 36, Dü 1 (mit Moxa), Gb 21,
Ren 17, Präaxillärer Brustpunkt

Zusatzpunkte

Yang-Mangel: Ren 2–8 mit Moxa für 5–10 Minuten
Yin-Mangel: Lu 7 mit Ni 6, Ren 4
Blut-Mangel: Mi 4 mit Pe 6

Behandlungsdauer

15–20 Minuten.

Behandlungstechnik

Keine bis ganz leichte Stimulation. Bei Yang-Mangel-Zeichen kann auch bei allen Hauptpunkten außer Ren 17, Präaxillärer Brustpunkt und Gb 21 Moxa angewendet werden. Bei Yin-Mangel und Hitze-Zeichen kein Moxa verwenden.

Die Frau kann zuhause selber täglich Moxa auf Dü 1 anwenden (z.B. mit Moxazigarre).

Spezielles

Die Einnahme von chinesischen Arzneimitteln oder einer Hühnersuppe mit chinesischen Heilkräutern ist in Fällen der mangelnden Milchbildung sehr wirksam und sollte die Akupunktur-Behandlungen unbedingt unterstützen.

Punkte	Mangelnde Milchbildung
Bl 17	Rücken Shu-Punkt des Blutes: bewegt das Blut; nährt das Blut.
Bl 20	Rücken Shu-Punkt der Milz: stärkt die Milz; nährt Blut; tonisiert Qi.
Bl 23	Rücken Shu-Punkt der Nieren: stärkt Nieren-Yin und –Yang und dadurch Qi und Blut des ganzen Körpers.
Dü 1	Empirischer Punkt für alle Brustprobleme (Mangel wie auch Völle).
Gb 21	Bewegt Qi nach unten; befreit von Blockaden in der Brust und fördert den freien Milchfluss.
Lu 7 mit Ni 6	Öffnet das Renmai, den See des Yin; stärkt das Yin im ganzen Körper.
Ma 36	Stärkt die Mitte (Milz und Magen); stärkt Qi; nährt Blut.
Mi 4 mit Pe 6	Öffnet das Chongmai, den See des Blutes; stärkt Blut.
Mi 6	Stärkt Qi und nährt Blut.
Präaxillärer Brustpunkt	Empirischer und lokaler Punkt für alle Brustprobleme (Mangel wie auch Völle).
Ren 4	Nährt Yin und Blut; Tonisierungspunkt des Renmai, des Sees des Yin.
Ren 17	Bewegt und stärkt Qi im Brustbereich.
Ren 2 – 8	Mit Moxa: Stärkt die Nieren, vor allem Nieren-Yang, aber auch Blut und Yin.

24.3. Mastitis

- Mit der Behandlung muss sofort nach Anzeichen von leichten lokalen Hitzezeichen begonnen werden.

Behandlung

FREQUENZ

Vorerst 1–2 Behandlungen täglich. Nach Abklingen der akuten Symptome alle 1–3 Tage.

HAUPTPUNKTE

Ma 18, 44. Le 3, Gb 41, Mi 10, Ren 17, Präaxillärer Brustpunkt, Dü 1 (bluten), Pe 6, Di 4, Di 11

ZUSATZPUNKTE

LOKALE PUNKTE:

Den Drachen umkreisen: das leicht warme und eventuell gerötete Zentrum der Stauung lokal mit 3–5 Nadeln umkreisen; die Nadeln am Rande der Stauung subkutan in Richtung Zentrum der Stauung setzen.

Bei Mangel-Zeichen: Mi 6, Ma 36

Bei Fieber: Du 14

BEHANDLUNGSDAUER

25–40 Minuten. Bei starker Müdigkeit oder anderen Mangelzeichen eher etwas kürzer behandeln.

BEHANDLUNGSTECHNIK

Während der akuten Phase relativ starke Stimulation. Bei starker Müdigkeit und anderen ausgeprägten Mangel-Zeichen etwas weniger starke Stimulation.

SPEZIELLES

Die Hitze-Symptome sollten wenige Stunden nach der Behandlung etwas gelindert sein. Chinesische Arzneimitteltherapie behandelt eine angehende Mastitis ebenfalls sehr wirksam. Wird mit Akupunktur keine genügend große Wirkung erzielt, können chinesische Arzneimittel mit der Akupunktur-Therapie kombiniert werden.

Punkte	Mastitis
Di 4	Bewegt Leber-Qi und wirkt entspannend (in Kombination mit Le 3); stoppt Schmerzen.
Di 11	Klärt Hitze aus dem ganzen Körper.
Dü 1	Empirischer Punkt für alle Brustprobleme (Mangel wie auch Völle).
Du 14	Klärt Hitze, senkt Fieber.
Gb 41	Klärt Hitze; wirkt auf die Brust.
Le 3	Bewegt Leber-Qi; löst Qi-Stagnation; wirkt entspannend; wirksam vor allem in Kombination mit Di 4.
Lokale Punkte	Lösen lokale Qi-Stagnation, klären Hitze.
Ma 18	Wichtiger Lokalpunkt bei Mastitis.
Ma 36	Stärkt die Mitte (Milz und Magen); stärkt Qi; nährt Blut.
Ma 44	Klärt Hitze, vor allem aus der Magen-Leitbahn, welche die Brust durchquert.
Mi 6	Stärkt die Milz; nährt das Blut.
Mi 10	Kühlt das Blut, löst Stase.
Pe 6	Bewegt Leber-Qi; beruhigt den Geist; stoppt Schmerzen entlang der Perikardium-Leitbahn, d.h. im Brustbereich.
Präaxillärer Brustpunkt	Empirischer und lokaler Punkt für alle Brustprobleme (Mangel wie auch Völle).
Ren 17	Bewegt Qi im Brustbereich.

25. Postpartale Depression

- Der Geist residiert im Herzen. Er wird von Herz-Blut genährt.
- Nach der Geburt ist immer ein gewisser Blut- und Yin-Mangel vorhanden. Leber-Qi staut sich bei Anspannung und psychischem sowie physischem Stress. Da solche Stressoren nach der Geburt eines Kindes meist vorliegen, zeigt sich nach der Geburt häufig auch Leber-Qi-Stagnation.
- Oft verbinden und komplizieren sich obige Mechanismen und führen zu Mangel (Qi, Blut und Yin) mit Stagnation (Leber-Qi).
- Eine milde depressive Verstimmung einige Tage nach der Geburt tritt bei fast allen Frauen auf. Es können aber auch schwere Fälle mit manischem Verhalten und psychotischen Symptomen vorkommen, die psychiatrisch behandelt werden müssen.

Behandlung

Frequenz

Vorerst 1–2 mal pro Woche. Später wöchentlich oder zweimal monatlich.

Musterdifferenzierung und Akupunkturpunkte

- *Herz-Blut-Mangel:* leichte Depression, Ängstlichkeit, weinerlich, vergesslich, Schuldgefühle, Müdigkeit, Schlafstörungen, Palpitationen.
  Punkte-Auswahl: Bl 15, Ni 3, Mi 6, Ma 36, Ren 4, 15, He 7, Pe 6, Du 20
- *Herz-Yin-Mangel:* Depression, Durchschlafstörungen, geistige Unruhe, Hitzegefühle am Abend, Nachtschweiße, Laktationsmangel, Erschöpfung.
  Punkte-Auswahl: Bl 23, Ni 6 mit Lu 7, Mi 6, Ren 4, 14, He 6, Du 20
- *Leber-Qi-Stagnation:* Depression, Gereiztheit, leichte Agressionen, Stress- und Überforderungsgefühle, Kopfschmerzen.
  Punkte-Auswahl: Bl 18, Le 3, 8, Mi 6, Di 4, Pe 6, Ren 14
- *Herz-Blut-Stase:* Depression, manisches Verhalten, beschimpft Leute, agressives Verhalten, Wahnvorstellungen, suizidale Gedanken, mangelnde Bindung zum Kind.
  Punkte-Auswahl: Bl 17, 15, Mi 4 mit Pe 6, Le 3, Mi 10, Ren 14, Du 24 (Cave: bei ausgeprägten psychotischen Störungen ist eine Akupunkturtherapie ungenü-

gend und sollte nur in Kombination mit psychiatrischen Maßnahmen eingesetzt werden.)

Behandlungsdauer

20–30 Minuten. Bei ausgeprägtem Mangel sollten die Behandlungen eher etwas kürzer gehalten werden.

Behandlungstechnik

Generell leichte Stimulation.

Spezielles

Bei zusätzlichen ausgeprägten Schlafstörungen obige Behandlung mit derjenigen unter „Schlafstörungen" kombinieren.

Punkte	Postpartale Depression
Bl 15	Rücken Shu-Punkt des Herzens; nährt das Herz-Blut und -Yin; beruhigt den Geist.
Bl 17	Rücken Shu-Punkt des Blutes; nährt und bewegt das Blut.
Bl 18	Rücken Shu-Punkt der Leber: löst Leber-Qi-Stagnation; nährt Leber-Blut.
Bl 20	Rücken Shu-Punkt der Milz: stärkt die Milz, reguliert die Mitte; nährt das Blut.
Bl 23	Rücken Shu-Punkt der Nieren; stärkt das Nieren-Yin und -Yang.
Di 4	Löst Leber-Qi-Stagnation; wirkt entspannend; vor allem wirksam in Kombination mit Le 3.
Du 20	Nach hinten gestochen: beruhigt er den Geist; wirkt entspannend.
Du 24	Beruhigt den Geist.
He 6	Nährt Herz-Yin; beruhigt den Geist; stoppt Nachtschweiß.
He 7	Nährt das Herz-Blut; beruhigt den Geist; fördert den Schlaf.
Le 3	Löst Leber-Qi-Stagnation; wirkt entspannend; beruhigt den Geist; vor allem wirksam in Kombination mit Di 4.
Le 8	Nährt Leber-Yin und -Blut.
Ma 36	Nährt Blut, tonisiert Qi.
Mi 4 mit Pe 6	Beruhigt aufsteigendes Qi des Chongmai, öffnet Chongmai, See des Blutes; stärk Blut.
Mi 6	Nährt Blut und Yin, beruhigt den Geist vor allem in Kombination mit Pe 6.

Punkte	Postpartale Depression
Mi 10	Bewegt Blut.
Ni 3	Nährt Nieren-Yin und -Yang; beruhigt den Geist vor allem in Kombination mit He 7.
Ni 6 mit Lu 7	Öffnet das Renmai, den See des Yin; stärkt das Yin im ganzen Körper.
Pe 6	Bewegt Leber-Qi; nährt Leber-Blut; beruhigt den Geist.
Ren 4	Stärkt Nieren-Yin und -Yang; nährt das Blut; Tonisierungspunkt des Renmai, See des Yin.
Ren 14	Beruhigt den Shen, lindert Erregungszustände.
Ren 15	Besänftigt Ängste, beruhigt den Shen; besonders geeignet in Kombination mit Du 24.

26. Sucht-Behandlung

- Bei der Suchtbehandlung wird das weltweit bekannte NADA Ohr-Akupunktur-Protokoll angewendet.
- Ein vollständiger Verzicht auf Nikotin für 5–7 Tage vor der Akupunktur-Nikotinentzugsbehandlung kann zu erhöhtem therapeutischen Erfolg führen.
- Gruppentherapien sind ratsam. Gruppenteilnehmer sollten aufgefordert werden, auf rege Unterhaltung zu verzichten.
- Falls tägliche Sitzungen nicht möglich sind, sollten Ohr-Dauernadeln gesetzt werden. Dies vermindert jedoch die Kontrolle und den direkten Bezug zur schwangeren Frau erheblich.

Behandlung

FREQUENZ

Vorerst einmal täglich für 5–10 Tage. Danach 2–4 mal wöchentlich für 2–3 Wochen. Die Therapie sollte in erster Linie dem Bedarf angepasst werden.
Bei schwierigem Nikotinentzug empfehlen sich häufigere Therapien. Es ist hilfreich, gemeinsam mit der Patientin die tägliche Anzahl Zigaretten festzulegen und ein Ziel zu formulieren, das schrittweise erreicht wird.

Hauptpunkte

Ohr-Punkte: Shenmen, Vegetativum, Niere, Leber, Lunge (beidseitig)

Zusatzpunkte

Le 3, He 7, Pe 6, Du 20

Behandlungsdauer

35–45 Minuten.

Behandlungstechnik

Am Ohr wenig bis keine Stimulation. Bei Körperpunkten leichte Stimulation. Körperpunkte sollten nicht täglich, sondern nur 1–2 mal pro Woche genadelt werden.

Spezielles

Körperpunkte können den Entspannungseffekt erhöhen. Sie sind jedoch nicht unbedingt notwendig.

Punkte	Suchtentwöhnung
Du 20	Nach hinten gestochen: beruhigt den Geist; wirkt entspannend.
He 7	Nährt das Herz-Blut; beruhigt den Geist; fördert den Schlaf.
Le 3	Löst Leber-Qi-Stagnation; wirkt entspannend; beruhigt den Geist; Achtung: Kombination mit Di 4 ist in diesem Stadium der Schwangerschaft kontraindiziert!
Pe 6	Bewegt Leber-Qi; nährt Leber-Blut; beruhigt den Geist.

TEIL III

KOMMENTIERTE FALLBEISPIELE

Einführung

Die Fallbeispiele sollen die in Teil I und Teil II diskutierten Theorien in Anwendung zeigen. Zu jedem Krankheitsbild werden unterschiedliche Fallbeispiele präsentiert. Diese stammen alle von Hebammen und Gynäkologinnen, welche eine fundierte Zusatzausbildung – keine Vollausbildung! – in geburtshilflicher Akupunktur besuchten. Sie widerspiegeln damit genau den Praxisalltag von Leserinnen und Lesern dieses Lehrbuchs.

Die Fallbeispiele sind als Lernbeispiele gedacht, sie vervollständigen den theoretischen Teil. Es bestehen im Praxisalltag häufig unterschiedliche Ansätze, die zum Ziel führen; selten gibt es nur einen einzigen richtigen Weg. Die hier präsentierten Beispiele und Erklärungen sind eben genau das – Beispiele, die keinesfalls ausschließlich die Ideallösung aufzeigen. Sie beschreiben mögliche Behandlungs-Ansätze für die schwangere oder gebärende Frau oder die junge Mutter, welche in den jeweiligen Situationen zu einer Besserung der Situation geführt haben oder nicht.

Aus diesem Grund folgt jeder Fallpräsentation eine Erklärung mit Hinweisen und Tipps. Die Erklärungen sollen auf Fehler oder Verbesserungsmöglichkeiten, aber auch auf besonders geschickte Lösungen hinweisen. Ein genaues Durcharbeiten der Fälle nach dem Erlernen der theoretischen Grundlagen hilft bei der Umsetzung der Theorie in die Praxis, einem der anspruchvollsten Schritte. Beginnerinnen sei geraten, sich bei der Behandlung auf das Wesentliche zu konzentrieren. Zu schnell verliert man sich in Details und übersieht das Offensichtliche.

1. Brechreiz, Emesis und Hyperemesis gravidarum

Fallbeispiel 1	Brechreiz, Emesis und Hyperemesis gravidarum
Patientin	28-jährig, II-Gravida, I-Para, SSW 9, ungeplante Schwangerschaft, erstes Kind neun Monate alt, St. nach ausgeprägter Hyperemesis gravidarum.
Hauptbeschwerden	Erneut ausgeprägte Hyperemesis gravidarum, die mit Infusionstherapie und Medikamenten behandelt wird. Patientin erwägt Interruptio aufgrund der Beschwerden.
Relevante Zeichen und Symptome	Häufiges Seufzen, leidender und angespannter Gesichtsausdruck, normaler Körperbau, normale Gesichtsfarbe; Emotionen: gereizt, ungeduldig, verzweifelt, Sodbrennen, Schlaf normal, Stuhlgang normal.
Zunge	Geschwollene blasse Zunge mit ausgeprägten Zahneindrücken.
Puls	Saitenförmig.
Muster-Differenzierung	Leber-Qi-Stagnation mit Milz-Qi-Mangel (Leber-Milz-Disharmonie).
Therapie-Prinzip	Leber-Qi bewegen, Milz-Qi stärken, Magen-Qi absenken.
Akupunktur-Therapie	Ma 44, 36, Le 3, Gb 34, Ren 10, 12, 13, Pe 6.
Folgetherapien, Behandlungserfolg	Trotz 2–3maliger Anwendung pro Woche ist die Therapie nur zögerlich wirksam. Nach der Spitalsentlassung wird die Frau im Ambulatorium weiterbetreut, wobei die Rücken Shu-Punkte Bl 18, 20 und 21 miteinbezogen werden. Die Hyperemesis verschwindet nach SSW 12, im Gegensatz zur ersten Schwangerschaft, in welcher sie bis SSW 18 persistierte.
Abschließende Bemerkungen	Die Ambivalenz gegenüber der Schwangerschaft hatte sich bis zur Spitalentlassung gelegt.

Analyse und weitere Kommentare

Symptome Die Leber-Qi-Stagnation zeigt sich deutlich und trifft auf eine vorbestehende Milz-Qi-Schwäche. Diese begünstigt grübeln und sich sorgen.

Diagnose Die Differentialdiagnose scheint korrekt.

Punkte-Erklärung Es hätten mehr Milz-Qi-stärkende Punkte, wie z.B. Bl 20 oder Mi 3, eingesetzt werden sollen, auch im Hinblick auf die psychische Komponente. Pe 6 ist bei sehr Qi-schwachen Frauen durch Le 14 zu ersetzen.

Du 20 kann grundsätzlich als energetischer Abschluss immer gegeben werden; er wirkt hebend in Bezug auf Qi wie auch auf die Stimmung.

Fallbeispiel 2	Brechreiz, Emesis und Hyperemesis gravidarum
Patientin	27-jährige Primarlehrerin, I-Gravida, 0-Para, SSW 11 3/7.
Hauptbeschwerden	Ganztägige Übelkeit mit morgendlichem Erbrechen. Itinerol B6 Suppositories (Zäpfchen).
Relevante Zeichen und Symptome	Ständige Übelkeit, Gewichtsverlust, kein Appetit, konstante Müdigkeit, Blässe. Patientin spricht sehr viel, erzählt alles Mögliche, macht sich große Sorgen.
Zunge	Blass, geschwollen mit Zahneindrücken.
Puls	Schwach.
Muster-Differenzierung	Milz-Qi-Mangel mit rebellierendem Magen-Qi.
Therapie-Prinzip	Milz-Qi stärken, Chongmai beruhigen, rebellierendes Magen-Qi absenken.
Akupunktur-Therapie	Bl 21, 20, Ma 36, Ni 6, 21, 27, Ren 10, 12, 13, Pe 6
Folgetherapien, Behandlungserfolg	Mit den Nierenpunkten wird der Chongmai beruhigt, mit den Ren-Punkten der Magen reguliert. Pe 6 hilft gut bei Erbrechen und Brechreiz und beruhigt zugleich den Geist (Patientin sorgt sich sehr). Rücken-Shu-Punkte der Milz und des Magens regulieren und stärken diese Organe. Mit Ma 36 wird zusätzlich das Qi gestärkt und das Blut genährt. Diese Stärkung ist bei einer allgemeinen geschwächten Patientin wie dieser sicherlich angezeigt.
Abschließende Bemerkungen	Beim Termin eine Woche später berichtet die Patientin, dass sie morgens nur noch selten erbrechen musste und kein weiteres Gewicht verloren hat. Übelkeit und Appetitmangel sind unverändert. Zweite Akupunktursitzung nach dem gleichen Muster – zusätzlich im Ohr die Zonen Magen, Milz und Leber. Eine Woche später fühlt sich die Patientin deutlich besser und hatte Appetit auf Pizza, Auflauf, Kuchen, etc. Die Übelkeit war vor allem morgens noch sehr ausgeprägt und besserte sich tagsüber. Das Gewicht blieb stabil. Die Patientin kam noch zu drei weiteren Behandlungen.

Analyse und weitere Kommentare

Symptome Die Milz-Symptome überwiegen. Das Erbrechen beschränkt sich auf einmal am Morgen. Bei den vielen Milz-Symptomen liegt wahrscheinlich ein vermindertes Durstgefühl, resp. eine relative Unfähigkeit vor, genug zu trinken. Dieses Symptom wird nicht erwähnt.

Diagnose Ob bei vermutetem Blutmangel ein rebellierender Chongmai oder ein angreifender Lebermeridian das Erbrechen verursacht, ist manchmal schwierig zu differenzieren. Grundsätzlich verursacht ein rebellierender Chongmai aber eher profuses Erbrechen. Der Milz-Qi-Mangel ist klar dominant. Dass dazu noch als Folge Feuchtigkeit vorliegt, ist wahrscheinlich.

Punkteerklärung Die Auswahl ist gut. Die Kombination von Pe 6 mit den Chongmai-Punkten ist etwas viel, hätte entweder/oder bei einmaligem Erbrechen pro Tag genügt. Du 20 oder He 7 wäre zur Beruhigung der Patientin angemessen gewesen.

- Die relativ hohe Anzahl der gestochenen Punkte ist o.k., dabei sollte aber darauf geachtet werden, dass diese nicht stark stimuliert werden.
- Eine einfache Grundregel kann zum Teil über zu starke Behandlungen Aufschluss geben: ist die Frau am Tag der Akupunktur *und* am darauffolgenden Tag stark müde (nicht nur etwas entspannt), dann wurde zu stark therapiert. Es lohnt sich in diesen Fällen, die Anzahl der Nadeln sowie die Therapiedauer zu reduzieren.

Fallbeispiel 3	**Brechreiz, Emesis und Hyperemesis gravidarum**
Patientin	37-jährige Logopädin (arbeitet Teilzeit), III-Gravida, I-Para, SSW 14, St. nach Spontangeburt am Termin vor 3 Jahren, St.n. Spontanabort vor 1 Jahr.
Hauptbeschwerden	Starke Nausea bei Essensgerüchen, Emesis mit ca. viermaligem Erbrechen täglich.
Relevante Zeichen und Symptome	Erbrechen unabhängig von Tageszeit. Erbrochenes nicht bitter schmeckend. Inappetenz, Müdigkeit seit Beginn der SS; muss einen kurzen Mittagschlaf machen, Einschlafprobleme nachts, fühlt sich innerlich unruhig, Tendenz zu Obstipation, kein Nachtschweiß.
Zunge	Rote Ränder und rote Zungenspitze. Trockener Belag.
Puls	Voll, lässt sich aber gut wegdrücken. Eher schnell.
Muster-Differenzierung	Milz-Qi-Mangel, Herz-Hitze, Trockenheit im Unteren Erwärmer.
Therapie-Prinzip	Chongmai regulieren, Erbrechen stoppen, Herzhitze klären und Shen beruhigen. Unteren Erwärmer befeuchten.

Fallbeispiel 3	Brechreiz, Emesis und Hyperemesis gravidarum
Akupunktur-Therapie	Bl 21, 20, Ni 6, 21, 27, 3-E 6, He 6
Folgetherapien, Behandlungserfolg	Nach der Behandlung für sechs Tage kein Erbrechen und nur noch wenig Nausea. Ebenfalls hat sie nach der Therapie besser geschlafen. Meldet sich wieder am sechsten Tag aufgrund von erneutem Erbrechen. Die Obstipation war nach der ersten Behandlung weg. Die zweite Behandlung eine Woche später erfolgte mit denselben Punkten wie oben, plus Ma 36. Ma 36 wurde gewählt, weil die Müdigkeit nach dem Essen ausgeprägt war.
Abschließende Bemerkungen	Frau meldet sich nach einer Woche: Es gehe ihr viel besser, und sie brauche keine weiteren Behandlungen mehr.

Analyse und weitere Kommentare

SYMPTOME Die Zeichen von Trockenheit sowie die Schlafstörungen zeigen einen Blutmangel an. Ein Chongmai in Disharmonie verursacht die typischen aufsteigenden Symptome wie Erbrechen und eine rote Zunge.

DIAGNOSE Es wird richtigerweise Milz-Qi-Mangel diagnostiziert. Die Magensymptome, resp. Nausea und Emesis, sind die Folge davon. Herz-Hitze und Trockenheit im Unteren Erwärmer sind die Folge des Blutmangels, der praktisch bei allen Schwangeren auftritt; somit wäre als Diagnosestellung eher Blutmangel angezeigt.

PUNKTEERKLÄRUNG Mit Bl 21 und 20 sind Punkte zur kausalen Behandlung sowohl von Blut-Mangel wie auch Qi-Schwäche gewählt. Die Kombination mit symptomatisch wirksamen Punkten hat gut gewirkt. Mit einem zusätzlichen Punkt zur Blutbildung wäre die Müdigkeit eventuell effizienter behandelt gewesen.

Fallbeispiel 4	Brechreiz, Emesis und Hyperemesis gravidarum
Patientin	34-jährige Anästhesie-Pflegefachfrau, II-Gravida, I-Para, SSW 7 6/7, Sohn 6-jährig, St. nach Übelkeit in der letzten Schwangerschaft für fünf Monate.
Hauptbeschwerden	Anhaltende Übelkeit, wenig Erbrechen.
Relevante Zeichen und Symptome	Metallischer Geschmack im Mund, Verdauung: abwechselnd Durchfall / Verstopfung, guter Schlaf, fühlt sich angespannt, die Aussicht auf fünf Monate Übelkeit wie in der ersten Schwangerschaft stresst sie.
Zunge	Blass mit Zahneindrücken, weißlicher Belag.
Puls	Voll, saitenförmig, rechts kräftiger als links.
Muster-Differenzierung	Leber-Milz-Disharmonie, d.h. Leber-Qi-Stagnation mit Milz-Mangel.
Therapie-Prinzip	Qi bewegen und Qi stärken.
Akupunktur-Therapie	Ni 6, 21, Ma 36, Ren 10, 12, 13 (eine lange Nadel subcutan), Pe 6. Behandlungsdauer: 30 Minuten mit mittlerer Stimulation.
Folgetherapien, Behandlungserfolg	Die Schwangere meldete sich nach einer Woche wieder für eine Behandlung. Nach der ersten Behandlung ging es ihr besser. Sie wurde mit den gleichen Punkten behandelt. Zusätzlich wurde bei Ni 6 und Ni 21 eine Dauernadel gesetzt. Eine Woche später (zwei Wochen nach Behandlungsbeginn) kam sie zum letzten Mal. Es ging ihr deutlich besser, der komische Geschmack im Mund war weg und sie war viel zuversichtlicher bezüglich des Schwangerschafts-Verlaufs.
Abschließende Bemerkungen	Der Frau wurde angeboten, sich bei Beschwerden jederzeit bei uns zu melden, was nicht mehr nötig war.

Analyse und weitere Kommentare

SYMPTOME Es zeigen sich Zeichen von Milz-/Magen-Qi-Schwäche wie auch von angreifendem Leber-Qi. Leider fehlt ein Hinweis, ob die Trinkfähigkeit eingeschränkt ist. Eine eingeschränkte Trinkfähigkeit tritt bei Milz-Qi-Mangel sehr häufig auf. Deren Diagnose ist wichtig, weil bei einer Trinkmenge von weniger als 1 Liter/Tag eine Dehydrierung droht.

DIAGNOSE Ist korrekt, aber nicht ganz komplett gestellt. Der weißliche Belag lässt den Schluss auf angesammelte Feuchtigkeit zu.

Punkteerklärung Bei der vorliegenden Situation fehlt noch mindestens ein Qi-stärkender Punkt wie z.B. Mi 3 oder Bl 20 oder 21. Ma 40 oder Mi 9 wären geeignet, falls die Patientin tatsächlich in ihrer Trinkfähigkeit eingeschränkt ist. Die Entscheidung zwischen Pe 6 oder Le 14 muss individuell je nach Schwäche der Patientin getroffen werden. Der Beibezug von Dauernadeln ist angezeigt, wenn zwischen zwei Behandlungsterminen mehrere Tage liegen.

Fallbeispiel 5	**Brechreiz, Emesis und Hyperemesis gravidarum**
Patientin	39-jährige Pflegefachfrau, SSW 8 3/7.
Hauptbeschwerden	Starke Übelkeit mit Erbrechen (bis 8x täglich).
Relevante Zeichen und Symptome	Müdigkeit, neutraler Geschmack des Erbrochenen, Appetitlosigkeit, Reflux, Völlegefühl, häufige Miktion von hellem Urin.
Zunge	Blass mit Zahneindrücken, abgeschälter Belag in der Zungenmitte (Mi/Ma-Region).
Puls	Kraftlos, eher dünn.
Muster-Differenzierung	Milz/Magen-Mangel mit etwas Hitze im Magen.
Therapie-Prinzip	Milz und Magen stärken und harmonisieren, Magen-Hitze klären.
Akupunktur-Therapie	Bl 20, Ni 6, 21, 27, Ma 44, 36, Ren 10, 12, 13, Pe 6, Therapiedauer: 25 min; Keine Stimulation; die Patientin wollte keine Dauernadeln.
Folgetherapien, Behandlungserfolg	Nach ca. 8 Stunden verspürte die Frau eine leichte Besserung der Übelkeit. Die zweite Behandlung fand zwei Tage nach der ersten statt und führte zu einer deutlicheren Linderung als die erste Behandlung. Die Übelkeit trat nur noch sporadisch auf und die Häufigkeit des Erbrechens reduzierte sich auf zweimal täglich. Die Frau wurde angehalten, ihre Ernährung folgendermaßen umzustellen: kleine Portionen, wenig Milchprodukte, vorwiegend warme Nahrung.
Abschließende Bemerkungen	Die Patientin war aufgrund ihrer Hyperemesis hospitalisiert. Die Gabe von Medikamenten während 24 Stunden führte zu keiner Besserung. Danach wurde sie während des Spitalaufenthaltes akupunktiert. Weitere Akupunktur-Behandlung nach ihrem Austritt wurden durch eine freischaffende Hebamme vorgenommen.

Analyse und weitere Kommentare

SYMPTOME Achtmaliges Erbrechen pro Tag ist überdurchschnittlich und meistens ein Symptom eines rebellierenden Chongmais, außer es wird anhand von anderen Symptomen ein sehr stagnierendes Leber-Qi festgestellt, das massiv einen schwachen Magen angreift. Dann hätte das Erbrochene aber einen bitteren oder sauren Geschmack und der Puls eine andere Qualität. Bei dieser Frau treten auch Symptome von Milz-Schwäche sowie von Nahrungsstagnation (Völlegefühl) auf.

DIAGNOSE Milz-Magen-Qi-Schwäche ist richtig diagnostiziert, der geschwächte rebellierende Chongmai wird hingegen nicht erwähnt. Ebenso rühren die leichte Magenhitze sowie der Reflux sekundär von der Nahrungsstagnation her. Aufgrund der häufigen Miktionen scheint eventuell auch eine Nieren-Schwäche vorzuliegen.

PUNKTEERKLÄRUNG Es wurde richtigerweise Bl 20 genadelt; mit Ma 36 sowie Ren 10, 12 das Magen-Qi gestärkt und mit den Chongmai-Punkten dieser reguliert. Auch hier wurde gleichzeitig Pe 6 dazugenommen, was bei sehr häufigem Erbrechen in der ersten Sitzung o.k. ist, aber sobald das Erbrechen gestoppt ist, zuviel wäre. Für die Nahrungsstagnation in Form des Völlegefühls wäre Ma 34 effizienter als Ma 44 gewesen. Es spricht auch nichts dagegen, in der Schwangerschaft Bl 23 zu nadeln.

2. Sodbrennen

Fallbeispiel 1	Sodbrennen
Patientin	35-jährige Maklerin, I-Gravida, 0-Para, SSW 11 2/7.
Hauptbeschwerden	Saures Aufstoßen und Übelkeit.
Relevante Zeichen und Symptome	Müdigkeit, Gereiztheit, viel Stress, diesen empfindet sie jedoch nicht als belastend; guter Appetit, großer Durst.
Zunge	Gerötete Seitenränder, insgesamt gerötet. Belag im hinteren Teil verdickt.
Puls	Normal.
Muster-Differenzierung	Rebellierendes Qi mit Hitze.
Therapie-Prinzip	Qi absenken und Hitze klären.
Akupunktur-Therapie	Ma 44, 21, Ren 10, 12, 13, Pe 6.
Folgetherapien, Behandlungserfolg	Sitzung à 20–25 Minuten. Patientin verspürte nach erster Behandlung eine deutliche Besserung; nach 2 Tagen verschlechterte sich ihr Zustand wieder. Darauf folgte die zweite Behandlung am dritten Tag. Diese führte erneut zu einer Besserung. Die dritte Behandlung fand am siebten Tag nach der ersten Therapie statt.
Abschließende Bemerkungen	Nach drei Behandlungen bleibt die Schwangere beschwerdefrei.

Analyse und weitere Kommentare

Symptome Es werden mit dem sauren Aufstoßen, der Gereiztheit und dem Stress Symptome beschrieben, welche auf eine Leber-Qi-Stagnation hindeuten. Diese Stagnation kann Hitze generieren, was die geröteten Zungenränder bestätigen. Die Müdigkeit deutet auch den physiologischen Qi-Mangel anfangs Schwangerschaft an.

Diagnose Die korrekte Formulierung wäre eher: stagnierendes Leber-Qi greift den Magen an. Die Hitze-Symptome sind nicht ausgeprägt und auf den Magen beschränkt.

Punkteerklärung Ma 44 ist einer der wichtigsten Punkte bei Sodbrennen, zudem senkt er auch das Magen-Qi ab, das hier zu Übelkeit führte. Ende Schwangerschaft tritt das Sodbrennen aus mechanischen Gründen auf, also ohne echte

Magenhitze, und auch da kann mit Ma 44 oft Linderung erreicht werden. Die Anwendung von Pe 6 ist in diesem Fall angezeigt, da er das Qi im Thorax reguliert, absenkt und auch beruhigend auf das Leber-Qi wirkt. Ren 10, 11 und 12 sind gut gewählt zur Regulation des Magen-Qis. Ma 21 ist hier nicht nötig, er eignet sich eher für Völle-Muster wie z.B. Nahrungsstagnation. Je nach subjektivem Stressempfinden wäre eher Le 2 oder 3 angebracht. Herauszuheben ist die Tatsache, dass Ma 36, ansonsten der Hauptpunkt für alle Magen-Probleme, nicht angewendet wurde. Gemäß einigen Quellen stimuliert Ma 36 den Magen und kann dadurch das Sodbrennen verstärken. Ein anderer stärkender Punkt wie z.B. Mi 3 oder Bl 20 hätte noch zur Linderung der Müdigkeit beigetragen.

Fallbeispiel 2	**Sodbrennen**
Patientin	37-jährige Postangestellte und Hausfrau, III-Gravida, II-Para, SSW 37, St. nach Gallensteinen.
Hauptbeschwerden	Starkes Magenbrennen, Rückenschmerzen, Schlafstörungen.
Relevante Zeichen und Symptome	Magenbrennen, Rückenschmerzen im Lumbalbereich, Mühe mit Durchschlafen, Nachtschweiß, Müdigkeit, besonders nach dem Essen, gereizt und ungeduldig. Die Patientin ist ihrem Alltag maximal gefordert. Sie sagt, immer noch „alles im Griff" zu haben, ist aber sehr angespannt und müde. Die letzten beiden Geburtserfahrungen waren schwierig und sie überlegt sich, ob sie wirklich wieder am selben Ort gebären will. Ihr Mann arbeitet 100% auf dem Bau und kann sie in diesen Fragen wenig unterstützen.
Zunge	Rote Punkte, seitliche Zahneindrücke.
Puls	Schlüpfrig.
Muster-Differenzierung	Magen-Hitze mit Leber-Qi-Stagnation und Nieren-Yin-Mangel.
Therapie-Prinzip	Magen-Hitze klären, Leber-Qi-Stagnation lösen und Yin nähren.
Akupunktur-Therapie	Bl 23, 21, 20, 18, Ma 44, 34, 13, Ni 6, He 6, Pe 6, Du 20, Ohrsamen auf Ma 44.
Folgetherapien, Behandlungserfolg	Die Rückenschmerzen haben sich nach der Behandlung sehr schnell beruhigt. Das Magenbrennen verstärkte sich, bis die Frau nach ca. 6 Stunden die Samen wegnahm. Danach verschwand das Magenbrennen und kam nicht wieder. Der Schlaf verbesserte sich ebenfalls.
Abschließende Bemerkungen	In den Tagen nach der Behandlung entschied sich die Frau, sich für die Geburt im Spital abzumelden und im Geburtshaus anzumelden. Der Rest der Schwangerschaft war relativ harmonisch. Frau S. hat ihre Geburt als sehr schön erlebt, kurz und intensiv, aber aus sich selbst heraus und nicht fremdbestimmt.

Analyse und weitere Kommentare

Symptome Die aufgeführten Symtpome weisen auf verschiedene Störungen hin. Grundsätzlich soll mit der Patientin besprochen werden, welche Symptome für sie Behandlungspriorität aufweisen. Es kommt häufig vor, dass kleine Symptome während der Behandlung von selbst verschwinden.

Diagnose Ist richtig gestellt, es fehlt aber die Erwähnung des Milz-/Magen-Qi-Mangels.

Punkteerklärung Die Punkteauswahl umfasst viele Back-Shu-Punkte, was eine gute Wahl darstellt. Diese regulieren in diesem Fall die Mitte (Bl 20 und 21), lösen Leber-Qi-Stagnation (Bl 18) und stärken die Nieren und die Lumbalregion (Bl 23). Es ist anzustreben, mit möglichst wenig Punkten möglichst viele Indikationen abzudecken, was hier mit Pe 6 und Du 20 gelingt. Pe 6 beruhigt das angespannte Leber-Qi und ist gut für den Magen, Du 20 hebt die Stimmung und das Qi und kann gleichzeitig den Rückenschmerz lindern, wie auch He 6. Mit Ma 13 und 44 wird effizient das Magenbrennen behandelt. Hingegen ist Ma 34 eher für Magen-Stagnationen geeignet, die ein Klumpengefühl verursachen. Ni 6 und He 6 sind beide gut eingesetzt, um das Yin und somit den Schlaf zu nähren. Die Verschlimmerung des Magenbrennens aufgrund des Samens auf Ma 44 ist schwierig zu beurteilen. Erstverschlimmerungen sind zwar selten, können jedoch auftreten. Therapeutisch wichtig ist die anhaltende Verbesserung. Patientinnen, die sich während einer Akupunkturbehandlung in ihrer Situation verstanden und von ihren Beschwerden erlöst fühlen, können häufig dadurch Energien freisetzen, die sie für Entscheidungen brauchen.

3. Rückenschmerzen

Fallbeispiel 1	**Rückenschmerzen**
Patientin	25-jährige Sekretärin, I-Gravida, 0-Para, SSW 38.
Hauptbeschwerden	Ischiasschmerzen linksseitig, unruhiger Schlaf mit häufigem Erwachen.
Relevante Zeichen und Symptome	Ausstrahlender Schmerz ins linke Bein, schlimmer im Liegen und beim Aufstehen. Schlechter Schlaf mit häufigem Aufwachen, ungeduldig, möchte möglichst bald gebären.
Zunge	Geschwollene Seitenränder, wenig gelber Belag.
Puls	Kräftig.
Muster-Differenzierung	Leber Qi-Stagnation, Hitze.
Therapie-Prinzip	Leber-Qi-Stagnation lösen, Hitze klären, Geburt vorbereiten.
Akupunktur-Therapie	Bl 23, Le 3, BL 62 zusammen mit Dü 3, Mi 6, Ma 36, Gb 30, 34, Di 4, Du 20. Dauernadel im Ohr: Lumbalzone.
Folgetherapien, Behandlungserfolg	Bereits nach der ersten Sitzung ging es ihr wesentlich besser.
Abschließende Bemerkungen	Die Frau wurde bis zur Geburt insgesamt drei Mal akupunktiert.

Analyse und weitere Kommentare

Symptome Die Hauptsymptome beruhen auf der Ischialgie, wie sie in der späten Schwangerschaft sehr häufig vorkommt.

Diagnose Bei der Behandlung steht die Ischialgie im Vordergrund. Die Feststellung einer Leber-Qi-Stagnation ist sicher korrekt, aber was weist auf Hitze hin? Vielleicht der gelbe Belag? Wenn er so isoliert auftritt, könnte z.B. Kaffee oder sonst etwas Färbendes die Erklärung sein.
Was hier eindeutig fehlt, ist die Beschreibung, ob die Schmerzen entlang des Gallenblasen- oder entlang des Blasenmeridians verlaufen.

Punkteerklärung Bl 23 und Dü 3 zusammen mit Bl 62 sind sehr effiziente Punkte gegen Rückenschmerzen, wobei die Kombination mit Du 4 noch kräftiger wirkt. Gb 30 und auch Ashipunkte sind wirksam bei Ausstrahlungen ins Gesäß. Bei Schmerzen im Verlauf des Gallenblasenmeridias kommt neben Gb 34 auch Gb 41 in Frage; bei Verlauf entlang des Blasenmeridians Bl 36, 40 und 60 oder 62.

Wenn, wie hier, auch geburtsvorbereitend behandelt wird, sollen die Punkte möglichst kombiniert werden. Du 20 ist gut gewählt, da er sowohl gegen Rückenschmerzen wirkt als auch den Geist entspannt und somit schlaffördernd ist. Als Dauernadel im Ohr wird der Lumbalpunkt gesetzt und zwar auf der Seite der Schmerzen; dazu würde auch Shenmen passen, der grundsätzlich schmerzstillend wirkt.

Fallbeispiel 2	**Rückenschmerzen**
Patientin	29-jährige Bankangestellte am Schalter (100%), I-Gravida, 0-Para, SSW 36 2/7.
Hauptbeschwerden	Heftige Rückenschmerzen mit Ausstrahlung ins Bein entlang der Gallenblasen-Leitbahn.
Relevante Zeichen und Symptome	Fühlt sich häufig heiß, häufiger Nachtschweiß. Ist genervt über die Schmerzen, ungeduldig und gestresst. Fühlt sich nach dem Essen häufig müde, eher vermehrter Appetit, Stuhlgang verstopft, kann gut einschlafen, erwacht jedoch mindestens 4 Mal pro Nacht aufgrund des Nachtschweißes.
Zunge	Rotbläulich mit geschwollenen Zungenrändern, sehr wenig bis kein Belag.
Puls	Saitenförmig, jedoch nicht sehr stark.
Muster-Differenzierung	Nieren-Yin-Mangel, Leber-Qi-Stagnation und Milz-Qi-Mangel.
Therapie-Prinzip	Nieren stärken, Rückenschmerzen entlang der Gallenblasen-Leitbahn lösen, Leber-Qi-Stagnation lösen, leichten Milz-Qi-Mangel unterstützen.
Akupunktur-Therapie	Bl 23, 20, 1 Ashipunkt, Gb 41, 34, Dauernadeln im linken Ohr: schmerzhaftester Punkt in Lumbalzone, Shenmen.
Folgetherapien, Behandlungserfolg	Therapie: 2 mal pro Woche, je 25 Minuten lang. Nach SSW 37 0/7 zusätzlich Gb 30 massieren.
Abschließende Bemerkungen	Die Schwangere hatte bereits nach der ersten Therapie weniger Beschwerden.

Analyse und weitere Kommentare

Symptome Es werden Symptome beschrieben, die verschiedene und deutliche Ungleichgewichte anzeigen.

Diagnose Es wurde hier unseres Erachtens eine zutreffende Diagnose gestellt.

Punkteerklärung Mit Bl 23, Gb 34 und 41 ist die Behandlung korrekt, aber etwas einfach gehalten. Sowohl Bl 23 wie auch Gb 34 dienen auch in diesem Fall für zwei Indikationen, einerseits für das Nieren-Yin, andererseits gegen gespanntes Leber-Qi. Dazu kommt Gb 30, der, wie oben bereits erwähnt, Schmerzen in der Gesäßregion gut behandelt. Nach dem Ashi-Prinzip sollte in der Gb 30-Region die schmerzhafteste Stelle gewählt werden. Wie Gb 34 kann aber auch Gb 30 problemlos schon zu einem früheren Schwangerschaftszeitpunkt gesetzt werden. Bl 20 ist zur Behandlung des Milz-Qi-Mangels gut gewählt. Hingegen fehlen Punkte zur gezielten Linderung der doch starken Yin-Mangel-Symptome. Es hätte sich z.B. die Öffnung des Renmai (Lu 7 mit Ni 6) zur kräftigen Yin-Nährung geeignet, allenfalls kombiniert mit der speziellen Kombination gegen Nachtschweiß: Ni 7 und He 6. Wenn eine Patientin sehr ungeduldig und/oder gestresst ist, wäre die zusätzliche Nadelung von von Le 3 oder Du 20 hilfreich gewesen.

4. Schlafstörungen

Fallbeispiel 1	Schlafstörungen
Patientin	36 jährige Lehrerin, I-Gravida, 0-Para, SSW 39.
Hauptbeschwerden	Schlafstörungen.
Relevante Zeichen und Symptome	Nervosität, Aufregung, denkt viel an die bevorstehende Geburt, kann nicht abschalten, Konzentrationslosigkeit.
Zunge	Blasse Farbe.
Puls	Dünn und schwach.
Muster-Differenzierung	Herz-Blutmangel.
Therapie-Prinzip	Blut nähren und Milz stärken – damit der Geist sich wieder im Herzen verankern kann.
Akupunktur-Therapie	Bl 20, 17, He 7, Yintang, Du 20.
Folgetherapien, Behandlungserfolg	Die Frau kam zweimal in die Behandlung. Schon nach der ersten Behandlung fühlte sie sich etwas entspannter. Nach der zweiten Therapie schlief sie besser.
Abschließende Bemerkungen	Kurz nach dem zweiten Termin hat sie geboren.

Analyse und weitere Kommentare

SYMPTOME Die Symptome sind typisch für einen Blutmangel, der wahrscheinlich schon einige Zeit besteht. Schlafstörung kommt sehr häufig vor gegen Ende der Schwangerschaft und kann auch aufgrund von Yin-Mangel mit leerer Hitze auftreten. Je nach Vorliegen von Hitze-Zeichen wird die Differentialdiagnose getroffen. In diesem Fall ist das Symptom „nicht abschalten können“ ein Hinweis auf Hitze.

DIAGNOSE Die Diagnose ist richtig gestellt, außer dass bei Yin-Mangel meist auch Leere-Hitze genannt wird.

PUNKTEERKLÄRUNG Bl 17 und 20 sind sehr geeignete Punkte, um Blut zu nähren und das Milz-Qi zu stärken. He 7 ist der Punkt der Wahl bei Herz-Blutmangel und zur Beruhigung von Agitiertheit. Yintang ist ein ausgezeichneter und stark wirksamer Punkt, kreisende Gedanken abzuschalten. Du 20 hebt sowohl die

Stimmung wie auch das Qi. Es ist aber fragwürdig, ob beide gleichzeitig genadelt werden sollen. Mit Mi 6 und/oder Ma 36 wäre eine Mehrfachwirkung Blut- und Yin-Nährung, Beruhigung und Qi-Stärkung möglich gewesen. Ebenso sind bei SSW 39 2/7 Punkte zur Geburtsvorbereitung wie z.B. Gb 34 oder Bl 62 angezeigt.

Fallbeispiel 2	**Schlafstörungen**
Patientin	35 jährige Biologin, III-Gravida, III-Para, 2 Tage post partum.
Haupt-beschwerden	Kann nicht einschlafen. Dieses Problem kennt sie schon von der Schwangerschaft; gegen Ende der SS hat sie täglich Sanalepsi-Tropfen eingenommen.
Relevante Zeichen und Symptome	Einschlafschwierigkeit, Vergesslichkeit, blasse Lippen, tiefes Hämoglobin, dünner Körperbau, Gereiztheit, Ungeduld, weinerlich, tiefer Blutdruck.
Zunge	Blasse Farbe, geschwollene Seitenränder, kein Belag.
Puls	Saitenförmig.
Muster-Differenzierung	Herz-Blutmangel mit Leber-Qi-Stagnation.
Therapie-Prinzip	Herz-Blut stärken, Leber-Qi-Stagnation lösen, Geist beruhigen und Schlaf fördern.
Akupunktur-Therapie	Bl 15, Gb 34, Di 4, He 7, Anmian, Yintang, Du 20; Ohr: Shenmen.
Folgetherapien, Behandlungserfolg	Die Frau begann während der Behandlung, von ihren Problemen zu erzählen und wurde dabei immer ruhiger. Sie spürte, wie ihre Glieder immer schwerer wurden. Zehn Minuten nach der Nadelentfernung schlief die Frau bereits tief und fest. Sie hatte danach auch keine Schwierigkeiten mehr, nach dem Stillen wieder einzuschlafen. Sie war demnach am nächsten Morgen ausgeruht und glücklich.
Abschließende Bemerkungen	Da die Frau danach das Wochenbett verließ, wurde sie nicht weiter behandelt. Sie wird sich jedoch bei Bedarf in einer Akupunkturpraxis für eine weitere Therapie melden.

Analyse und weitere Kommentare

Symptome Es liegen klassische Symptome eines Blutmangels vor, wie er kurz nach einer Geburt fast unvermeidlich ist. Dazu kommen Symptome der Leber-Qi-Stagnation.

Diagnose Die Diagnose wurde korrekt gestellt.

Punkteerklärung He 7 ist der Kardinalpunkt in diesem Fall, sowohl um Blut zu nähren, den Geist zu verankern und so den Schlaf zu fördern. Ebenso geeignet ist Bl 15 für die Bildung des Herz-Blutes. Du 20 und Anmian sind wirksame Schlafpunkte, und auch Yintang hilft über seine beruhigende Wirkung, in den Schlaf zu finden. Anstelle von Gb 34 wäre aber z.B. Le 8, der sowohl Leber-Qi besänftigt, wie auch Leber-Blut nährt, geeigneter gewesen. Auch Bl 20 hätte der Patientin geholfen, sowohl das Milz-Qi wie auch die Blutbildung zu stärken. Die Kombination von Gb 34 mit Di 4 wäre besser ersetzt durch Le 3 und Di 4, bekannt als „die Vier Tore". Diese können auf „Fünf Tore" erweitert werden, wenn bei Angstgefühlen noch Du 24 dazu gegeben wird.

5. Varikosis

Fallbeispiel 1	Varikosis
Patientin	36-jährige Frau, III-Gravida, II-Para (spontan), SSW 32.
Hauptbeschwerden	Varikosis, v.a. Schamlippen.
Relevante Zeichen und Symptome	Druck nach unten mit Schmerzen, schwere Beine (trägt Stützstrümpfe), starkes Sodbrennen (behandelt mit Alucolsirup), Müdigkeit, Kurzatmigkeit, Übelkeit, starker Speichelfluss, sehr mitteilungsbedürftig.
Zunge	Stark gerötet mit roten Punkten, wenig verdickter gelber Belag in der Mitte, leichte Zahneindrücke.
Puls	Kräftig, eher saitenförmig.
Muster-Differenzierung	Mi-Qi-Mangel mit sinkendem Qi, Blutstase, Ansammlung von Hitze.
Therapie-Prinzip	Mi-Qi stärken, Stase lösen, Hitze ausleiten.
Akupunktur-Therapie	Bl 57/58, 20, 17, Ma 44, 36, 13, Mi 10, Pe 6, Du 20.
Folgetherapien, Behandlungserfolg	Bei der zweiten Behandlung nach einer Woche hatten sich die Symptome deutlich verbessert. Zwei Tage vor der zweiten Behandlung verstärkten sich Druck und Schmerz in der Scheide wieder. Auch das Magenbrennen hatte sich wieder verschlimmert. Zusätzlich zeigten sich zu diesem Zeitpunkt noch Kontraktionen. Die Frau machte sich Sorgen, dass das Kind zu früh kommen würde. Die verabreichte Therapie war gleich wie die erste. Bei Ma 13 wurden jedoch Dauernadeln gesetzt. Weiter wurde noch He 7 beigefügt, um den Geist zu beruhigen und somit den Körper zu entspannen.
Abschließende Bemerkungen	Die Patientin führte die Behandlungen fort, und die Symptome besserten sich weiter. Sie fühlte sich nach jeder Akupunkturtherapie besser und entschloss sich, auch in die Geburtsvorbereitungstherapie zu kommen.

Analyse und weitere Kommentare

Symptome Hämorrhoiden und Varizen liegt immer ein Milz-Qi-Mangel zugrunde. Müdigkeit, Kurzatmigkeit und Nausea zeigen ebenfalls in diese Richtung. Besteht der Milz-Qi-Mangel schon seit längerer Zeit, sammelt sich Feuchtigkeit an (Hypersalivation, Schweregefühl) und es entsteht hier das Syndrom von „sinkendem Qi" (Druck nach unten, Schweregefühl). Die Hitze zeigt sich im

Sodbrennen, resp. werden hier keine weiteren Symptome aufgeführt, die aber wahrscheinlich vorhanden sind, da die ganze Zunge gerötet ist.

DIAGNOSE Die Diagnose ist richtig gestellt und verifiziert sich auch über die Zunge in den Zahneindrücken, der roten Farbe mit den roten Papillen und dem gelben Belag im Magenbereich. Die Blutstase ist eine automatische Folge bei Hämorrhoiden und Varikosis, und hier könnte auch Hitze vorliegen, denn häufig sind Varizen sehr warm bis heiß anzufühlen.

PUNKTEERKLÄRUNG Die Punkte Bl 20 und Ma 36 stärken das Milz-/Magen-Qi. Bl 17 und Mi 10 und Ma 13 bewegen und kühlen das Blut und wirken somit schmerzlindernd. Bl 57 und 58 werden beide genadelt, es reicht aber, wenn der schmerzhaftere von beiden verwendet wird. Ma 44 und Pe 6 bekämpfen das Sodbrennen und auch die Übelkeit. Du 20 ist mit seiner stark hebenden Wirkung unverzichtbar gegen den Druck nach unten.

Fallbeispiel 2	**Varikosis**
Patientin	30-jährige Hauswirtschaftslehrerin, II-Gravida, I-Para, erstes Kind 2-jährig (Sohn), SSW 30.
Hauptbeschwerden	Ausgeprägte Vulvavarizen sowie Krampfadern an den Beinen, verbunden mit Schmerzen. Beides zunehmend und schmerzhafter. Frau trägt seit 4 Wochen Stützstrümpfe.
Relevante Zeichen und Symptome	Blasse Gesichtsfarbe, Müdigkeit, Hypotonie, Appetit gut; isst kleine häufige Mahlzeiten alle 1–2 Stunden, Schlaf gut, sehr schlanke Frau von aktuell 50 kg, mäßige Gewichtszunahme, tiefes Hb, Stuhlgang eher verstopft, Tendenz zu blauen Flecken, leichte Rückenschmerzen, Vergesslichkeit.
Zunge	Blasse Zunge mit roten Rändern und ausgeprägt geröteter Spitze, wenig bis kein Zungenbelag, Unterzungenvenen nicht gestaut.
Puls	Allgemein dünn und schwach, teilweise nur in der Tiefe tastbar.
Muster-Differenzierung	Yin- und Blut-Mangel, Qi- und Yang-Mangel.
Therapie-Prinzip	Qi, Blut, Yin und Yang stärken.
Akupunktur-Therapie	Bl 58, 57, 17, Ma 36, 13, Ni 8, Du 20 (nach vorne gestochen). Keine Nadelstimulation; Nadeln knapp 20 Minuten belassen.
Folgetherapien, Behandlungserfolg	Nach 3 Behandlungen zeigte sich ein Behandlungserfolg. Die Krampfadern waren zwar immer noch in gleich ausgeprägter Form vorhanden wie zuvor, verursachten der schwangeren Frau aber keine Schmerzen mehr. Bis zum Geburtstermin wurde die Frau jeweils ein- bis zweimal wöchentlich akupunktiert (mit den ungefähr gleichen Punkten).

Fallbeispiel 2	Varikosis
Abschließende Bemerkungen	De Frau hatte schon zu Beginn der SS einen starken Blut-, Qi- und Yin-Mangel. Eventuell hätte das Einsetzen von Akupunktur schon zu Beginn der SS die Varizen verhindern können.

Analyse und weitere Kommentare

SYMPTOME Vorrangig sind die ausgeprägten Varizen, die unweigerlich eine Blutstase beinhalten. Auf den zugrunde liegenden Milz-Qi-Mangel deuten auch die Müdigkeit und die Neigung zu blauen Flecken hin. Das tiefe Hb, die Blässe, die Hypotonie und Vergesslichkeit sind Symptome eines Blutmangels, wie er sehr häufig mit einer Milzschwäche einhergeht. Die Verstopfung gehört evtl. auch dazu, obwohl hier nicht differenziert wird zwischen mangelnder Darmperistaltik (Qi) und harter, trockener Stuhlkonsistenz (Blut). Rückenschmerzen können einen Nieren-Yang-Mangel anzeigen, können aber bei einer so zarten Frau auch von der hormonellen Auflockerung des ISG bei fortgeschrittener Schwangerschaft herrühren.

DIAGNOSE Die Diagnose ist hier zu allgemein gefasst. Sicher – und behandlungswürdig – zeigt die schwangere Frau einen Milz-Qi-Mangel, verbunden mit einem Blutmangel und lokaler Blutstase. Es ist in der Praxis nicht nötig, auf jedes kleinste Detail einzugehen, sondern es empfiehlt sich eine Konzentration auf das Wesentliche.

PUNKTEERKLÄRUNG Auch hier sind der Einsatz von Bl 20 und Ma 36 bestens geeignet, sowohl den Milz-Qi- wie auch den Blutmangel anzugehen. Du 20 unterstützt die Milz in ihrer Haltefunktion. Bl 17 nährt einerseits das Blut, aber bewegt und kühlt es auch, was bei Varikosis wichtig ist; dazu hätte auch Mi 10 gehört, der mit seiner blutbewegenden Wirkung bei einer ausgeprägten Form von Varikosis schmerzstillend wirkt. Mit Mi 3 hätte auch sehr effizient der Milz-Qi-Mangel zusätzlich behandelt werden können. Mit Ma 13 und Bl 57 oder 58 werden Hämorrhoiden und/oder Varizen gut therapiert. Der Einsatz von Ni 8 ist in einer Schwangerschaft nie falsch, aber wie oben erwähnt, gab es in diesem Fall keinen dringenden Grund. Es wurde bei diesem Beispiel zu Recht darauf hingewiesen, dass die Krampfadern nicht verschwinden, aber es kann bei ausgeprägter Varikosis meist eine deutliche Abkühlung der lokalen, palpierbaren Hitze und eine spürbare Schmerzlinderung erreicht werden.

6. Schwangerschaftspruritus

Fallbeispiel 1	Schwangerschaftspruritus
Patientin	33-jährig, I-Gravida, 0-Para, 30 1/7 SSW.
Hauptbeschwerde	Starker Juckreiz an Beinen und Bauch, rote Läsionen an den Beinen mit Exsudaten, die krustig sind.
Relevante Zeichen und Symptome	Muss sich kratzen, v.a. an den Beinen. Empfindet Hitzegefühle, v.a. nachts, Juckreiz ist abends und nachts stärker. Der Schlaf ist deshalb gestört und die Patientin ist sowohl genervt als auch müde. Etwas vermehrter Durst abends und nachts, gelegentlich etwas bitterer Geschmack im Mund.
Zunge	Gerötet, rote Ränder, vermehrter Belag, gelblich.
Pulse	Milz-Puls schlüpfrig, Leber-Puls angespannt.
Muster-Differenzierung	Blut-Hitze, Yin-Mangel, Feuchte-Hitze in Gallenblase/Leber-Meridian.
Therapie-Prinzip	Hitze klären, Juckreiz lindern, Feuchtigkeit auflösen, Gallenblase entspannen.
Akupunkturtherapie 1. Sitzung 2. Sitzung	 Bl 17, 18, Mi 9, 10, Gb 34, Di 11, Du 20. Bl 17, Mi 3, 9, 10, Le 8, Di 11, Du 20.
Therapieverlauf Folgetherapien, Behandlungserfolg	Die Patientin spürte sofort eine Linderung des Juckreizes, so dass sie die Krusten nicht mehr wegkratzen musste. Vom Gynäkologen hatte sie eine sehr fetthaltige Salbe verschrieben, welche die Symptome verschlimmerte. Sie wurde einem Dermatologen zugewiesen, der atopisches Ekzem diagnostierte und ein kühlendes Gel verschrieb, das wegen seines Alkoholgehalts den Juckreiz aber verstärkte. Sie benutzte nun eine leichte Lotion mit 10% Urea. Nach 4 Tagen waren die Läsionen deutlich weniger rot, die Krusten am abheilen, der Juckreiz deutlich vermindert, und die Patientin konnte wieder besser schlafen. Nach der 2. Sitzung waren die Symptome so weit verschwunden, dass keine weitere Behandlung nötig war. Die Patientin verzichtete auf Kuhmilchprodukte, was bei nässenden Hautproblemen immer vorteilhaft ist.

Analyse und weitere Kommentar

Symptome Die Symptome sind klassisch für Blut-Hitze. Die Rötung zeigt den Grad der Hitze an. Die nässenden Läsionen sind durch die Beteiligung von Feuchtigkeit entstanden.

Diagnose Die Blut-Hitze, sekundär zum häufigen Yin-Mangel in der Schwangerschaft, kumulierte sich mit einer Stauungs-Hitze in Gallenblase und Leber. Die progredierende Schwangerschaft verursachte eine Cholestase, wie sie im dritten Trimenon ab und zu vorkommt. Die angesammelte Feuchtigkeit war zwar nicht gravierend, aber in Zusammenhang mit der Hitze verantwortlich für die roten Pusteln.

Punkteerklärung Bl 17, Mi 10 und Di 11 sind die Hauptpunkte zur Kühlung der Hitze, des Blutes und zur Linderung des Juckreizes. Mit Gb 34, Bl 18 und Le 8 werden Gallenblasen- und Leberleitbahn entspannt und mit Yin versorgt. Mi 9 löst Feuchtigkeit und verhindert das weitere Nässen. Mi 3 stärkt die Milz in ihrer feuchtigkeitsregulierenden Funktion. Du 20 wurde zur Beruhigung der Patientin verwendet.

Fallbeispiel 2	**Schwangerschaftspruritus**
Patientin	40-jährig, II-Gravida, 0-Para, 15 6/7 SSW.
Hauptbeschwerden	Starker Juckreiz, v.a. nachts.
Relevante Zeichen und Symptome	Sehr trockene, schuppende Haut, trockener Mund, Gereiztheit, auch wegen des gestörten Schlafs. Träge Verdauung mit harten, trockenen Stühlen.
Zunge	Dünn, rot, wenig Belag, trocken.
Pulse	Alle etwas schnell.
Muster-Differenzierung	Hitze im Blut mit Wind, Blut-Mangel.
Therapie-Prinzip	Blut kühlen, Wind ausleiten, Oberfläche befreien, Blut nähren.
Akupunktur	Bl 17, Du 14, Mi 10, 3-E 6, Di 11.
Therapieverlauf Folgetherapien, Behandlungserfolg	Schnelle Linderung des Juckreizes. Der Erfolg hielt jedoch nur 2 Tage an, danach verstärkten sich die Symptome wieder. In der 2. Sitzung wurde 3-E 6 weggelassen und durch Gb 20 ersetzt. Die Haut blieb trocken bis zum Ende der Schwangerschaft, aber der Juckreiz war behoben. Nach Wo 20 war auch die Verdauung besser.

Analyse und weitere Kommentare

SYMPTOME Die Symptome sind nicht sehr zahlreich, aber aussagekräftig. Die trockenen Stühle und die dünne Zunge zeigen einen Blut-Mangel an, wie er zu diesem Zeitpunkt der Schwangerschaft vorkommen kann.

DIAGNOSE Bei Juckreiz liegt immer Hitze im Blut vor. Die Hitze trocknet die Haut und das Blut aus; ein zusätzlicher Blutmangel verstärkt die Symptome, weil die kühlende Wirkung des Blutes mangelhaft ist. Hitze und Blutmangel führen zu Wind.

PUNKTEERKLÄRUNG Bl 17 nährt Blut, kühlt Blut, lindert Hitze; Mi 10 und Di 11 kühlen Blut und lindern den Juckreiz. 3-E 6 und Gb 20 bekämpfen den Wind. Du 14 leitet Hitze aus, befreit die Oberfläche und lindert so den Juckreiz. Es wäre sicher nicht falsch gewesen, noch einen Blut bildenden Punkt mehr zu stechen.

7. Beckenendlage

Fallbeispiel 1	Beckenendlage
Patientin	29-jährige kaufmännische Angestellte (50%-Pensum), I-Gravida, 0-Para, SSW 33 3/7.
Hauptbeschwerden	BEL seit SSW 28.
Relevante Zeichen und Symptome	Lageanomalie des Kindes, blasse Gesichtsfarbe, blasse Lippen, Polyurie, häufiges Kältegefühl, spricht eher leise, kein Durst, klarer und viel Urin, schlanke Frau.
Zunge	Blass und geschwollen.
Puls	Schwach, langsam und tief.
Muster-Differenzierung	Yang-Mangel (leere Kälte). Leichter Qi- und Blut-Mangel.
Therapie-Prinzip	Yang stärken sowie Qi tonisieren und Blut nähren.
Akupunktur-Therapie	Bl 20, 17, 67 mit Moxa, 62, Ma 36, Dü 3.
Folgetherapien, Behandlungserfolg	Zehn Minuten Moxa auf Bl 67 pro Seite; restliche Punkte akupunktiert für 15–20 Minuten. Frau angeleitet für Moxa von Bl 67 zu Hause, zweimal 10 Minuten pro Punkt pro Tag. Die Frau führte während 6 Tagen zweimal täglich Moxa auf Bl 67 durch. Weiter erhielt sie noch zweimal eine Akupunkturbehandlung.
Abschließende Bemerkungen	Nach 7 Tagen hatte sie beim Arzt eine reguläre Kontrolle. Das Kind war in Kopflage.

Analyse und weitere Kommentare

Symptome Zum Hauptproblem der Beckenendlage kommen weitere, eindeutige Symptome von Yang-Mangel dazu, wie sie in dieser reinen Form nicht so häufig zu sehen sind, da vielfach auch ein Yin-Mangel mit Hitzezeichen mitspielt. Nicht aufgeführt sind Symptome, die auf Blut- und/oder Qi-Mangel hindeuten.

Diagnose Richtigerweise ist hier der dominante Yang-Mangel festgehalten. Kälte im Uterus ist die Hauptursache, dass das Kind sich nicht in Kopflage einstellen kann. Wäre abwechselnd eine Kopf-Steißlage vorhanden, könnte ein Qi-Mangel der Mutter der Grund dafür sein, dass das Kind nicht in der korrekten Position gehalten werden kann. In diesem Fallbeispiel sind Qi- und Blutmangel etwas vermutet.

Punkteerklärung Bl 67 mit Moxa ist ganz klar der absolute Hauptpunkt, Dü 3 mit Bl 62 stärkt das Yang allgemein und ist in diesem Fall indiziert, weil ja auch von Seiten der Mutter klare Yang-Mangel-Zeichen da sind. Bl 20, Ma 36 und Bl 17 sind nicht primär angezeigt, aber es darf doch festgehalten werden, dass schwangere Frauen eigentlich nie genug Qi und Blut haben können, da ja noch eine Geburt bevorsteht.

8. Geburtsvorbereitung

Fallbeispiel 1	Geburtsvorbereitung
Patientin	30-jährige Lehrerin und Hebamme (80% berufstätig als Hebamme), I-Gravida, 0-Para, SSW 36 2/7.
Hauptbeschwerden	Geburtsvorbereitung.
Relevante Zeichen und Symptome	Gesunde Gesichtsfarbe und Konstitution, guter Schlaf, guter Appetit, Tendenz zu Obstipation, Hämorrhoiden, Tendenz zu blauen Flecken, leicht gereizt und aufbrausend.
Zunge	Blasse Farbe, leicht geschwollen, leichte Zahneindrücke, wenig Belag.
Puls	Schlüpfrig, normale Frequenz.
Muster-Differenzierung	Leichte Qi-Stagnation, leichter Qi-Mangel, sinkendes Qi mit Blutstase.
Therapie-Prinzip	Qi aktivieren und Blut bewegen, Qi stärken.
Akupunktur-Therapie	Bl 62, Ma 36, Ni 8, Gb 34, 3-E 6, Ma 13, Du 20, Schmerzpunkt bei Bl 58.
Folgetherapien, Behandlungserfolg	Die Frau wurde insgesamt vier Mal behandelt. Ab 38 2/7 zusätzlich Mi 10 gestochen und Ni 8 durch Mi 6 ausgetauscht. Die Hämorrhoiden besserten sich nach der dritten Behandlung. Die Patientin fühlte sich wohl und gesund.
Abschließende Bemerkungen	Rasche Spontangeburt bei SSW 40 1/7. Die Frau empfand die Geburt als „Traumgeburt". Die Hämorrhoiden stellten nach der Geburt kein Problem dar.

Analyse und weitere Kommentare

SYMPTOME Grundsätzlich kommt die Patientin zur Geburtsvorbereitung. Dabei sollten auftretende Beschwerden mitbehandelt werden, sofern von der Schwangeren gewünscht.
Hier sind die Obstipation, die Hämorrhoiden und die Gereiztheit erwähnt. Da das Ziel der Akupunkturtherapie immer auch das Ausgleichen oder Korrigieren von Disharmonien ist, sollte grundsätzlich ein ganzheitlicher Akupunkturansatz verfolgt werden.

DIAGNOSE Die Diagnose ist richtig gestellt, sollte aber nicht zu stark gewichtet werden. Der Behandlungsbedarf richtet sich nach dem Leidensdruck der Schwangeren. Hier liegen mit Bestimmtheit keine gravierenden Ungleichgewichte vor.

PUNKTEERKLÄRUNG Im Wissen um verschiedene Punkte zur Geburtsvorbereitung sind die hier ausgewählten Punkte gut. Mit Gb 34 und Du 20 wird gleichzeitig auch die Gereiztheit behandelt. Mi 6 eignet sich sowohl zur Stärkung des Qi-Mangels, zur Geburtsvorbereitung als auch in Kombination mit Mi 10 zur Beseitigung der Blutstase.

Fallbeispiel 2	**Geburtsvorbereitung**
Patientin	33 jährige Staatsanwältin, II-Gravida, I-Para, SSW 37/3, St. nach 1x Abort (?).
Hauptbeschwerden	Geburtsvorbereitung, Ödeme, Varizen.
Relevante Zeichen und Symptome	Müdigkeit, besonders nach dem Essen, Lust auf Süßes, Obstipation, sorgt sich viel; möchte am liebsten eine Sectio, Ödeme an den Füßen, leichte Varizen, grenzwertig erhöhter Blutdruck (140/90).
Zunge	Geschwollen mit Zahnabdrücken, wenig weißer Belag.
Puls	Eher schwach.
Muster-Differenzierung	Milz-Qi-Mangel.
Therapie-Prinzip	Milz stärken, Geburt vorbereiten, Blutdruck senken.
Akupunktur-Therapie	Bl 23, 20, 62, Mi 3, 9, Ni 8, Ma 36, Gb 34, Pe 6, Di 11, Du 20 nach hinten gestochen.
Folgetherapien, Behandlungserfolg	Bei der zweiten Behandlung eine Woche später wurde Mi 6 anstelle von Ni 8 gestochen. Akupunktur-Behandlungen wöchentlich. Ebenfalls Empfehlung abgegeben, wenn möglich dreimal täglich warm zu essen, auf Süßes so gut wie möglich zu verzichten und wenig Rohkost zu konsumieren.
Abschließende Bemerkungen	Blutdruck war nach der Akupunktur normalisiert und überstieg 140/80 nicht mehr. Ödeme nach Akupunktur etwas besser. Die Frau musste häufiger Wasser lösen. Diese Geburt musste nicht eingeleitet werden und die Patientin hat spontan entbunden.

Analyse und weitere Kommentare

Symptome Es zeigen sich einige klassische Symptome eines geschwächten Milz-Qi. Auch die Ödeme sind als Folge davon zu sehen; die Feuchtigkeitsumwandlung ist eingeschränkt und somit entsteht sekundär ein Fülle-Muster. Dieses kann das Leber-Qi in seinem Fluss behindern und ermöglicht so die Bildung einer Hypertonie.

Diagnose Der Milz-Qi-Mangel ist nicht zu übersehen; was aber hier fehlt, ist das Aufführen der angesammelten Feuchtigkeit und das leicht gestaute Leber-Qi. Dieses Beispiel demonstriert anschaulich, wie Leere und Fülle gleichzeitig erscheinen können.

Punkteerklärung Neben den typischen Geburtsvorbereitungspunkten (Ni 8, Gb 34, Bl 62, Ma 36) wurden Milz stärkende und – obwohl bei der Musterdifferenzierung nicht erwähnt – Feuchtigkeit ausleitende Punkte gewählt: Mi 3, Mi 9, Bl 20. Besonders Mi 9 ist ein kräftig Feuchtigkeit ausleitender Punkt, welcher bei Ödemen gut wirkt. Da die Nieren die Milz bei der Wasserumwandlung unterstützen, ist die Wahl von Bl 23 sinnvoll. In dieser Phase die Nieren zu stärken, ist generell empfehlenswert. Mi 3 ist auch ein wichtiger Punkt bei Süßgelüsten. Di 11, Pe 6 und Du 20 werden als empirische Punkte zur Senkung des Blutdrucks gewählt.

9. Geburtseinleitung

Fallbeispiel 1	Geburtseinleitung
Patientin	27-jährige Hausfrau, I-Gravida, 0-Para, SSW 41 3/7.
Hauptbeschwerden	Seit 2 Tagen unregelmäßige Wehen.
Relevante Zeichen und Symptome	Stark übermüdet, da seit 3 Tagen nicht mehr richtig geschlafen, kein Appetit, blasse Gesichtsfarbe, unkoordinierte Wehen, vag. Befund: straffer Muttermund/unreifer Befund.
Zunge	Blasse Farbe, geschwollen, v.a.Zungenränder, Belag normal.
Puls	Schwach.
Muster-Differenzierung	Qi-Stagnation mit gleichzeitigem Qi-Mangel.
Therapie-Prinzip	Lösen der Qi-Stagnation, um die Frau zu entspannen.
Akupunktur-Therapie	Le 3 zu Ni 1, Bl 60, He 4, 7, Du 20 (nach hinten).
Folgetherapien, Behandlungserfolg	Die Frau ging nach der Behandlung entspannt nach Hause. Zu Hause konnte sie etwas schlafen. Nach ca. sechs Stunden setzten spontan „richtige“ Wehen ein. Spitaleintritt mit MM 6cm.
Abschließende Bemerkungen	Keine.

Analyse und weitere Kommentare

Symptome Subjektiv für die Frau ist die starke Übermüdung behandlungsbedürftig; objektiv sind die unkoordinierten Wehen sowie der unreife, resp. straffe Muttermund klare Zeichen, die behoben werden müssen.

Diagnose Die Diagnose ist korrekt gestellt. Primär liegt eine Qi-Stagnation vor, die den Muttermund rigid macht und auch die Koordination der Wehen behindert. Dazu kommt aufgrund der mangelnden Erholung und des fehlenden Schlafes die Qi-Schwäche.

Punkteerklärung Auch bei dieser Punkteauswahl wird klar, dass es verschiedene Möglichkeiten gibt, die erfolgreich sein können. Die tiefe Nadelung von Le 3 hin zu Ni 1 ist besonders geeignet bei einem straffen Muttermund. Im vorliegenden Fall sind He 7, kombiniert mit Du 20, stark beruhigend und Schlaf fördernd. Da die Absicht vorlag, der Frau zuerst einmal ein bisschen Erholung zu verschaffen, hätte man anstelle des aktivierenden Bl 60 gut noch etwas Qi-Kräftigendes geben können, z.B. Ma 36, Mi 3 oder Mi 6 oder auch zwei von den dreien, denn es braucht für den weiteren Verlauf der Geburt ja auch noch viel Qi.

Fallbeispiel 2	**Geburtseinleitung**
Patientin	29-jährig, Kindergärtnerin, II-Gravida, I-Para, 2- jährige Tochter, SSW 39, bekannte Thrombozytopenie in der SS.
Hauptbeschwerden	Verdacht auf IUWR und Auftreten einer Thrombozytopenie. Die Geburt muss medikamentös eingeleitet werden, falls Thrombozyten im Blut weiterhin sinken. Seit 36. SSW hat sie immer wieder unregelmäßige Kontraktionen, bisher haben jedoch die richtigen Wehen nicht eingesetzt (Wehenbereitschaft vorhanden). Die Frau möchte versuchen, mit Akupunktur die Geburt einzuleiten bzw. die Wehen anzuregen, um eine medikamentöse Einleitung zu verhindern.
Relevante Zeichen und Symptome	Angespannt, nervös, innerliche Unruhe (Frau selbst geäußert), schlechter Schlaf (kann nicht durchschlafen) mit vielen Träumen, Angst vor der Geburt, «möchte eigentlich gebären».
Zunge	Zungenränder leicht geschwollen, ohne Zahnabdrücke.
Puls	Saitenförmig, rechter Nieren-Puls (Yang) mäßig stark.
Muster-Differenzierung	Leber-Qi-Stagnation sowie Nieren-Yang-Mangel.
Therapie-Prinzip	Leber-Qi-Stagnation lösen sowie Nieren-Yang stärken.
Akupunktur-Therapie	Bl 67, 60, Mi 6, Ren 3, 4, Di 4, Gb 21.
Folgetherapien, Behandlungserfolg	Die Patientin bekam 20 Minuten nach dem Punktieren zunehmende Kontraktionen. Zwei Stunden nach der Akupunkturbehandlung war das Kind geboren.
Abschließende Bemerkungen	Die vorhandene Wehenbereitschaft unterstützte den Behandlungserfolg. Bl 31 und 32 hätte man in diesem Fall auch in den Therapieplan miteinbeziehen können.

Analyse und weitere Kommentare

SYMPTOME Klinisch treten bei einer Thrombozytopenie keine Symptome auf. Subjektiv ist aber für die Schwangere die Anspannung spürbar. Differentialdiagnostisch muss bei einer Thrombozytopenie unbedingt an ein HELLP-Syndrom gedacht werden. Hier fehlen entsprechende Hinweise und Symptome wie Blutdruckwerte, Eiweißausscheidung etc.

DIAGNOSE Sicher liegt hier eine Leber-Qi-Stagnation vor, weil die Situation für die

Frau angsterzeugend ist und einen Stressfaktor darstellt. Kein Symptom lässt auf einen Nieren-Yang-Mangel schließen, und wahrscheinlich liegt hier eine Überinterpretation des Pulses vor, was vom Wesentlichen ablenkt. Zusätzlich zur Leber-Qi-Stagnation liegt in diesem Fall ein Blutmangel vor.

Punkteerklärung Die Punkte sind gut ausgewählt. Das Ziel ist, möglichst schnell wirksame Wehen auszulösen und nicht, die Thrombozytopenie zu behandeln, die nach der Geburt von selbst wieder verschwindet.

10. Geburtsbegleitung

Fallbeispiel 1	**Geburtsbegleitung**
Patientin	34 jährige Familienfrau, II-Gravida, I-Para, SSW 41.
Hauptbeschwerden	Geburtsstillstand für zwei Stunden: Frau in Eröffnungsphase, MM 5cm, sehr straff, regelmäßige Wehen.
Relevante Zeichen und Symptome	Frau ist genervt und angespannt, sie empfindet die Geburt als sehr anstrengend und will nicht mehr weiter machen, möchte einen Kaiserschnitt, St. n. physiologischer erster Geburt.
Zunge	Geschwollene Seitenränder, normaler Belag.
Puls	Saitenförmig.
Muster-Differenzierung	Leber-Qi-Stagnation
Therapie-Prinzip	Qi-Stagnation lösen.
Akupunktur-Therapie	Bl 18, Le 3 zu Ni 1, Gb 34, Di 4, Pe 6, Dauernadel im Ohr: Shenmen.
Folgetherapien, Behandlungserfolg	Dreißig Minuten nach der Akupunktur war der Muttermund vollständig eröffnet. Die Frau konnte sich entspannen und besser mit den Wehen umgehen.
Abschließende Bemerkungen	Geburt eines kleinen Jungen zwei Stunden später.

Analyse und weitere Kommentare

Symptome Der Geburtsstillstand ist dominant, die ganze Situation inkl. Muttermund stagniert.

Diagnose Die Diagnose entspricht ganz eindeutig einer akuten und massiven Leber-Qi-Stagnation.

Punkteerklärung Entsprechend der Diagnose sind stark entspannende Punkte richtig ausgewählt und kombiniert. Die Situation verlangt Handlung und rechtfertigt die Anzahl Nadeln.

Fallbeispiel 2	Geburtsbegleitung
Patientin	34-jährig, Bankangestellte, II-Gravida, I-Para, Erstes Kind nach langer Geburt mit Vacuum geboren, SSW 41 4/7.
Hauptbeschwerden	Frau ist am Vorabend bei T+10 zur Einleitung eingetreten. Morgens hatte sie ca. 6 Stunden nach dem ersten Cytotec 3 Kontraktionen/10 Minuten. Diese haben wieder abgenommen, daher hat sie ein zweites Cytotec vaginal erhalten. Am Morgen hat die betreuende Hebamme zusätzlich mit Aromatherapie (Tee und Öl) die Wehen gefördert. Die Wehen haben dadurch nicht zugenommen.
Relevante Zeichen und Symptome	Frau wird nun ungeduldig und möchte «endlich gebären». Hat Angst davor, dass nun die zweite Geburt wieder so lange dauern wird wie die erste. Leidet teils unter Herzklopfen. In den letzten Nächten immer gut schlafen und auch davor keine Schlafprobleme. Etwas Nachtschweiß. Tendenziell warm (öffnet immer das Fenster und geht bei jeder Möglichkeit nach draußen), Verstopfung. VU kurz vor der Akupunktur: Po 1cm erhalten, ms, weich, MM 2–3cm, VT BE abschiebbar.
Zunge	Zungenkörper normal bis eher dünn, ganze Zunge rot, wenig gelblicher Belag.
Puls	Kraftlos, dünn.
Muster-Differenzierung	Yin-Mangel.
Therapie-Prinzip	Yin stärken und Wehen fördern.
Akupunktur-Therapie	Ni 6, Ren 3–4, Di 4, Lu 7, Ren 17, Gb 21, anschließend zum Spazieren Bl 31, 32 gestochen und angeklebt.
Folgetherapien, Behandlungserfolg	Frau entspannte sich während der Therapie so stark, dass sie dabei eingeschlafen ist. Danach ging sie eine Stunde spazieren und kam mit regelmäßigen Wehen zurück. Sie hat anschließend ohne weitere wehenfördernde Maßnahmen spontan geboren.

Analyse und weitere Kommentare

Symptome Hinter der Ungeduld steht die Angst, dass die Geburt wieder so lang wie die erste dauern wird; auch hier ein Stressfaktor. Diese Anspannung ist sicher stärker zu bewerten als z.B. Nachtschweiß.

Diagnose Yin-Mangel ist vorhanden, aber nicht der primäre Grund für die jetzt zu behandelnde Situation; es fehlt die Diagnose „Leber-Qi-Stagnation“.

Punkteerklärung Die wehenfördernden Punkte Ren 4 hin zu Ren 3, Gb 21, Di 4 sind sehr geeignet. Di 4 kombiniert mit Le 3 hätte kräftiger entspannt und ebenfalls Hitze ausgeleitet. Auch Pe 6 wäre zur Entspannung und gegen die Palpitationen und Hitzegefühle eine gute Möglichkeit gewesen. Die Öffnung des Renmai mit Lu 7 in Kombination mit Ni 6 ist sehr gut gegen den Yin-Mangel, dessen Behebung aber in der vorliegenden, akuten Situation nicht Vorrang hat.

11. Schmerzen unter (während) der Geburt

Fallbeispiel 1	Schmerzen unter (während) der Geburt
Patientin	23-jährig, Coiffeuse, I-Para, II-Gravida (St. n. Abort), SSW 41 2/7, Einleitung bei Terminüberschreitung und auf Wunsch der Frau.
Hauptbeschwerden	Schmerzen sub partu, ab MM 2 cm (Latenzphase), Schmerzen im unteren Rücken.
Relevante Zeichen und Symptome	Hitzegefühl, angespannt, Schmerzen (v.a. sakral), Wangenknochenrötung, Verlangen nach Wärme, Müdigkeit.
Zunge	Blasse Zunge mit wenig Belag.
Puls	Kräftig und saitenförmig.
Muster-Differenzierung	Völle-Blockade mit Stagnation von Qi und Blut.
Therapie-Prinzip	Qi und Blut bewegen, Schmerz stoppen.
Akupunktur-Therapie	Bl 23, 20, 18, Le 3 mit Di 4, Ma 36.
Folgetherapien, Behandlungserfolg	Die Patientin wurde Ende der Eröffnungsphase der Kollegin übergeben. Die Frau hatte eine gute Geburt mit einer erträglichen Schmerz-Situation und ohne weitere Analgesie.

Analyse und weitere Kommentare

Symptome Es soll nicht zu viel interpretiert werden, denn eindeutig dominiert der Geburtsschmerz. Der Körper leistet eine sehr große Arbeit. Dass dabei Hitze auftritt, ist absolut üblich und normal, vor allem, wenn wir uns vergegenwärtigen, dass sehr häufig ein Yin-Mangel vorliegt. Es wird noch ein Verlangen nach Wärme aufgeführt, das detaillierter beschrieben sein müsste, um es einordnen zu können. Es wäre interessant zu wissen, ob die Eröffnungsphase physiologisch oder protrahiert verlief.

Diagnose Schmerzen werden durch Blockaden ausgelöst. Während der Geburt gibt es zahlreiche Ursachen für Blockaden und Schmerzen wie zum Beispiel die Dilatation des Muttermundes sowie der Druck im Becken. Diese Schmerzen können als physiologisch eingestuft werden. In der vorliegenden, akuten Situation steht das Stoppen von Schmerzen im Vordergrund. Anders sieht es aus, wenn der Geburtsverlauf protrahiert oder gar stillsteht, dann müsste in erster Linien das Muster dafür gesucht und therapiert werden.

Punkteerklärung Es sind mit Le 3 und Di 4 zwei der effizientesten Punkte gewählt worden, um den Qi-Fluss zu befreien und Schmerzen zu lindern. Di 11 wäre hier zusätzlich noch angebracht gewesen, da er nebst seiner schmerzstillenden Wirkung auch Hitze klärt. Ma 36 ist während der Geburt wegen seiner äußerst breiten Wirkung bei nahezu allen Situationen einsetzbar. Bl 23, 20 und 18 sind keine primären Schmerzpunkte, aber ihre stärkende Wirkung kommt dem Geburtsverlauf zugute.

Fallbeispiel 2	**Schmerzen unter (während) der Geburt**
Patientin	29-jährige Optikerin, I-Gravida, 0-Para, SSW 39 2/7, gute Schwangerschaft, keine Probleme außer Ischiasbeschwerden.
Hauptbeschwerden	Sacralschmerzen, Ischiasbeschwerden mit Ausstrahlung ins rechte Bein, bis zu diesem Zeitpunkt keine spezifischen Behandlungen/Therapien.
Relevante Zeichen und Symptome	Vorzeitiger spontaner Blasensprung, schwache, unkoordinierte Kontraktionen, fühlt sich eher müde, Sacralschmerzen, Ischiasbeschwerden mit Ausstrahlung ins rechte Bein.
Zunge	Eher blasse Farbe mit Zahnabdrücken, wenig weißer Belag.
Puls	Eher schwach.
Muster-Differenzierung	Qi-Mangel und Qi-Stagnation
Therapie-Prinzip	Qi stärken und bewegen, Sacralschmerzen und Ischiasbeschwerden lindern, Wehen anregen.
Akupunktur-Therapie	Bl 31 und Bl 32 (Nadeln werden für erneute Stimulation belassen), Ashi-Punkt, Gb 41, Mi 6, Ma 36, Gb 34, Du 20 nach hinten gestochen. Die Frau sitzt während der Behandlung auf dem Ball.
Folgetherapien, Behandlungserfolg	Nach Akupunktur wirkt die Frau entspannter und die Sacralschmerzen haben leicht abgenommen, Ischiasschmerz strahlt immer noch leicht ins rechte Bein. Nach 2 Stunden erneute Stimulation von Bl 31 und Bl 32 und Punktion von Ma 36 und Mi 6. Danach werden die Wehen kräftiger und wirkungsvoller. Problemloser Geburtsverlauf ohne Wehenmittel, jedoch mit einer Gabe Tramal (Schmerzmittel).
Abschließende Bemerkungen	Die Ischiasbeschwerden haben nicht nachgelassen. Dieses Problem hätte man schon in der Schwangerschaft angehen sollen. Die Wehenstimulation hat ihre gewünschte Wirkung erfüllt.

Analyse und weitere Kommentare

SYMPTOME Die Sacralschmerzen passen zu den Kontraktionen, die Patientin steht am Anfang der Geburt. Wie richtig festgehalten, sind Ischialgien mit Ausstrahlungen in die jetzige Situation „importiert". Der vorzeitige Blasensprung ist ein aussagekräftiges Symptom und zeigt einen Qi-Mangel an. Dafür sprechen auch die unkoordinierten Kontraktionen sowie die Müdigkeit.

DIAGNOSE Die Diagnose wurde korrekt gestellt.

PUNKTEERKLÄRUNG Es sind aus der Fülle der Möglichkeiten geeignete Punkte gewählt worden. Falls die Ausstrahlungen ins Bein auf der Gallenblasenleitbahn liegen, ist mit Gb 34 eine doppelseitige Wirkung erreicht. Bei Ausstrahlungen auf den Blasenmeridian wären Bl 40 oder 60 (der gleichzeitig die Wehen gefördert hätte) hilfreich gewesen.

12. **Milchstau**

Fallbeispiel 1	Milchstau
Patientin	31-jährige Hausfrau, II-Para, II-Gravida, erstes Kind 2-jährig, vor 5 Tagen problemlose Geburt eines Mädchens, 3640g.
Hauptbeschwerden	Milchstau in beiden Brüsten mit schlechtem Milchfluss.
Relevante Zeichen und Symptome	Beide Brüste verhärtet und prall, beim Pumpen fließt keine Milch. Wunde Brustwarzen, rechte Brust bei 3 Uhr gerötet. Kein Fieber, schwitzt am Tag und in der Nacht, weinerlich, wirkt sehr angespannt, leidet unter Schlafmangel, blasse Gesichtsfarbe, guter Appetit.
Zunge	Rote Zunge mit geschwollenen Seitenrändern und einer geröteten Spitze, wenig Belag.
Puls	Saitenförmiger und kräftiger Puls.
Muster-Differenzierung	Leber-Qi-Stagnation mit Herz-Hitze, Milz-Qi-Mangel.
Therapie-Prinzip	Leber-Qi-Stagnation lösen und Hitze ausleiten, Milchfluss fördern, Geist beruhigen und den Schlaf fördern.
Akupunktur-Therapie	Le 3, Di 4, Dü 1, He 7, Pe 6, Ren 17, präaxillärer Brustpunkt, Gb 21. Rechts: lokale «Drachen umzingeln»-Nadelung bei Rötung.
Folgetherapien, Behandlungserfolg	Dreißig Minuten nach der Akupunktur konnte die Frau wieder stillen. Am nächsten Tag spürte Frau L. bereits eine leichte Besserung. Die Brust war weniger gestaut und die Rötung weg. Es wurden nochmals die gleichen Punkte gesteckt. Tags darauf Entlassung.
Abschließende Bemerkungen	Rückfrage am 13.Tag postpartum: Die Frau stillte voll und war zufrieden mit dem Resultat der Akupunktur.

Analyse und weitere Kommentare

Symptome Die prallen und harten Brüste, der fehlende Milchfluss, die wunden Brustwarzen und die Rötung sowie die Angespanntheit sind alles Symptome der Leber-Qi-Stagnation. Stillprobleme sind immer ein Stressfaktor und verstärken die Leber-Qi-Stagnation noch. Die anderen Symptome sind nach der Geburt eigentlich typisch und zeigen den Mangelzustand.

Diagnose Es liegt sicherlich eine Leber-Qi-Stagnation vor. Allerdings finden sich keine wirklichen Herz-Hitze-Zeichen. Die Schweiße könnten dafür sprechen, aber es fehlen Temperatur, Palpitationen, Agitiertheit, Wangenröte, etc. Die rote Zungenspitze ist evtl. überinterpretiert, denn a) könnte sie von der emotionalen Anspannung her rühren, und b) ist eine leicht rote, belagfreie Zungenspitze physiologisch. Viel wahrscheinlicher scheint so kurz nach der Geburt ein Blutmangel (Herz/Milz/Leber) zu sein, der ebenfalls die aufgeführten Symptome mit sich führt. Der Milz-Qi-Mangel ist richtig bemerkt.

Punkteerklärung Richtigerweise wurde hier fokussiert behandelt, und die ausgewählten Punkte konzentrieren sich auf das Hauptproblem. In der vorliegenden Situation muss schnell ein Erfolg erreicht werden, und das scheint geglückt. Bei Fülle und insbesondere Hitze in den Brüsten wird Dü 1 normalerweise geblutet. Dadurch hätte die Therapie noch optimiert werden können.

Fallbeispiel 2	**Milchstau**
Patientin	36-jährig, II-Gravida, II-Para, 4 Tage post partum.
Hauptbeschwerden	Milchstau.
Relevante Zeichen und Symptome	Starke Schmerzen in beiden Brüsten, Milch fließt nicht. Beide Brüste fühlen sich heiß an, gerötetes Gesicht.
Zunge	Blass-rot, fast kein Belag.
Puls	Dünn und saitenförmig.
Muster-Differenzierung	Stagnation mit Hitze.
Therapie-Prinzip	Stagnation und Milchstau lösen, Hitze klären und Fülle ausleiten.
Akupunktur-Therapie	Le 3, Dü 1, Di 4, Pe 6, Ren 17, Gb 21, Morgens und nachmittags je 1 Behandlung.
Beschreibung der Folgetherapien und des Behandlungserfolgs	Bereits 15 Minuten nach der ersten Behandlung konnte die Frau anstelle 20 ml schon 60 ml abpumpen. Am Nachmittag waren die Brüste immer noch sehr gespannt, aber die Milch floss. Die Frau fühlte sich allgemein besser und beruhigt.
Abschließende Bemerkungen	Die Abteilung war sehr überrascht über den schnellen Behandlungserfolg.

Analyse und weitere Kommentare

Symptome Es liegen die gleichen Symptome wie beim ersten Beispiel vor, nur wird hier ein gerötetes Gesicht beschrieben. Es werden keine weiterführenden Symptome aufgeführt.

Diagnose Zusätzlich zur Leber-Qi-Stagnation kommt Hitze dazu.

Punkteerklärung Es wurden wiederum die richtigen Punkte zur Entspannung der Stagnation gestochen. Durch das Lösen der Stagnation wird automatisch die Hitze behandelt, da diese ihre Ursache in der Stagnation hat. Der schnelle Erfolg ist der Beweis für die richtige Wahl der Punkte.

13. Milchmangel

Fallbeispiel 1	Milchmangel
Patientin	32-jährig, Büroangestellte, I-Gravida, I-Para, Spontanpartus vor 3 Tagen, physiologischer Schwangerschaftsverlauf.
Hauptbeschwerden	Milchmangel, Kind hat bereits 10% vom Geburtsgewicht abgenommen. Beim Abpumpen kommen zusammen nur 6 ml.
Relevante Zeichen und Symptome	Wöchnerin fühlt sich allgemein geschwächt. Hat eher warm, v.a. nachts mit wenig Nachtschweiß. Brüste beginnen langsam voller zu werden, sind warm und leicht knotig, Patientin ist frustriert und besorgt wegen des Milchmangels, Hämoglobin ab 30. SSW 10,5 bis 11,0; am 3. Tag p.p. bei 10,0.
Zunge	Blasse Zunge mit roten Punkten auf der Zungenspitze, gelblicher Belag.
Puls	Schwach, leer.
Muster-Differenzierung	Blutmangel mit leerer Hitze und Yin-Mangel.
Therapie-Prinzip	Blut und Qi stärken, Yin nähren, Milchbildung anregen.
Akupunktur-Therapie	Bl 23, 20, 17, Renmai öffnen: Lu 7 mit Ni 6, Ma 36, Ren 4, 17, präaxillärer Brustpunkt, Dü 1, Gb 21, Behandlungsdauer ca. 20 Minuten mit sehr wenig Stimulation.
Folgetherapien, Behandlungserfolg	Kommt 4 Tage nach der Akupunktur noch einmal ambulant zur Therapie. Milchmenge hat sich gesteigert, jedoch nicht ausreichend zur ausschließlichen Ernährung des Kindes, füttert zu. Fühlt sich weniger geschwächt. Während der Akupunktur beginnt die Milch zu laufen in einer Brust. Fühlt jedes Mal während der Akupunktur Kribbeln in der Brust.

Analyse und weitere Kommentare

Symptome Das Kardinalsymptom ist klar die mangelhafte Laktation. Im übrigen wird erwähnt, dass sich die Wöchnerin geschwächt fühlt, was an einen Qi-Mangel denken lässt. Es wird Wärme mit wenig Nachtschweiß erwähnt, also Symptome einer leeren Hitze, die sich an der Gelbfärbung des Belags zeigt. Die Frustration kann die Hitze verstärken. Dass sich die Frau Sorgen macht, ist einerseits natürlich, gilt aber, falls übermäßig, als Symptom einer Milz-Qi-Schwäche.

Diagnose Die Diagnose ist korrekt gestellt. Der Qi-Mangel wird als Diagnose nicht erwähnt, ist dann aber im therapeutischen Prinzip richtigerweise aufgeführt.

Denn es ist ein Qi-Mangel, welcher zu einem Blut-Mangel führt.

PUNKTEERKLÄRUNG Im Wissen, dass es nicht nur *eine* richtige Punktekombination gibt, sind geeignete Punkte ausgewählt worden. Allerdings ist die Milchmenge nicht ausreichend, und das gibt Anlass, die Punkteauswahl zu überdenken. Es ist ja möglich, in verschiedenen Sitzungen die verwendeten Punkte anzupassen. Es ist nicht erwähnt, ob mehr als 2 Sitzungen stattgefunden haben, was wahrscheinlich angebracht gewesen wäre. Bei diesem Fall hätte bei der ersten Sitzung zusätzlich Mi 6 gestochen werden können, der in seiner Mehrfachwirkung sowohl Qi-, Yin- wie auch Blut nährt. Oder man nimmt bei der ersten Sitzung zur kräftigen Ankurbelung der Blutbildung Mi 4 mit Pe 6 (Chongmai) und dann allenfalls in einer zweiten oder späteren Sitzung Renmai zur Yin-Bildung. Dü 1, Gb 21, Ren 17 sowie der präaxilläre Brustpunkt sind alles Punkte, die auch bei Milchstau eingesetzt werden, d.h. sie aktivieren unmittelbar die Brust, was hier die Patientin als Kribbeln wahrnimmt. Allerdings wird Dü 1 bei Milchmangel normalerweise mit Moxa stimuliert (ohne dass eine Nadel gesetzt wird).

Fallbeispiel 2	**Milchmangel**
Patientin	30-jährig, III-Gravida, III-Para, 7 Tage postpartum, unauffällige Schwangerschaft und Geburt, konnte die ersten beiden Kinder 8 Monate stillen.
Hauptbeschwerden	Kind hat schlecht an Gewicht zugenommen. Verdacht auf zu wenig Milch. Sie setzt regelmäßig an und Kind trinkt gut, Patientin trinkt 3 Tassen Stilltee täglich.
Relevante Zeichen und Symptome	Große Müdigkeit, blasse Gesichtsfarbe und Lippen, wenig Appetit, weinerlich.
Zunge	Blasse Zunge mit Zahnabdrücken, Belag normal.
Puls	Dünner, schwacher Puls.
Muster-Differenzierung	Qi- und Blutmangel.
Therapie-Prinzip	Blut und Qi stärken.
Akupunktur-Therapie	Bl 20, 17, 15, Mi 6, Ma 36
Folgetherapien, Behandlungserfolg	Akupunktur zu Beginn alle 2–3 Tage, danach einmal wöchentlich. Frau wird zu Hause so gut wie möglich entlastet. Nach der zweiten Behandlung zeigt sich eine deutliche Besserung. Kind nimmt an Gewicht zu. Nach zwei Wochen Therapie stillt die Frau voll und hat genügend Milch.

Analyse und weitere Kommentare

SYMPTOME Nebst des dominierenden Milchmangels sind hier weitere ausgeprägte Symptome vorhanden. Die Müdigkeit ist groß und der Appetit vermindert. Dies deutet auf den Qi-Mangel hin. Die blasse Gesichtsfarbe mit den blassen Lippen und die Weinerlichkeit führen uns zum Blut-Mangel.

DIAGNOSE Die Diagnose wurde in diesem Fall korrekt gestellt.

PUNKTEERKLÄRUNG Es wurden nur wenige, aber gut ausgewählte Punkte gestochen. Der Erfolg stellt sich dementsprechend ein. Der Therapiezyklus über zwei Wochen ist sinnvoll.

14. Postpartale Depression

Fallbeispiel 1	**Postpartale Depression**
Patientin	36-jährig, Kindergärtnerin, I-Gravida, I-Para 3. Tag postpartal nach Sectio in SSW 38 5/7.
Hauptbeschwerden	Ausgeprägter Babyblues.
Relevante Zeichen und Symptome	Einleitung bei Hypertonie, sekundäre Sectio wegen pathologischem CTG. Am 3.Tag p.p: Ausgeprägter Babyblues (mit viel Tränen), Gefühl von Atemnot, Angstattacke in geschlossenem Raum, Müdigkeit und Erschöpfung, Schlaflosigkeit, hohe Erwartungen an sich, was Babypflege betrifft. Blutdruck postpartal normal.
Zunge	Blass mit geschwollenen Zungenrändern und leichten Zahnabdrücken.
Puls	Dünn, schnell und saitenförmig.
Muster-Differenzierung	Blut- und Qi-Mangel mit Leber-Qi-Stagnation.
Therapie-Prinzip	Blut nähren, Qi stärken, Yin stärken und Leber-Qi-Stagnation lösen.
Akupunktur-Therapie	Le 3, Ni 3, Mi 6, He 7, Pe 6, Di 4, Du 20. Da allgemein Mangelzeichen, Nadeln kurz (20 Min) belassen und nur Pe 6, Le 3 und Di 4 stimuliert.
Folgetherapien, Behandlungserfolg	Frau hat sich während der Behandlung zusehends beruhigt und entspannt und danach die ganze Nacht gut geschlafen. Eine Weiterbehandlung erschien wichtig und wurde koordiniert.

Analyse und weitere Kommentare

Symptome Typische Symptome eines postpartalen Mangels. Je nach Typ und vorbestehender Konstitution zeigen die einen Frauen eher physische Merkmale, andere mehr psychische.

Es sind sowohl Symptome eines Blut-Mangels beschrieben (Babyblues, Angstattacke, Schlaflosigkeit) wie auch eines Qi-Mangels (Müdigkeit, Erschöpfung). Die vorbestehende Hypertonie zeigt an, dass präpartal schon eine Leber-Qi-Stagnation bestanden hat. Sectio wegen fetal distress sind auch für die Frauen sehr stressig, weil sie Angst bekommen, wenn die Herztöne nicht mehr gut sind.

Diagnose Die Diagnose wurde korrekt gestellt.

Punkteerklärung He 7 ist bei postpartalen Depressionen unverzichtbar. Der Einsatz von Mi 6 ist ebenfalls wichtig, er nährt Blut, Qi und Yin und wirkt beruhigend. In Anbetracht der frischen Sectionarbe, die ebenfalls eine energetische Blockade verursacht, wäre Mi 4 mit Pe 6 (Chongmai) auch eine gute Wahl gewesen. Die Nadelung des Chongmai ist postpartal fast immer passend, weil verschiedene Aktionen erreicht werden (Blut nähren, Qi- und Milchfluss in den Brüsten regulieren, oben und unten ausgleichen, Rückbildung des Uterus unterstützen, Narbenheilung begünstigen). Ni 3 ist als Nieren-Tonisierungspunkt bei Ängsten gut gewählt, es ginge natürlich auch Bl 23. Pe 6 ist ebenfalls indiziert, da er das Herz stärkt, den Thorax öffnet (Atemnot) und den Geist beruhigt. Mit Le 3 und Di 4 wurde eine effiziente Kombination gegen Leber-Qi-Stagnation eingesetzt. Es muss immer individuell aus der Situation entschieden werden, was überwiegt, aber wenn die Ängste dominanter sind als die Leber-Qi-Stagnation, wären He 4 oder Ren 15 vorzuziehen, gut kombinierbar mit Du 24 bei starken Angstzuständen, die ins Panische tendieren.

Fallbeispiel 2	Postpartale Depression
Patientin	39-jährig, III-Gravida, II-Para, 2 Wochen post partum, Spontangeburt, kein auffälliger Blutverlust.
Hauptbeschwerden	Starke Traurigkeit und Panikgefühle. Fühlt sich psychotisch, fehlender Bezug zu sich selbst, hat das Gefühl von «out-space». Wird agressiv und beschimpft den Ehemann.
Relevante Zeichen und Symptome	Fühlt sich überfordert, kann sich nicht mehr zusammen nehmen, kann den Alltag nicht mehr bewältigen, so hat sie sich das Leben nicht vorgestellt, Panik-Gefühle überfluten sie, kann nicht schlafen, hat mal heiß, mal kalt, Druck auf dem Brustkorb. Fühlt sich ausgeliefert und hat Angst vor ihrem eigenen Verhalten, ist im Gespräch betr. eines stationären Aufenthalts in einer Klinik. Patientin war bei allen 3 Schwangerschaften wegen Hyperemesis in Behandlung, jedes Mal wurde ein Blut-Mangel diagnostiziert.
Zunge	Farbe o.k., etwas geschwollen, sehr wenig Belag, Spitze bläulich-rot.
Puls	Alle angespannt, Herz-Puls überflutend, Milz-Puls in der Leere, Nieren-Pulse ebenso, Leber-Puls dünn.
Muster-Differenzierung	Vorbestehender Blutmangel mit Herz-Blut-Stase.
Therapie-Prinzip	Herz-Blut-Stase lösen, Shen beruhigen, Blut beleben.
Akupunktur-Therapie 1. Sitzung	Bl 15, Mi 4 mit Pe 6, Le 3, Mi 10, Ren 15 mit Du 24.

Fallbeispiel 2	Postpartale Depression
2. + 3. Sitzung	Bl 17, 15, Le 3, Mi 10, He 4, 7.
Folgetherapien, Behandlungserfolg	Von den vorangegangenen Sitzungen wussten wir, dass die Patientin sehr gut auf Akupunktur ansprach. Zudem war sie in ambulanter Psychotherapie, da sie schon seit Jahren eine Anfälligkeit für depressive Verstimmungen aufweist. Sie fühlte sich bereits nach der ersten Sitzung entspannter, nicht mehr sich selbst so ausgeliefert. Insgesamt 3 Sitzungen. Von einem Klinikaufenthalt kam sie ab, allerdings brauchte es noch Monate (mit Psychotherapie), bis sie sich wieder ganz wie vorher fühlte.

Analyse und weitere Kommentare

Symptome Es fallen hier sehr zahlreiche und schwere Symptome auf. Die Desillusionierung, das Gefühl, nicht sich selbst zu sein, und die Anwürfe an den Ehemann sind Zeichen der Blut-Stase. Es hätte auch manisches Verhalten zu dieser Störung gepasst.

Diagnose Vordergründig und primär behandlungsbedürftig ist die Blut-Stase, welche Hitze verursacht (Agressionen). Wahrscheinlich wegen des gleichzeitigen Blut-Mangels war die Zungenfarbe o.k., sie hätte auch sehr rot, bläulich bis violett sein können.

Punkteerklärung Mi 4 mit Pe 6, Bl 17 und Mi 10 aktivieren den Blut-Fluss, Le 3 besänftigt das im Chongmai rebellierende Qi, Ren 15 mit Du 24 halten überflutende Angstgefühle in Schach.

Der ab der zweiten Sitzung verwendete He 4 ist hilfreich bei Angstgefühlen und He 7 beruhigt den Shen und stärkt das Blut. Es hätten ohne weiteres noch Ni 3 oder Bl 23 dazu gegeben werden können.

TEIL IV

AKUPUNKTURPUNKTE

VON CHRISTIAN ACKERMANN

Akupunkturpunkte

Grundlegendes zur Lokalisation von Akupunkturpunkten:

Die *Kenntnis der Anatomie ist die Grundlage* für eine genaue Lokalisation von Akupunkturpunkten und Landmarken. Als *Landmarken* bezeichnen wir spezifische anatomische Punkte, die visuell oder mit Palpation lokalisiert werden können. Von ihnen aus ist es möglich, Akupunkturpunkte exakt zu lokalisieren.

Als *Palpation* (von lateinisch *palpare = streicheln*) bezeichnet man in der Medizin die Untersuchung des Körpers durch Betasten. Beurteilt werden dabei Konsistenz, Elastizität, Beweglichkeit, Schmerzempfindlichkeit sowie die Größe, Form und Lage der zu untersuchenden Organe oder Körperstrukturen.

Um eine erfolgreiche Palpation durchzuführen, braucht es:

Anatomische Kenntnisse

Die Suche von wichtigen Landmarken wird auf den folgenden Seiten durch Bilder und Beschreibungen erklärt. Um sie erfolgreich zu finden, ist es notwendig, sich ein anatomisches Wissen anzueignen, damit von Form, Konsistenz, räumlicher Orientierung und Beziehung zur Umgebung ein Bild entsteht. Anatomiebücher und Präparate sind hierzu sehr hilfreich.

Wissen von Konsistenz, Qualität und Form der Struktur

Allgemein gilt:

- Knochen sind hart und lassen sich in der Regel nicht verschieben.
- Sehnen sind fest-elastisch, flächig oder kabelartig und rutschen zum Teil unter den Fingern weg.
- Muskeln sind weich bis gespannt.
- Arterien pulsieren; sie fühlen sich fest-weich bis voll an.
- Venen sind zart-weich bis leer.

Die aufgelisteten Gewebe sind nicht vollständig, es handelt sich jedoch um jene, die für die Lokalisierung von Akupunkturpunkten wichtig sind. Die beschriebenen Empfindungen sind nur grobe Beschreibungen und können durch häufiges Üben immer feiner differenziert werden.

Palpationsdruck und Technik

Jedes Gewebe hat eine gewisse Faser- oder Strukturausrichtung. Diese und die Lage des gesuchten Punktes entscheiden über Palpationsrichtung und Druck. Palpieren Sie quer zur Struktur (die Finger rutschen bei dieser Methode meist

nicht auf der Haut, sondern verschieben diese über der gesuchten Zone), können Sie den Gewebeunterschied bzw. die Gewebegrenzen deutlich besser fühlen und lokalisieren. *D.h. um Übergänge sicher zu finden, palpieren Sie am besten quer zur Struktur.*
Palpation längs zur Struktur ist hingegen das geeignete Mittel, um Gewebegrenzen zu folgen (hierbei rutschen die Finger meist über die Haut).
Die Palpation ist nichts Statisches. Sie sollten die Haut mit kleinen Bewegungsamplituden und dem nötigen Palpationsdruck im Zielgebiet hin und her schieben, bis Sie die gesuchte Struktur darunter finden.
Der Druck sollte angepasst sein, das heißt, oberflächlich liegendes Gewebe wird in der Regel mit leichtem Druck, tief liegendes oder unter gespanntem Gewebe liegende Strukturen mit erhöhtem Palpationsdruck ertastet. Zu beachten gilt auch, dass nicht unnötig Schmerz provoziert wird.

Die palpierenden Hände sollten warm sein und der Druck angepasst.

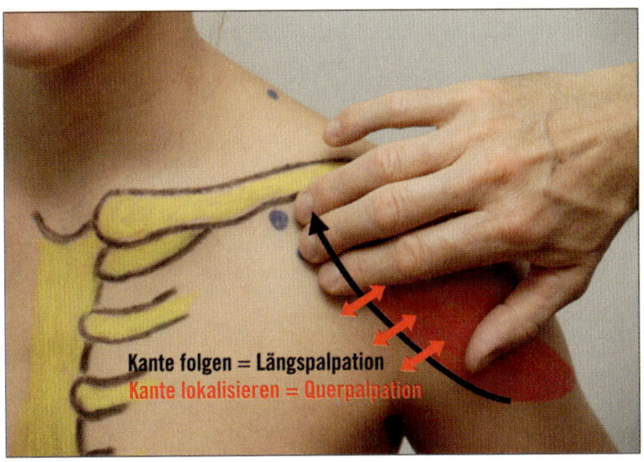

Zeit und Raum

Je entspannter Klientin und Therapeutin sind, umso einfacher ist die Palpation. Der Raum sollte warm sein und die Einrichtung so gestaltet, dass der Zugang für die Untersuchung möglichst angenehm und leicht ist.

Information

Generell sollte die zu behandelnde Person über den Ablauf der Untersuchung informiert werden. Für Punkte in intimen Bereichen sollte speziell um Erlaubnis gefragt werden.

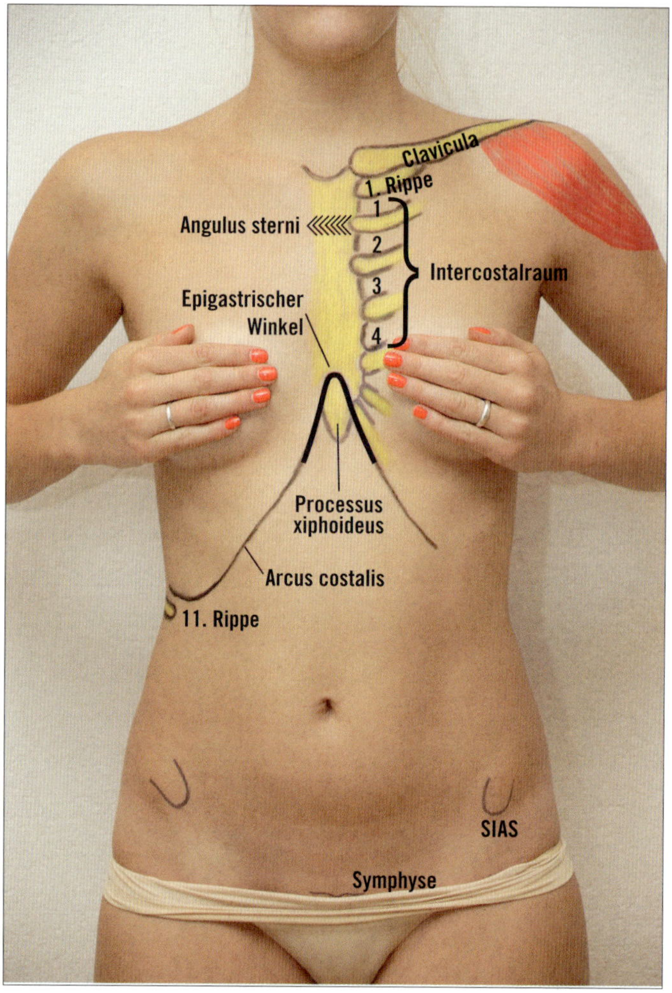

Übersicht Bauch

Wichtige Landmarken am Rumpf ventral

- Clavicula
- 1. Intercostalraum
- 4. Intercostalraum
- Epigastrischer Winkel
- Spitze der 11. Rippe
- Symphysis pubica
- 2 cun / 4 cun Linie

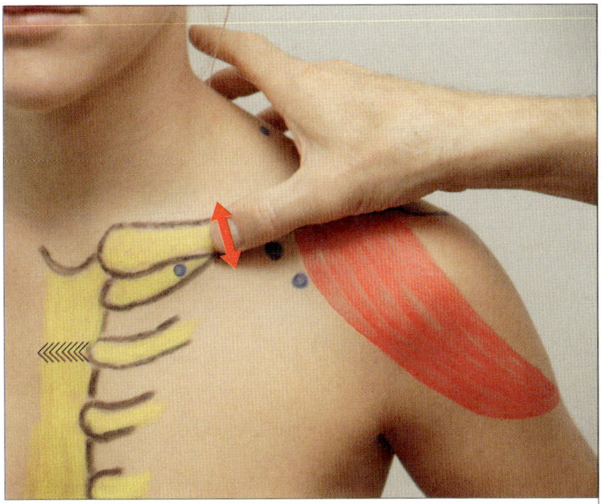

Auffinden Clavicula

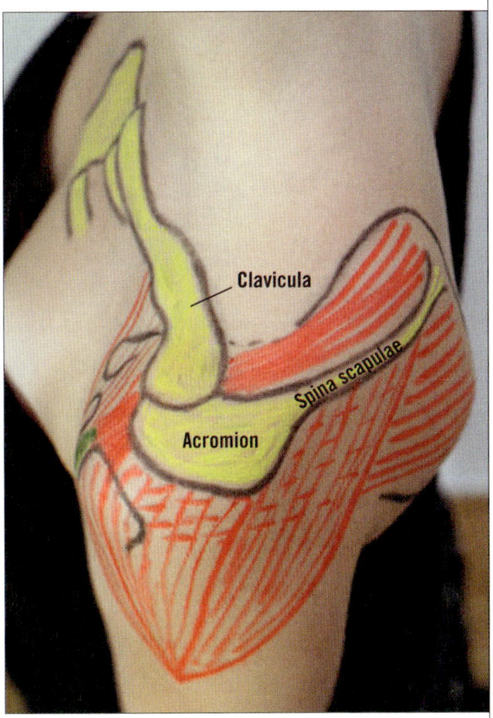

Acromion

Clavicula

Die Clavicula ist meist mit bloßem Auge sichtbar und verläuft kranio-lateral des Brustbeins schräg nach lateral-kranial zum Acromion Richtung Schulterdach. Sie ist als fingerdicker Knochen mit leichter S-Form palpierbar.

An ihrem Ende ist die Clavicula verdickt und bildet mit dem Brustbein bzw. mit dem Acromion (knöcherner Ausläufer der Spina scapulae) ein Gelenk.

1. Intercostalraum

Wenn man vom medialen Ende der Clavicula nach kaudal gleitet, spürt man unmittelbar darunter die 1. Rippe als knöchernen Widerstand. Gleitet man weiter, rutscht der Finger in einen fingerbreiten Zwischenraum, den 1. Intercostalraum.

Alternative: die gut spürbare Kante des Angulus sterni verläuft quer auf dem Sternum, exakt auf Höhe der 2. Rippe; von dort aus lassen sich 1. und 2. Intercostalraum gut lokalisierbar.

- Der 1. Intercostalraum liegt nicht direkt unter dem medialen Aspekt der Clavicula!

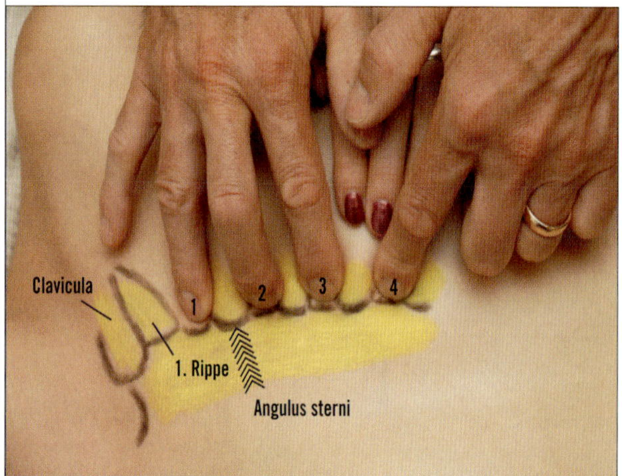

Intercostalraum 1–4

4. Intercostalraum

Vom 1. oder 2. Intercostalraum zählt man die Lücken am lateralen Rand des Brustbeines bis zum 4. Intercostalraum. Rippenbreite bzw. Intercostalraum entsprechen ungefähr einer Fingerbreite.

Der 4. Intercostalraum ist auf Höhe der Mamilla.

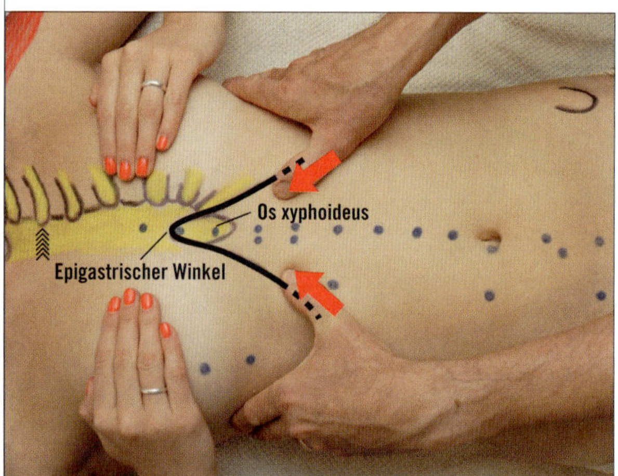

Auffinden Epigastrischer Winkel (Arcus costalis)

Epigastrischer Winkel

Gleitet man mit den Daumen von den unteren Rippen (dem Arcus costalis entlang) nach kranial-medial, treffen sich die Daumen an der Medianlinie am epigastrischen Winkel, auch Angulus infrasternalis genannt.

Der Epigastrische Winkel ist rund und tastbar wie eine knöcherne Braue. Er ist nicht zu verwechseln mit dem spitzen, druckempfindlichen, weiter kaudal liegendem Ende des Os xyphoideus, einem Anhangszipfel des Sternums! Der Punkt Renmai 16 liegt direkt unter dem Epigastrischen Winkel in einer fingerspitzengroßen Mulde und markiert das Ende der 8 cun-Linie vom Bauchnabel her.

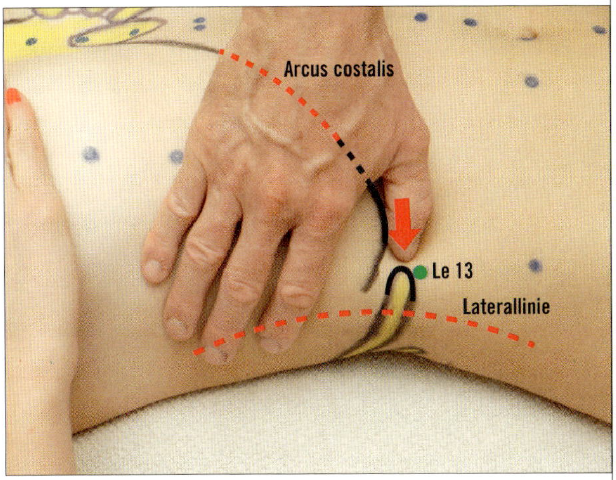

Auffinden Ende 11. Rippe

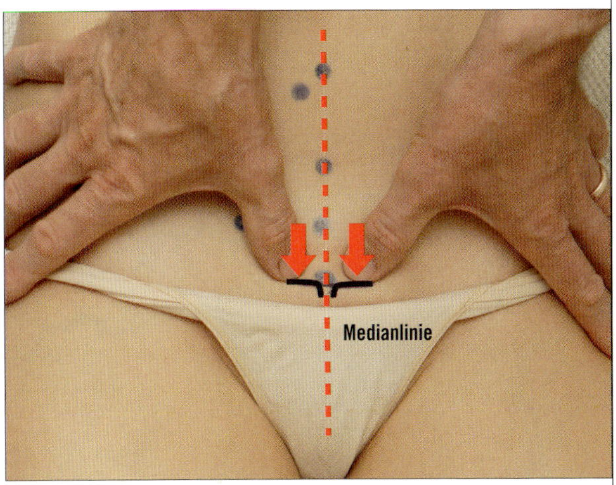

Auffinden Symphysenoberkante

Spitze der 11. Rippe

Gleitet man mit den Daumen dem Arcus costalis entlang nach kaudal-lateral, stößt der Daumen meist ventral der Laterallinie auf das spitze, harte Ende der 11. Rippe. Eine tiefe Einatmung in den Brustkorb oder eine Seitneigung zur Gegenseite kann die Palpation vereinfachen, da die Rippenspitze mehr an die Oberfläche ragt. Beides spreizt die Rippen und lässt das Ende der 11. Rippe leichter finden.

Direkt unter dem Ende der 11. Rippe liegt Le 13.

Symphysis pubica, Tuberculum pubicum

Mit sanftem Druck gleitet man vom Unterbauch parallel der Medianlinie nach kaudal, bis eine runde knöcherne Kante spürbar wird, der oberen Kante der Symphysis pubica oder dem Tuberculum pubicum. Diese Palpation kann empfindlich sein und ist bei voller Blase unangenehm!

Die Strecke von der Symphysis pubica bis zum Bauchnabel misst 5 cun.

2 cun / 4 cun-Linie

Die 4 cun-Linie entspricht der halben Strecke der Medianlinie (Körpermittellinie) zur Laterallinie des Körpers. Sie entspricht bei Normalgewichtigen dem lateralen Rand des M. rectus abdominis (Sixpack-Muskel). Durch Anheben des Kopfes aus Rückenlage spannt der M. rectus abdominis an und wird besser sicht- und tastbar. Bei einer Querpalpation zur Faserrichtung fühlt man eine weiche Furche lateral des Muskels.

- Die Meridiane von Niere, Magen und Milz verlaufen auf der Bauchdecke-Parallel zum Renmai. Sie sind 0.5 cun (Ni), 2 cun (Ma), 4 cun (Mi) vom Renmai entfernt.

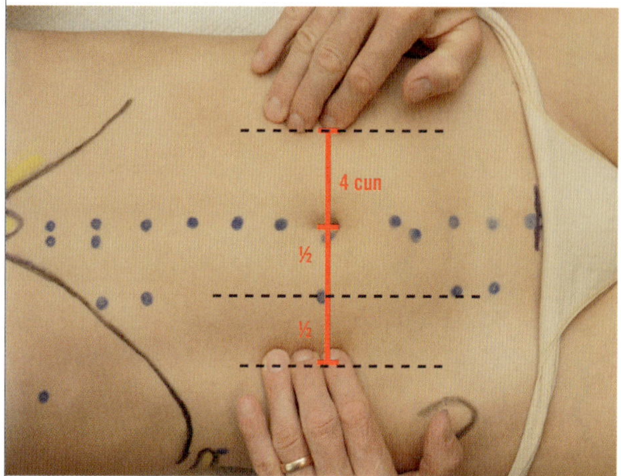

2 cun und 4 cun Linien

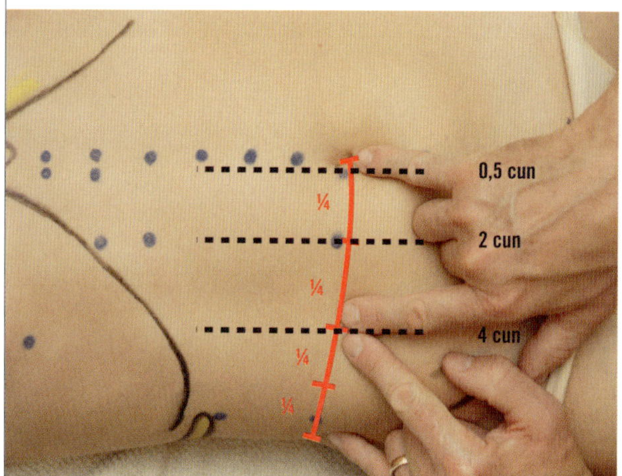

0,5 cun, 2 cun und 4 cun Linien

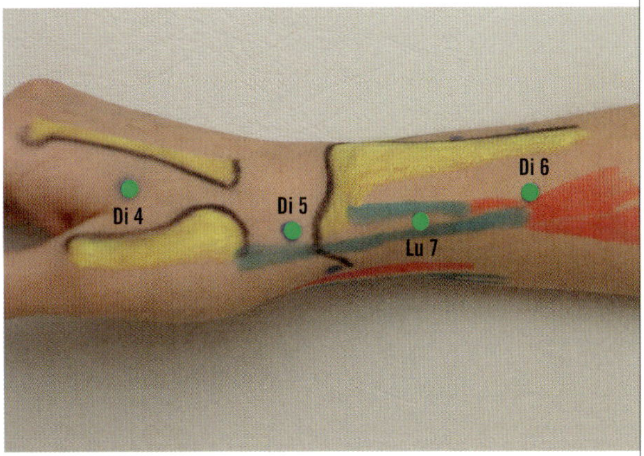

Lu 7

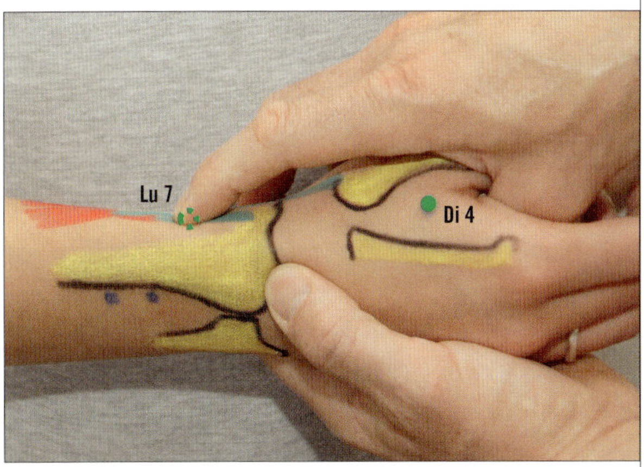

Lu 7 Griff

Akupunkturpunkte

Lungenmeridian

Lu 7 1.5 cun proximal der Handgelenksfalte auf der radialen Seite zwischen den Muskeln brachioradialis und abduktor pollicis longus.

- Lu 7 ist unmittelbar proximal der knöchernen Erhebung des Radius zwischen den Sehnen der Muskeln brachioradialis und abduktor pollicis longus auf der Radialkante in einer Vertiefung zwischen den Sehnen zu spüren.

Akupunkturpunkte
Dickdarmmeridian

Di 4 Auf dem Handrücken in der Mitte des ersten und zweiten Os metatarsale oder auf dem höchsten Punkt der Gewebewulst bei angelegtem Daumen.

Di 6 Bei leicht gebeugtem Ellbogen auf der Verbindungslinie zwischen Di 5 (Mitte der Tabatière) und Di 11, 3 cun proximal von Di 5.

Di 10 Bei leicht gebeugtem Ellbogen auf der Verbindungslinie zwischen Di 5 (Mitte der Tabatière) und Di 11, 10 cun proximal von Di 5.

- Di 10 liegt in einer Längsspalte zweier Muskeln (M. extensor carpi radialis longus und M. brachioradialis).

Di 11 Bei 90° gebeugtem Ellbogen am lateralen Ende der Beugefalte oder auf halber Strecke zwischen der lateralen Begrenzung der Sehne des Biceps brachialis und des lateralen Epicondylus.

- Lässt man den Ellbogen aktiv 90° beugen, fühlt man in der Ellbeuge die dicke, feste Sehne des M. biceps brachii. Auf halber Strecke vom lateralen Rand der Bicepssehne zum Epicondylus lateralis liegt Di 11.

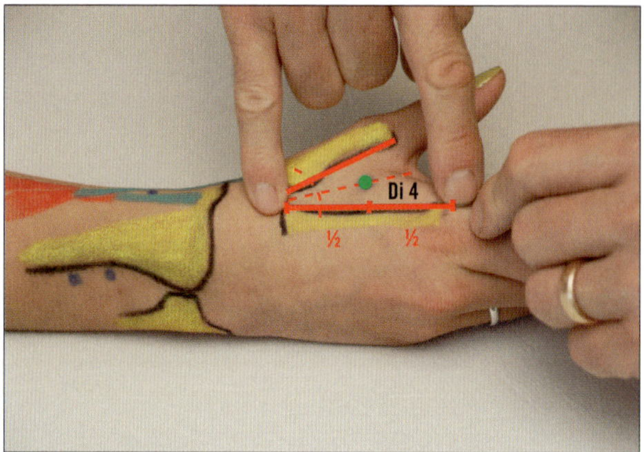

Di 4

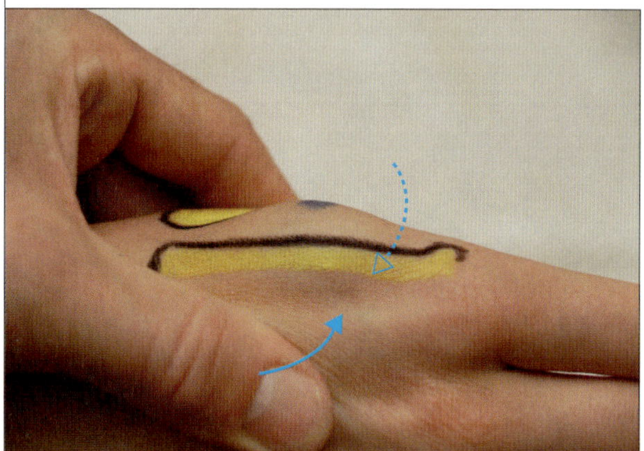

Di 4 Griff

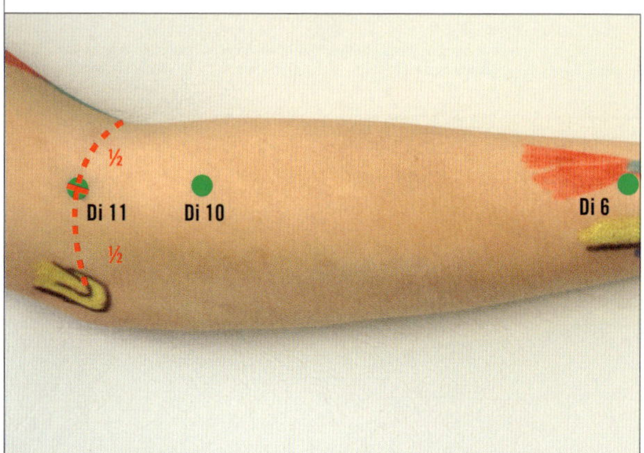

Di 10 – Di 11

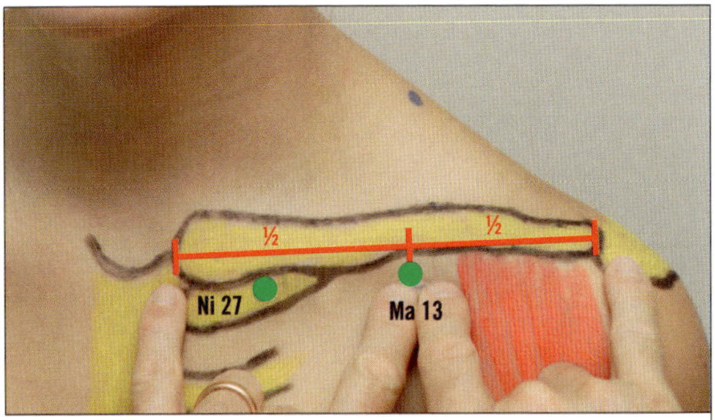

Ma 13

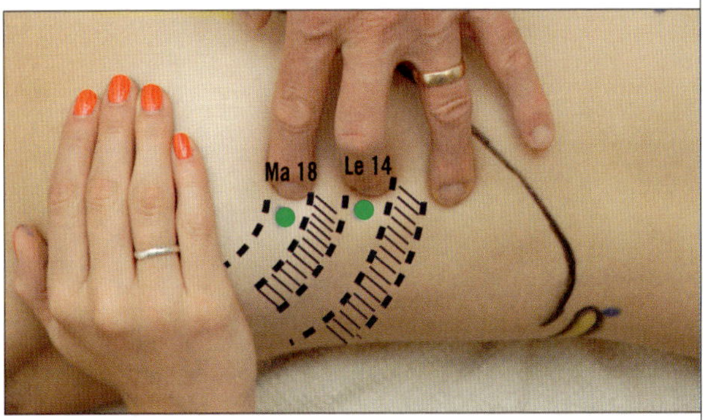

Ma 18 / Le 14

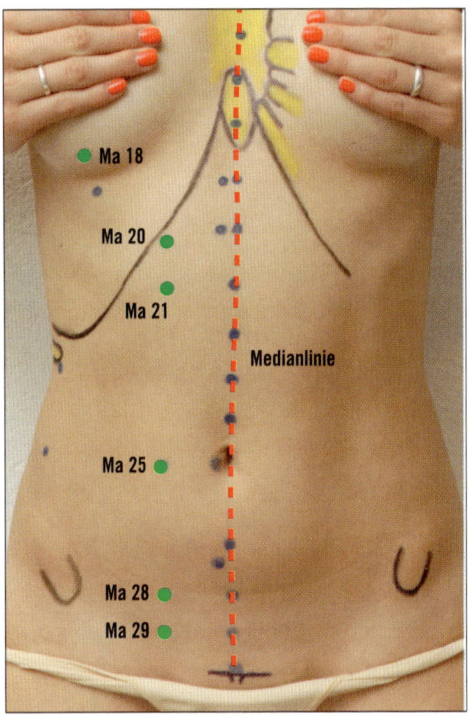

Magenpunkte

Akupunkturpunkte
Magenmeridian

Ma 13 Am Unterrand der Mitte der Clavicula, auf der Mammilarlinie, 4 cun lateral des Renmai.

Ma 18 Im 5. Intercostalraum auf der Mammilarlinie, 4 cun lateral des Renmai.

Ma 20 5 cun oberhalb des Bauchnabels, 2 cun lateral der vorderen Medianlinie.

Ma 21 4 cun oberhalb des Bauchnabels, 2 cun lateral der vorderen Medianlinie.

Ma 25 Auf Höhe des Bauchnabels, 2 cun lateral der vorderen Medianlinie.

Ma 28 3 cun unterhalb des Bauchnabels, 2 cun lateral der vorderen Medianlinie.

Ma 29 4 cun unterhalb des Bauchnabels, 2 cun lateral der vorderen Medianlinie.

(Fortsetzung)
Akupunkturpunkte
Magenmeridian

Ma 34 Bei leicht gebeugtem Knie 2 cun proximal des oberen Patellarandes, ca. in der Verlängerung des lateralen Patellarandes in einer Vertiefung des M. Quadriceps (vastus lateralis).

- Die Patellalänge wird am oberen Patellarand gespiegelt und ergibt die querverlaufende 2 cun Line. Diese lässt man mit der durch die Patellaspitze laufende Parallele des lateralen Randes kreuzen. Am Schnittpunkt liegt in einer Mulde Ma 34.

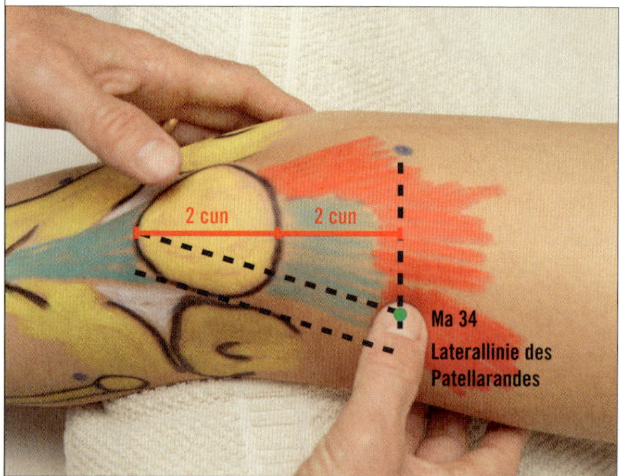

Ma 34

Ma 36 3 cun unterhalb der Patellaspitze oder unterhalb der Tuberositas tibiae, 1 cun lateral der Tibiakante.

- Mit der flachen Hand der Tibiakante von distal nach kranial folgen, bis die Hand an einer Erhöhung gebremst wird; der Unterkante der Tuberositas tibiae. An der Tuberositas (knöcherne runde Erhebung) teilt sich die markante Tibiakante V-förmig auf.

Alternatives Suchen: 3 cun entsprechen 1,5x der Patellalänge. Ma 36 liegt 1 cun kaudaler als Gb 34 und Mi 9!

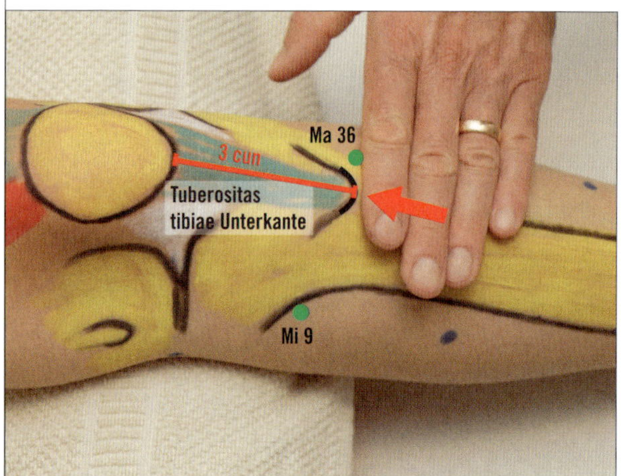

Ma 36

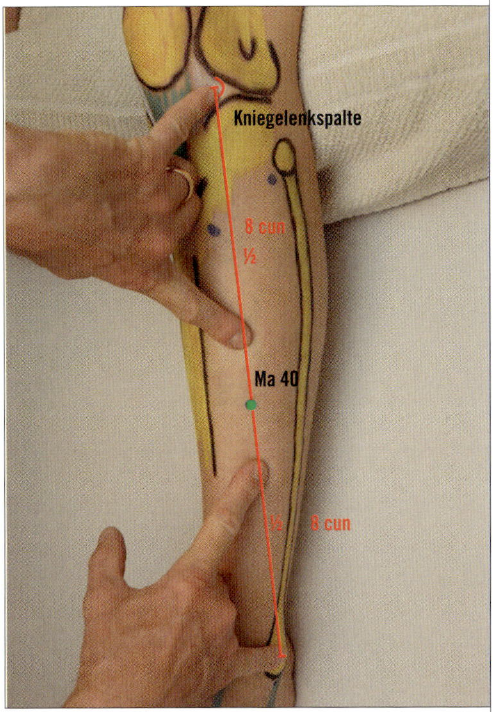

Ma 40

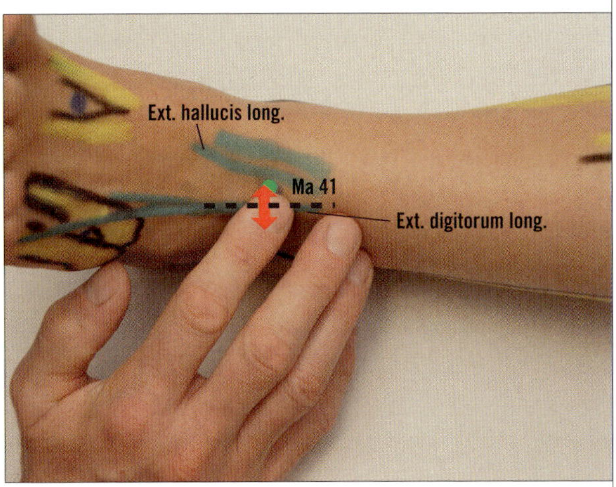

Ma 41

(Fortsetzung)
Akupunkturpunkte

Magenmeridian

Ma 40 8 cun unterhalb des Kniegelenkspaltes, 2 Finger lateral der Tibiakante.

- Die Höhe des Kniegelenkspalts lässt sich auf zwei Arten leicht finden:

Der Unterrand der Patellaspitze und die beidseitigen Vertiefungen (Knieaugen) seitlich der Patellasehne entsprechen der Höhe des Gelenkspaltes. In den Vertiefungen medial oder lateral lassen sich Messfinger bequem parkieren.

Ma 41 In der Beugefalte des oberen Sprunggelenkes zwischen den Sehnen der Muskeln extensor digitorum longus und dem M. extensor hallucis longus.

- Zur sichtbaren Darstellung der Sehne des M. ext. digit. long.; Zehen leicht anheben lassen. Direkt medial der Sehne auf der Beugefalte des oberen Sprunggelenkes liegt Ma 41.

(Fortsetzung)
Akupunkturpunkte
Magenmeridian

Ma 44 Distal des 2. und 3. Metatarsophalangialgelenks in der Mitte, proximal des „Schwimmhautrandes".

Akupunkturpunkte
Milzmeridian

Mi 1 An der medialen Seite des Hallux; 0,1 cun poximal und medial des Nagelfalz-Winkels.

Mi 3 Auf der medialen Seite der großen Zehe, distal des ersten Metatarsophalangialgelenks, auf der Grenze zwischen roter und weißer Haut.

- Der Unterkante des ersten Metatarsalknochens nach distal entlang fahren, bis der Schaft in den Kopf übergeht. In dieser Krümmung ist Mi 3.

Mi 4 Auf der medialen Seite der großen Zehe, an der Basis des 1. Matatarsalknochens, im Winkel am Übergang zum Schaft und Kopf, am Übergang roter und weißer Haut.

- Der Unterkante des ersten Metatarsalknochens proximal entlang fahren, bis der Schaft in den Kopf übergeht. In dieser Krümmung ist Mi 4.

Mi 6 3 cun über der höchsten Erhebung des Malleolus medialis, direkt dorsal der Tibiakante.

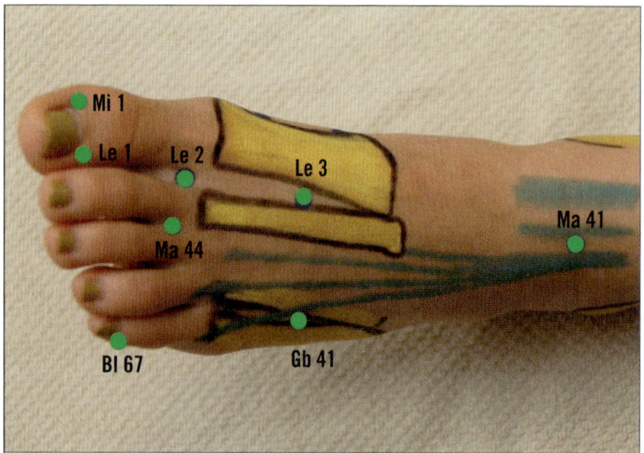

Übersicht Fußrücken

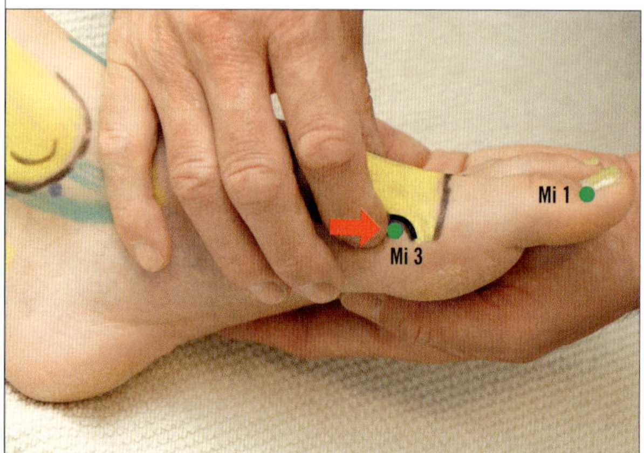

Mi 3

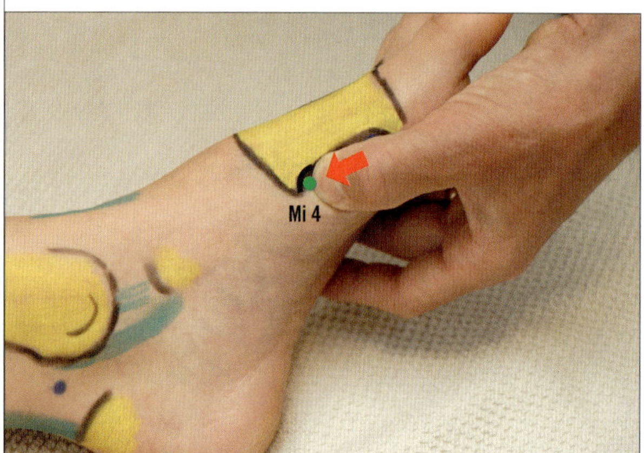

Mi 4

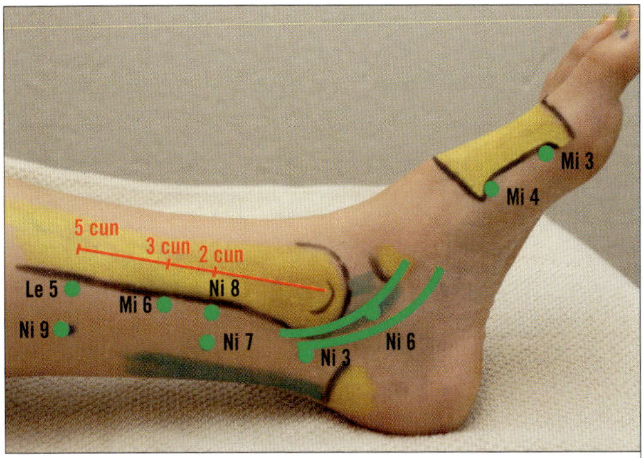

Übersicht Fuß medial

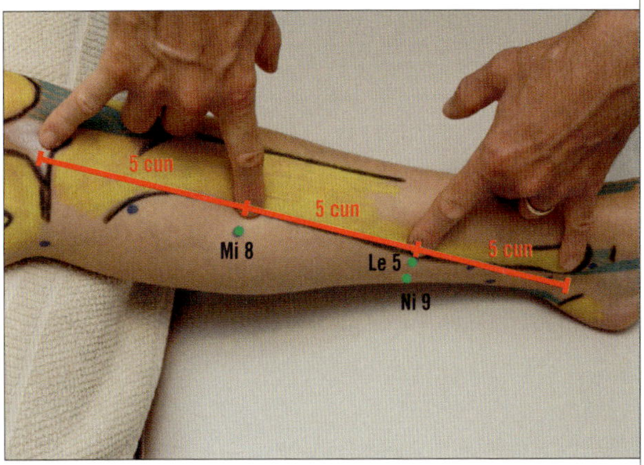

Le 5 / Ni 9 / Mi 8

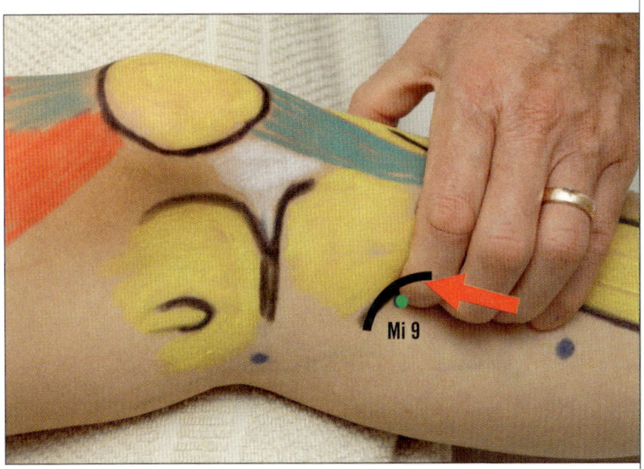

Mi 9

Mi 8 3 cun distal von Mi 9 (oder 5 cun unterhalb des Kniegelenkspalts), auf der Verbindungslinie der Spitze des Malleolus med. und Mi 9.

- Die mediale Unterschenkelseite dritteln ergibt den 5 cun Abstand zum Gelenkspalt.
Den kleinen Finger zur Messung im medialen „Knieauge" (= Gelenksspalthöhe) parkieren.

Mi 9 Medial der Tibia, im Winkel am Übergang vom Schaft zum Kopf (Condylus), in einer tastbaren Vertiefung (2 cun unterhalb des Kniegelenkspaltes).

- Der Unterkante der medialen Tibiakante nach proximal folgen, bis der Schaft in den Kopf übergeht. In dieser Krümmung ist Mi 9. Er ist oft druckdolent, v.a. bei geschwollenem Unterschenkel oder Kniegelenksproblemen.

Mi 10 Bei leicht gebeugtem Knie 2 cun proximal des oberen Patellarandes, ca. in der Verlängerung des medialen Patellarandes, in einer Vertiefung des M. Quadriceps (vastus medialis).

- Die Patellalänge wird am oberen Patellarand gespiegelt und ergibt die querverlaufende 2 cun Line. Diese lässt man mit der durch die Patellaspitze laufende-Parallele zum medialen Rand kreuzen.
Am Schnittpunkt liegt in einer Mulde Mi 10.
(Gleiches Vorgehen wie Ma 34, hier nur auf der Innenseite.)

Akupunkturpunkte
Herzmeridian

He 6 0,5 cun proximal der Handgelenksfalte, radial der Sehne des M. flexor carpi ulnaris.

- He 6 liegt 0,5 cun proximal He 7.

He 7 Auf der ventralen Seite des Unterarmes, radial der Sehne des M. flexor carpi ulnaris, auf der Handgelenksfalte oder an der proximalen Grenze des Os pisiforme.

- Das Os pisiforme ist ein erbsenförmiger Handwurzelknochen, an dem die Sehne des M. flexor carpi ulnaris inseriert. Die proximale Tangente zum Os pisiforme markiert die Handgelenksfalte für He 7, Pe 7 und Lu 9.

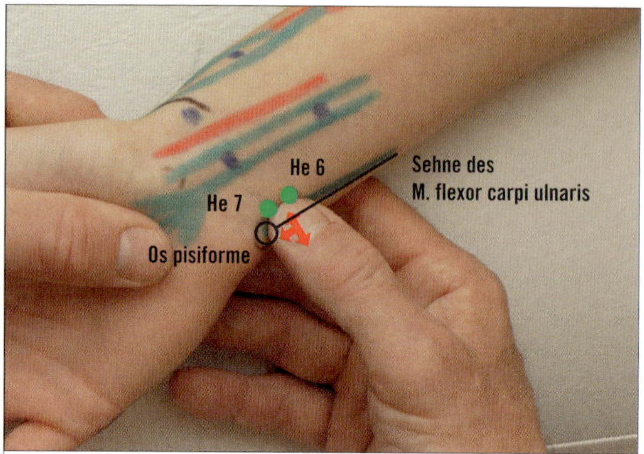

He 7

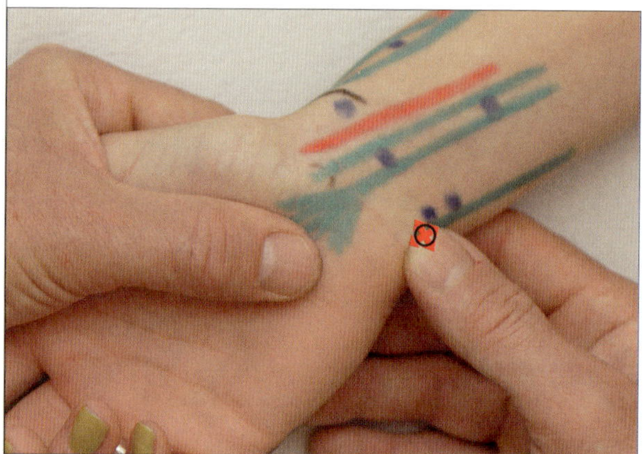

Os pisiforme

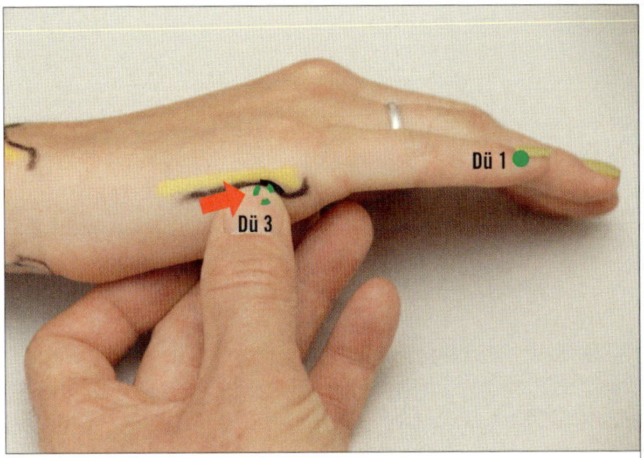

Dü 3 / Dü 1

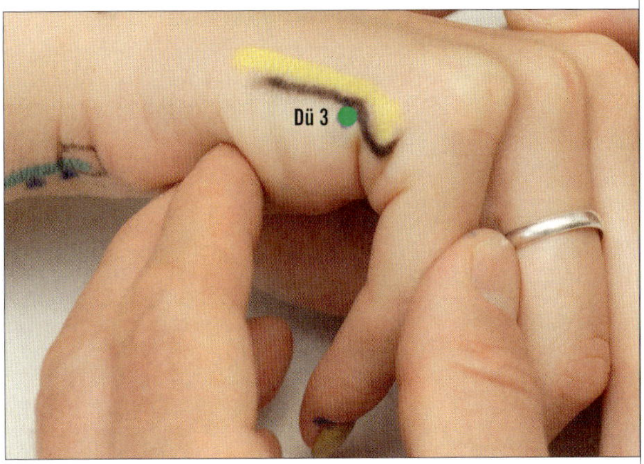

Dü 3

Akupunkturpunkte **Dünndarmmeridian**

Dü 1 0,1 cun vom Nagelfalzwinkel des Kleinfingers entfernt.

Dü 3 Im Bereich der ulnaren Handkante in einer Vertiefung proximal des Metatarsalköpfchens oder am Ende der ulnaren Beugefalte des kleinen Fingers.

- Der Unterkante des fünften Metacarpalknochens nach distal entlangfahren, bis der Schaft in den Kopf übergeht. In dieser Krümmung ist Di 3.

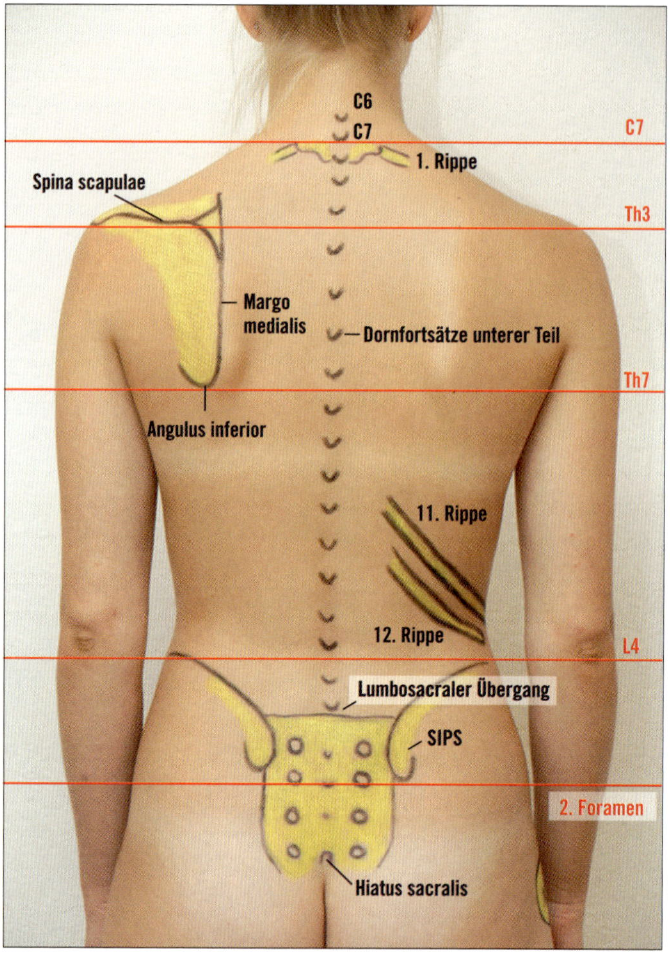

Rücken Übersicht

Wichtige Landmarken am Rücken

- C7 (Dornfortsatz des 7. Halswirbels)
- Margo medialis scapulae
- Spina scapulae
- Angulus inferior scapulae
- Crista iliaca
- Spina iliaca posterior superior (SIPS)
- L5 (Dornfortsatz vom 5. Ledenwirbel)
- Hiatus sacralis

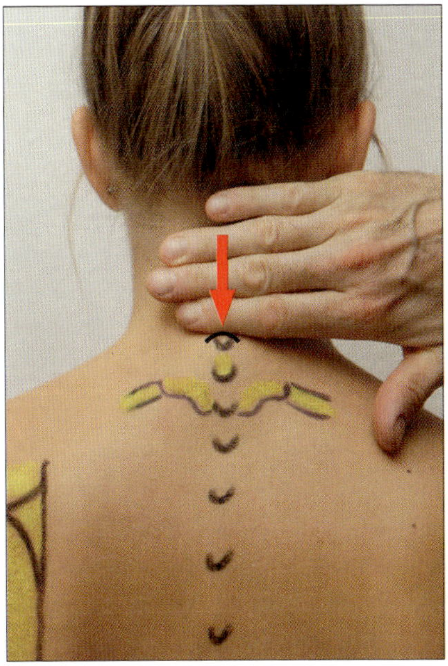

Auffinden von C 6

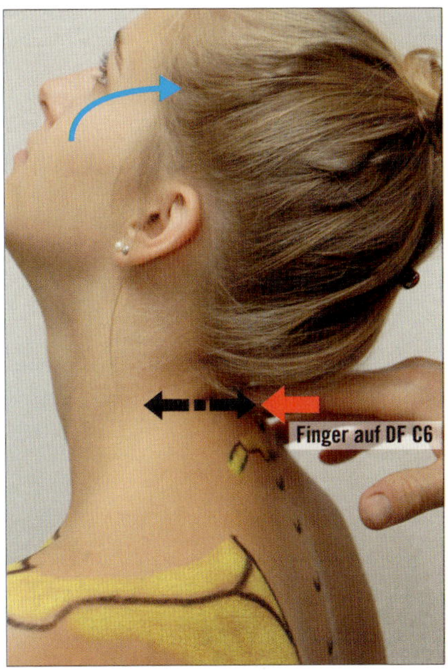

Auffinden von C 6 Extension

C7 Dornfortsatz des 7. Halswirbels

Schritt 1

Gleitet man mit den palpierenden Fingern auf der Mittellinie der HWS von kranial nach kaudal, ist meist der erste fühlbare Dornfortsatz der von C 6.

- C 6 ist meistens erster fühlbarer Dornfortsatz.

Differenzierung C6 – C7

Schritt 2

Bei voller Extension der HWS rutscht der Dornfortsatz von C6 meist unter dem Finger nach ventral weg. C7 verschwindet nicht.

- C 6 rutscht meist nach ventral bei voller HWS-Extension.

Die Dornfortsatz-Unterkante von C7 liegt auf der Höhe der ersten Rippe (Oberkante). Um auf diesen Punkt zu gelangen, palpiert man ventral des M. trapezius und direkt neben dem Hals nach kaudal dorsal. Der M. trapezius muss dabei mit dem Palpationsfinger leicht nach dorsal gedrückt werden, um dann erst kaudal in der Tiefe einen harten flächigen Widerstand, die erste Rippe, zu spüren. Diese Stelle kann Schmerzen auslösen und sollte vorsichtig untersucht werden (braucht etwas Übung).

Die Rippe ist einfacher zu palpieren, wenn die Nackenmuskulatur entspannt ist (in Bauchlage oder Kopf in leichter Seitneigung zur untersuchten Seite).

Die Dornfortsatz-Unterkante C 7 liegt auf Höhe 1. Rippe.

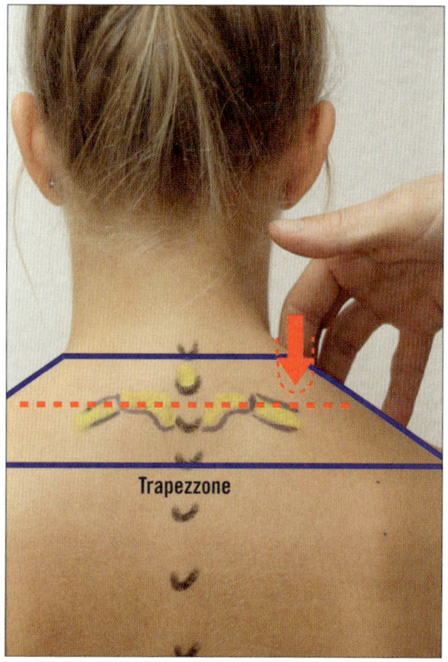

Auffinden C 7 1. Rippe

Der Dornfortsatz von C 7 bewegt bei HWS-Rotation stärker zur Gegenseite als der von Th 1.

- C 7 rotiert stärker als Th 1 (relativ unsichere Methode).
- Der Dornfortsatz von C 7 liegt in der „Trapezzone" des HWS-Schulterbereichs.

Der Dornfortsatz von C 7 ist meistens größer als der von C 6.

Achtung:
Th 1 kann auch groß sein.

- C 7 meist erster großer Dornfortsatz.

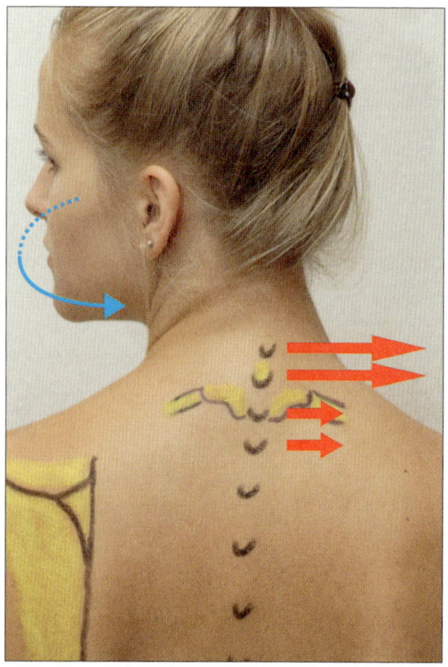

Auffinden C7 Rotation

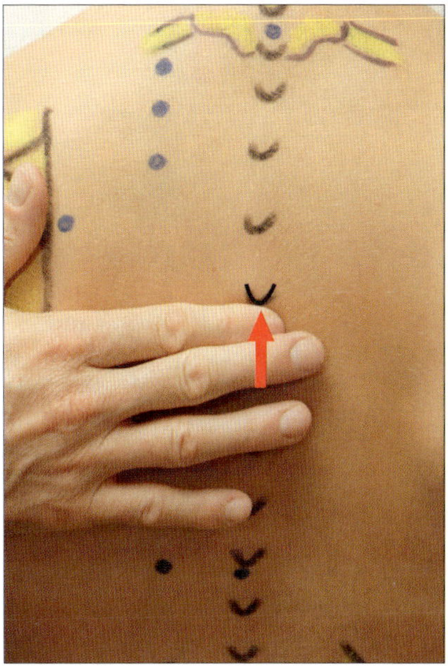

Lokalisation Dornfortsatzunterkante von kaudal

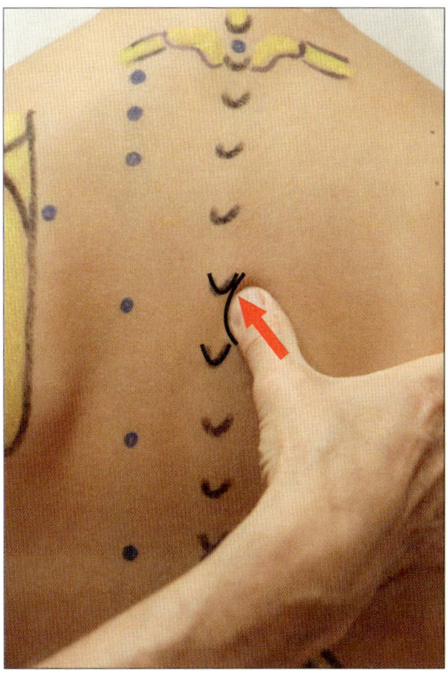

Lokalisation Dornfortsatzunterkante von lateral

Palpation
Dornfortsätze allgemein

Die Dornfortsatzunterkante kann von oben oder unten her palpiert werden. Bei Lokalisationsschwierigkeiten empfiehlt es sich, die Brustwirbeldornfortsätze von unten her zu palpieren, da sie unten wegen ihrer Abwärtskrümmung spitzer sind und so besser wahrgenommen werden können.

Eine Alternative ist die Suche der Dornfortsatzunterkanten bzw. den Räumen zwischen den Dornfortsätzen von der Seite her über den sogenannten Interspinalraum. Dabei sind auf Höhe der Zwischenräume flache V-förmige Spalten zu fühlen. Diese Vorgangsweise eignet sich vor allem dann, wenn die Interspinalbänder eine hohe Spannung aufweisen.

Leichte Flexion oder Extension der WS kann helfen, die Interspinalräume palpabler zu machen. Dabei werden entweder die Zwischenräume größer (Flexion) oder die interspinalen Bänder entspannter (Extension).

Margo medialis scapulae

Oft sieht man den Margo medialis schon mit bloßem Auge. Der Zugang ist von medial nach lateral. Der Daumen oder die Finger gleiten von medial nach lateral, bis eine harte Kante fühlbar ist.

Achtung: es kann auch eine Wölbung medial des Margo medialis palpiert werden (Angulus costae), diese ist aber runder und weniger prominent. Um den Margo medialis sicher zu differenzieren, kann die Hebamme mit der anderen Hand die entspannte Schulter der Patientin leicht nach dorsal schieben. Das Schulterblatt hebt sich so leicht vom Thorax ab.

- Margo medialis kennzeichnet auf Höhe der Spina scapulae die 3 cun-Linie des zweiten Blasenmeridianastes.

Spina scapulae

Die Spina scapulae ist meist schon mit bloßem Auge als quer verlaufende Kante auf der Scapula erkennbar. Um die Spina scapulae zu palpieren, bewegt man die Finger über die knöcherne Kante. Tastet man von der Spina scapulae nach medial, gelangt man zum Margo medialis der Scapula.

- Der Schnittpunkt von Spina scapulae und Margo medialis ist der Referenzpunkt für die 3 cun-Linie des zweiten Blasenmeridianastes und ist ungefähr auf Höhe Th 3.

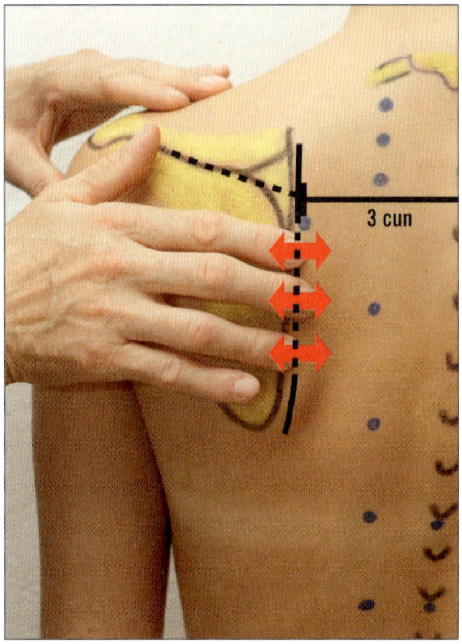

Lokalisation Margo medialis

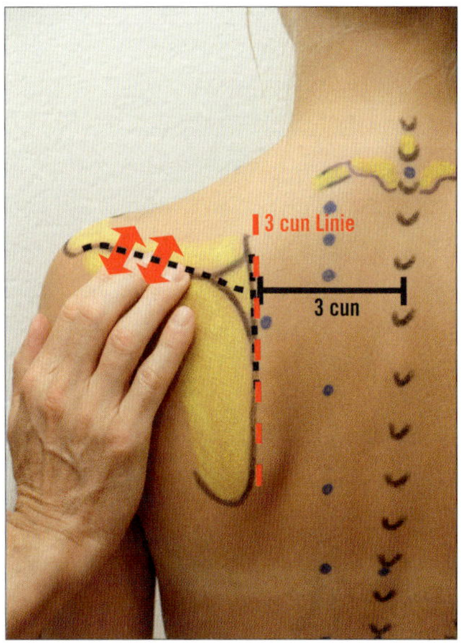

Lokalisation Spina scapulae

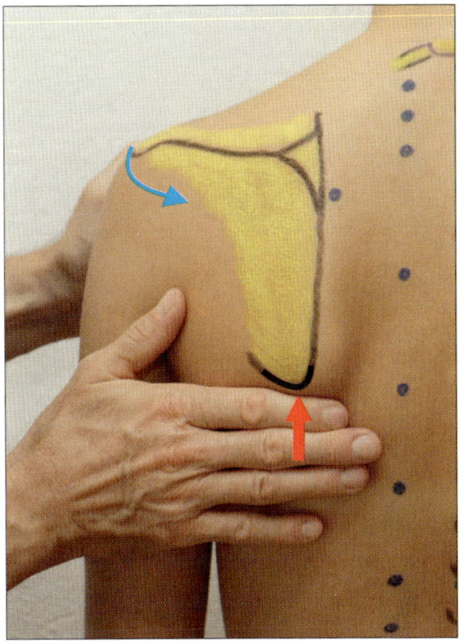

Lokalisation Angulus inferior

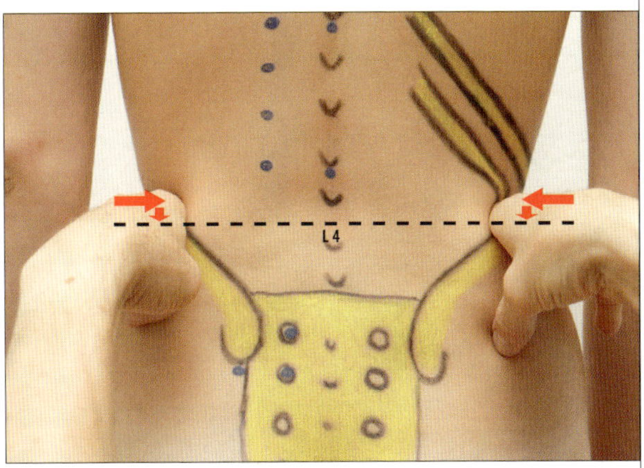

Lokalisation L 4 mit höchstem Punkt des Beckenkamms

Angulua inferior

Mit flacher Hand gleitet man eine Handbreit lateral der Wirbelsäule von kaudal nach kranial und stößt auf den Angulus inferior der Scapula. Manchmal ist er unter trainierter oder verspannter Muskulatur etwas verborgen. In diesem Fall drückt man das Schultergelenk sanft nach dorsal, damit sich das Schulterblatt leicht vom Rücken abhebt.

- Der Angulus inferior liegt ungefähr auf Höhe von Th 7 (Bl 17).

Crista iliaca

Die Crista iliaca ist die Kante der Beckenschaufel und erstreckt sich von der Spina iliaca posterior superior (SIPS) zur Spina iliaca anterior superior (SIAS). Mit gestreckten Händen drückt man über der Zeigefingerkante beidseitig sanft in die Taille. Danach bewegt man die Hände nach kaudal und stößt so auf den kranialsten Punkt der Crista iliaca.

- Die kranialste Stelle der Crista liegt meist auf der Höhe des Processus spinosus L 4.

Spina iliaca posterior superior (SIPS)

Die SIPS liegen am hinteren Ende des Beckenkamms und zeigen uns die Höhe der Iliosacralgelenke an. Sie liegen ca. ½ Handbreite lateral der Mittellinie. Die SIPS lässt sich am Besten mit dem Daumen von kaudal her kommend finden (die Hand hält das Becken). Der Daumen stößt auf eine deutlich spürbare knöcherne, runde Erhöhung. Um genau zu lokalisieren, empfiehlt es sich, mit dem Daumen die Haut leicht auf und ab verschiebend sowie ein- und auswärts zu palpieren, bis man sicher ist, die SIPS gefunden zu haben.

- Die Unterkante der SIPS liegt meist auf der Höhe des 2. Foramen sacralis.

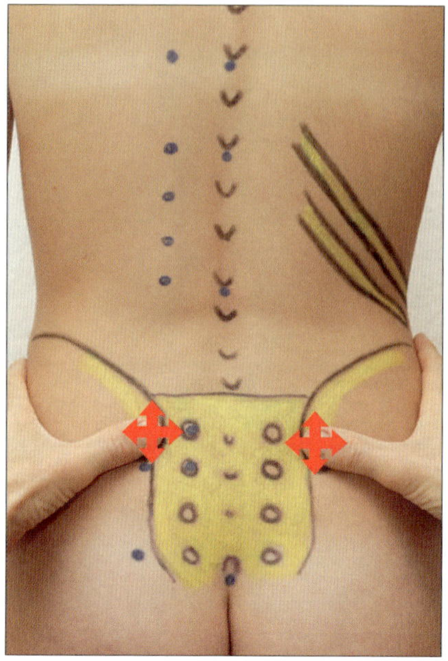

Lokalisation SIPS

L5 (Dornfortsatz des 5. Lendenwirbels)

Um den Interspinalraum von L5 und dem Sacrum (S1) zu palpieren, gleitet man vom höchsten Punkt der SIPS nach kranial und stößt je nach Sacrumstellung in eine mehr oder weniger große Grube. Auf dieser Höhe liegt der gesuchte Interspinalraum.

- Kennzeichnend ist, dass der Dornfortsatz (Processus spinosus) von L5 meist deutlich kleiner ist, als der von L4 (Verhältnis ungefähr: Kleinfingerspitze zu Daumenspitze).

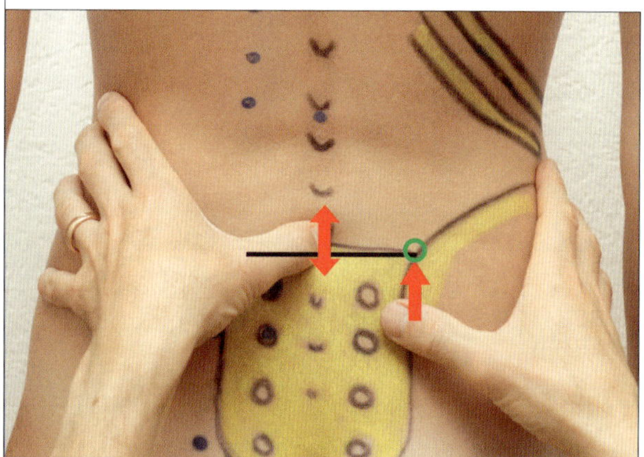

Lokalisation L5/S1 1 (lumbosacraler Übergang)

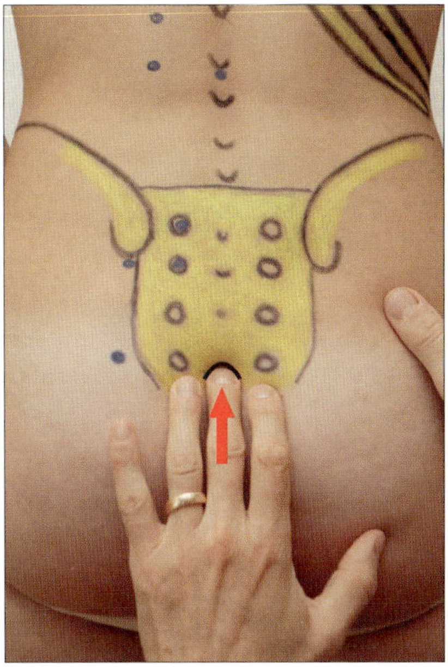

Lokalisation Hiatus sacralis

Hiatus sacralis

Der Hiatus sacralis liegt im Bereich des Anusfaltenendes direkt unter dem untersten Sacraldornfortsatz. Er ist als knöcherne Einkerbung fühlbar.

Akupunkturpunkte
Blasenmeridian

Bl 11 auf der Höhe BWK 1; 1,5 cun lateral der hinteren Mittellinie, auf Höhe der Dornfortsatzunterseite.

Bl 15 auf der Höhe BWK 5; 1,5 cun lateral der hinteren Mittellinie, auf Höhe der Dornfortsatzunterseite.

Bl 17 auf der Höhe BWK 7; 1,5 cun lateral der hinteren Mittellinie, auf Höhe der Dornfortsatzunterseite.

Bl 18 auf der Höhe BWK 9; 1,5 cun lateral der hinteren Mittellinie, auf Höhe der Dornfortsatzunterseite.

Bl 20 auf der Höhe BWK 11; 1,5 cun lateral der hinteren Mittellinie, auf Höhe der Dornfortsatzunterseite.

Bl 21 auf der Höhe BWK 12; 1,5 cun lateral der hinteren Mittellinie, auf Höhe der Dornfortsatzunterseite.

Bl 22 auf der Höhe LWK 1; 1,5 cun lateral der hinteren Mittellinie, auf Höhe der Dornfortsatzunterseite.

Bl 23 auf der Höhe LWK 2; 1,5 cun lateral der hinteren Mittellinie, auf Höhe der Dornfortsatzunterseite.

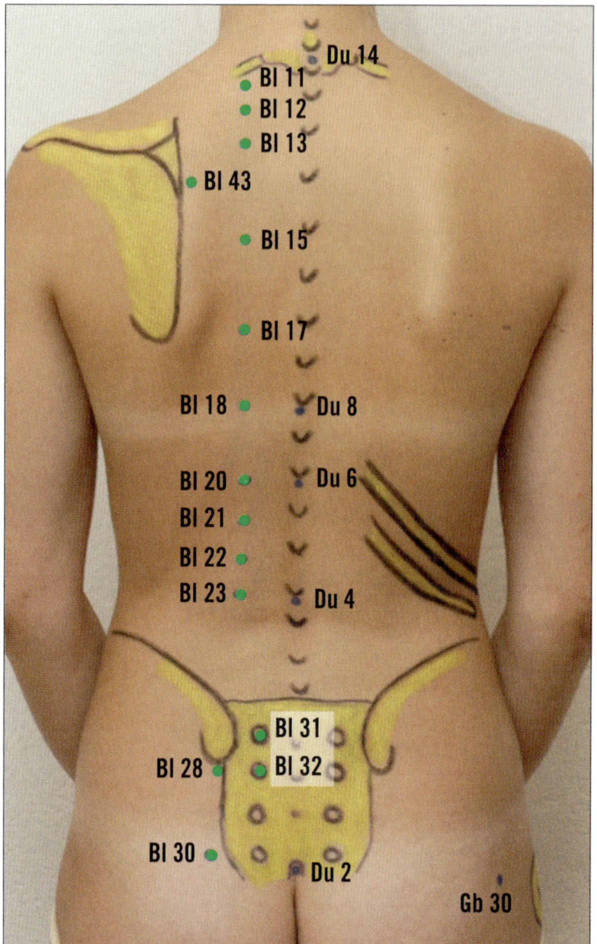

Rücken-Übersicht mit Punkten Bl 11–32 und Bl 43

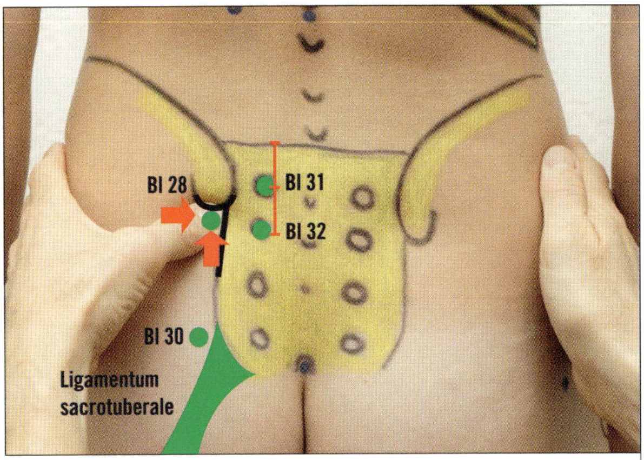

Bl 28 / Bl 31 / Bl 32

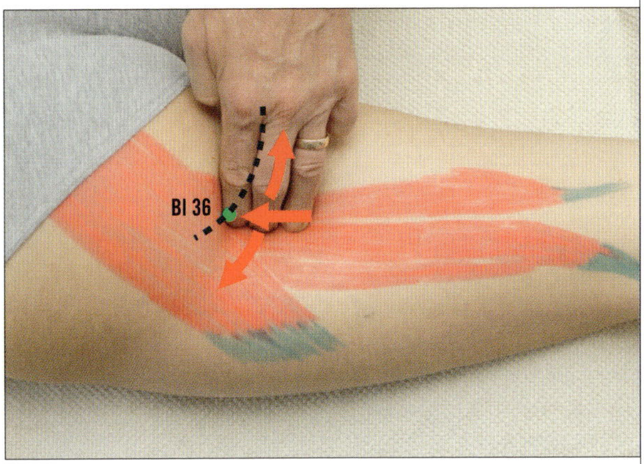

Bl 36

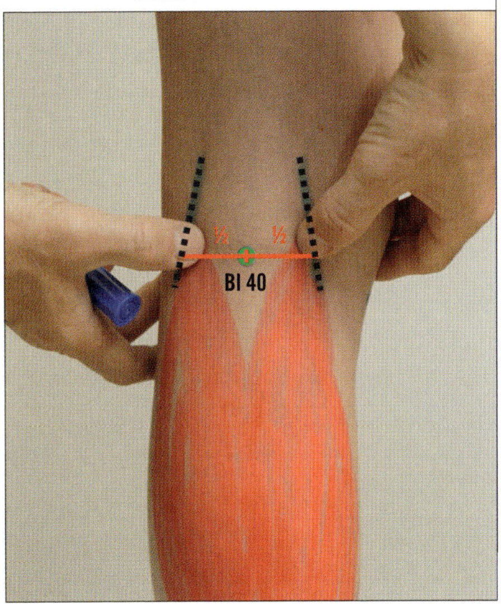

Bl 40

(Fortsetzung)
Akupunkturpunkte
Blasenmeridian

Bl 28 Auf der Höhe des Foramen sacrale 2 oder der Unterkante der SIPS; 1,5 cun lateral der hinteren Mittellinie oder lateral der palpierbaren Sacrumkante. Bl 28 liegt im Winkel der SIPS Unterkante und Sacrum-Lateralkante.

Bl 30 Auf der Höhe des Foramen sacrale 4; 1,5 cun lateral der hinteren Mittellinie oder lateral am Ansatz des Ligamentum sacrotuberale (siehe Bild oben).

Bl 31 Im 1. Foramen sacrale auf Höhe Bl 27 über Bl 32 auf halber Strecke Übergang Sacrumoberkante – 2. Foramen sacrale (s. Bild Bl 28).

Bl 32 Im 2. Foramen sacrale auf Höhe Bl 28 (s. Bild Bl 28).

Bl 36 In der Mitte der Gesäßfalte zwischen den Muskeln Semitendinosus und dem Biceps femoris caput longum.

- Die Lücke zwischen dem M. biceps femoris caput longum und dem M. semitendinosus liegt mittig dorsal am Oberschenkel. Die Palpation mit den Fingerspitzen ist tief. Ein seitliches Hin- und Herbewegen der Finger erleichtert die Differenzierung der leichten Furche zwischen den beiden Muskeln

Bl 40 In der Mitte der Kniekehlenfalte, zwischen den Sehnen des M. Semitendinosus und des M. Biceps femoris.

- Palpation der Hamstringssehnen bds.; der Punkt Bl 40 liegt mittig.

(Fortsetzung)
Akupunkturpunkte
Blasenmeridian

Bl 43 Auf der Höhe BWK 4 der Dornfortsatz-Unterkante, 3 cun lateral des Dumai (Bild auf Seite 228).

Bl 57 In der Mitte der Wade, zwischen den Köpfen des M. Gastrocnemius auf der Verbindungslinie Bl 40 und Achillessehne.

- Lässt man den Wadenmuskel anspannen, so zeigen sich die beiden Gastrocnemiusköpfe. Der Punkt Bl 57 liegt im unteren Vereinigungspunkt der beiden Muskelköpfe.

Bl 58 7 cun senkrecht über Bl60 oder 1 cun lateral und kaudal von Bl 57.

Bl 60 In der Mitte der höchsten Erhebung des Malleolus lateralis und der hinteren Begrenzung der Achillessehne.

Bl 62 In der Vertiefung direkt unterhalb der höchsten Erhebung des Malleolus lateralis.

- Bl 62 liegt dorsal der Peronalsehnen.

Bl 67 Im lateralen Nagelfalz-Winkel des kleinen Zeh, 0.1 cun entfernt.

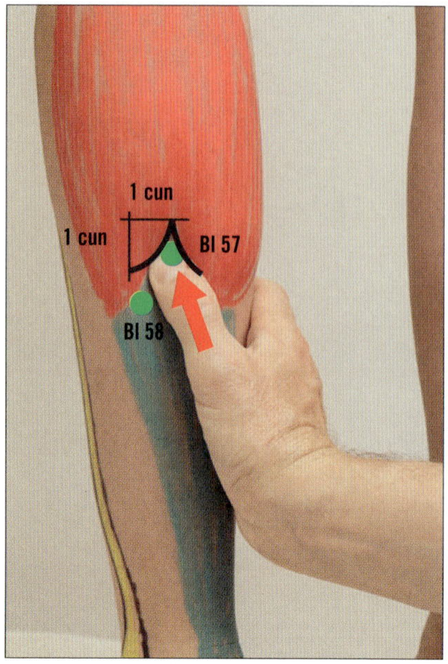

Bl 57 / Bl 58

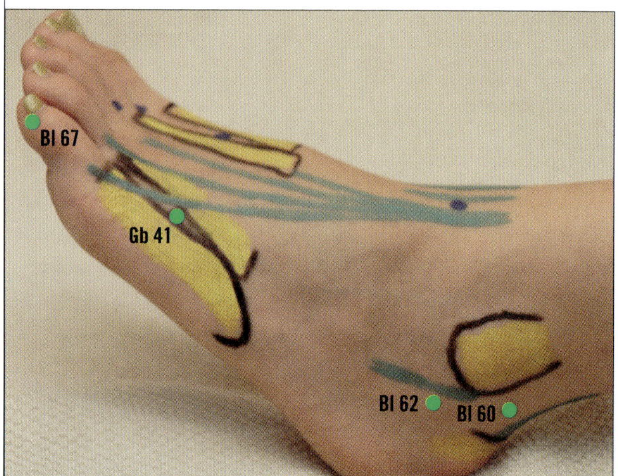

Übersicht Fuß lateral

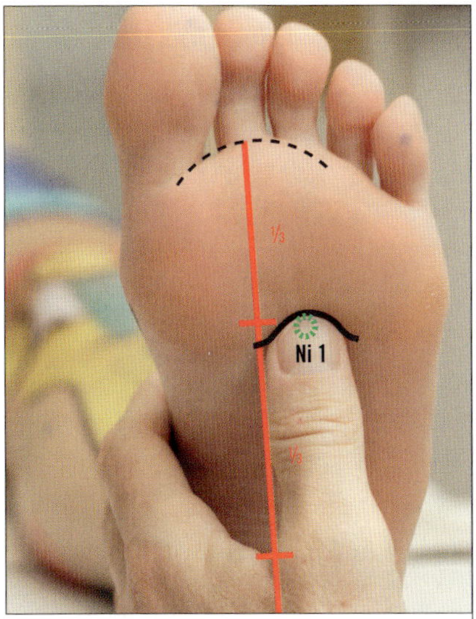

Ni 1

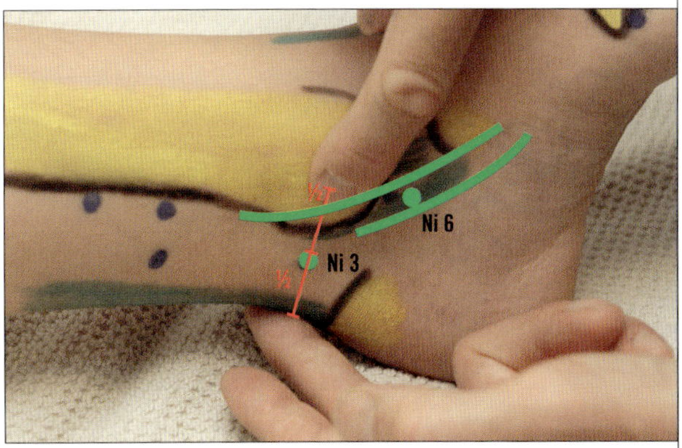

Ni 3

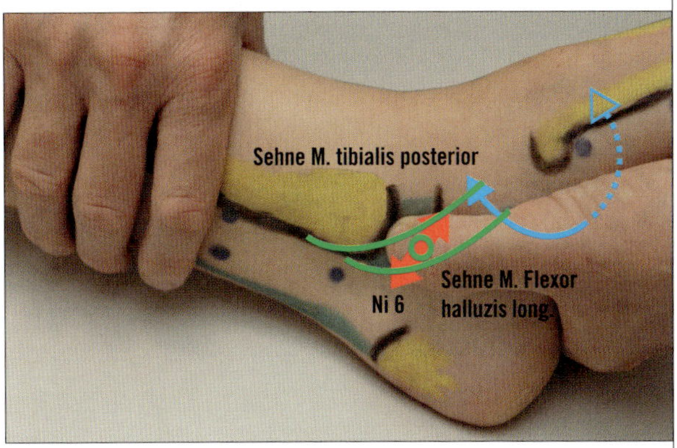

Ni 6

Akupunkturpunkte **Nierenmeridian**

Ni 1 Zwischen dem 2. und 3. Metatarsalknochen in der Vertiefung der Fußsohle, ein Drittel der Fußlänge von distal.

Ni 3 In der Mitte zwischen der Spitze des medialen Malleolus und der hinteren Begrenzung der Achillessehne hinter der A. tibialis posterior.

Ni 6 In der Vertiefung 1 cun unterhalb des medialen Malleolus, zwischen den Sehnen des M. tibialis posterior und des M. flexor hallucis longus.

- Den Daumen unterhalb des medialen Malleolus positionieren, mit der gleichen Hand den Fuß nach innen und außen kippen, gleichzeitig mit dem Daumen durch leichtes Kreisen die Vertiefung von Ni 6 ertasten.

(Fortsetzung)
Akupunkturpunkte
Nierenmeridian

Ni 7 2 cun kranial von Ni 3, am ventralen Rand der Achillessehne.

Ni 8 2 cun kranial von Ni 3, am dorsalen Rand der medialen Tibiakante.

Ni 10 Bei gebeugtem Knie ist der Punkt auf der Kniekehlenfalte zwischen den Sehnen von M. semnimembranosus und des M. semitendinosus.

- Lässt man das Knie gegen Widerstand in 90° beugen, fühlt man dorsomedial zwei Sehen, die des M. semnimembranosus und des M. semitendinosus. Nimmt man diese Muskeln zwischen die Finger, spürt man einen dicken Strang (das distale Ende des M. semimembranosus) und, darauf liegend, einen dünnen seilartigen Strang (die Sehne des M. semitendinosus).

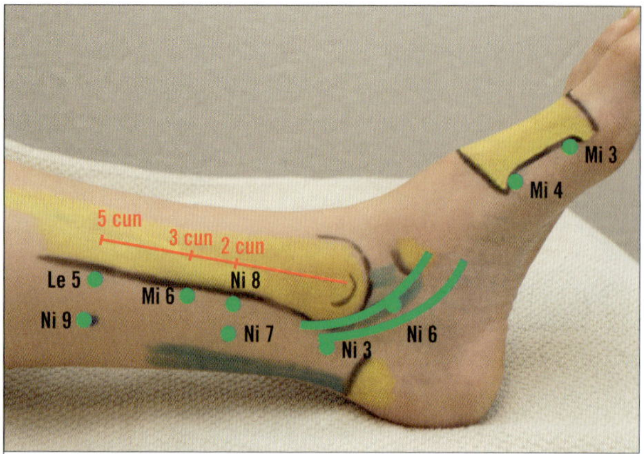

Übersicht Fuß medial

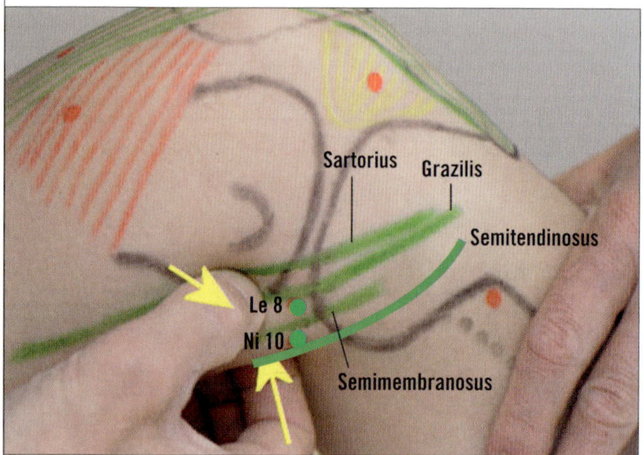

Le 8 – Ni 10

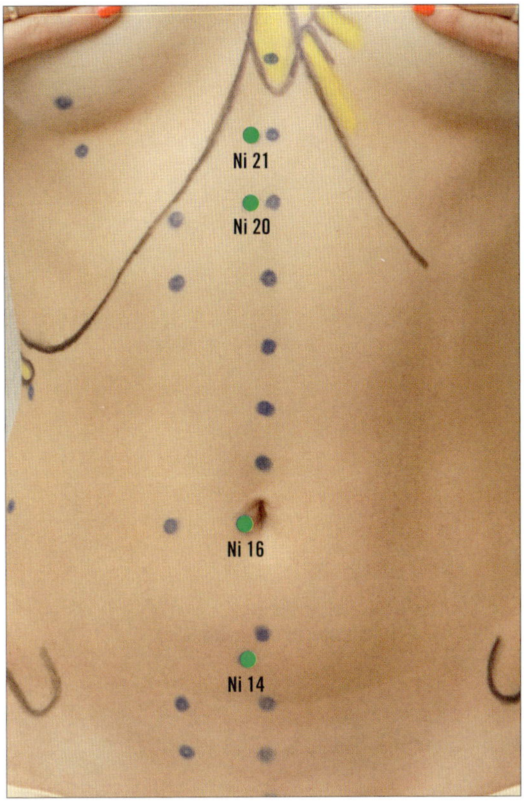

Nierenpunkte

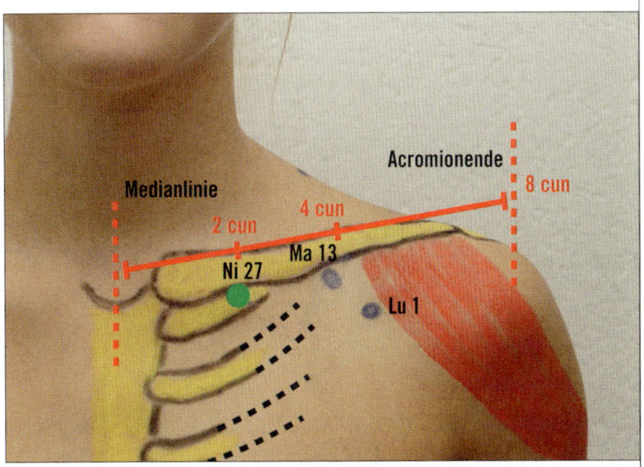

Lu 1 / Ma 13 / Ni 27

(Fortsetzung)
Akupunkturpunkte
Nierenmeridian

—

Ni 14 2 cun unterhalb des Bauchnabels; 0.5 cun lateral des Renmai, auf Höhe Ren 5.

Ni 16 Auf Höhe des Bauchnabels; 0.5 cun lateral des Renmai, auf Höhe des Ren 8.

Ni 20 5 cun oberhalb des Bauchnabels; 0,5 cun lateral des Renmai, auf Höhe Ren 13.

Ni 21 6 cun oberhalb des Bauchnabels; 0.5 cun lateral des Renmai, auf Höhe Ren 14.

Ni 27 In einer Vertiefung am Unterrand der Clavicula,
2 cun lateral des Renmai oder auf der halben Mamillarlinie.

Akupunkturpunkte
Pericardmeridian

Pe 6 2 cun proximal der Handgelenksbeugefalte zwischen den Sehnen der Muskeln Palmaris longus und Flexor carpi radialis.

- Die Sehnen werden durch Öffnen und Schließen der Faust sichtbar. Der M. palmaris longus ist bei 20% der Menschen nicht vorhanden, dann den Punkt ulnar der Sehne des M. Flexor carpi radialis suchen.

Pe 7 Auf der Handgelenksbeugefalte zwischen den Sehnen der Muskeln palmaris longus und flexor carpi radialis.

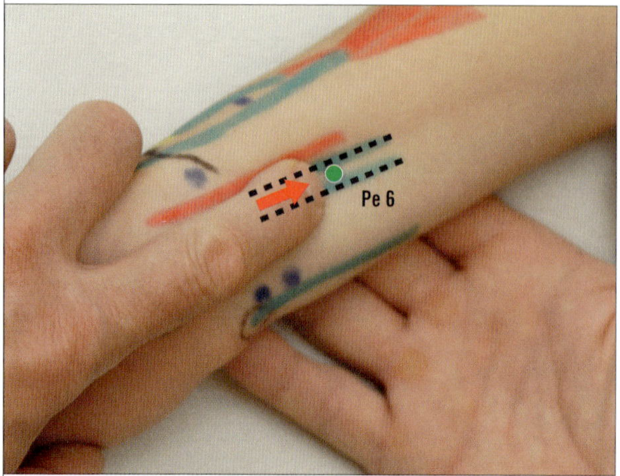

Pe 6

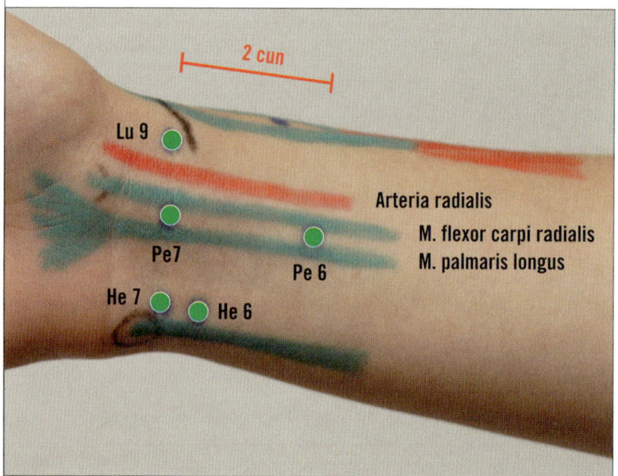

Unterarm volar / Pe 6 / Pe 7

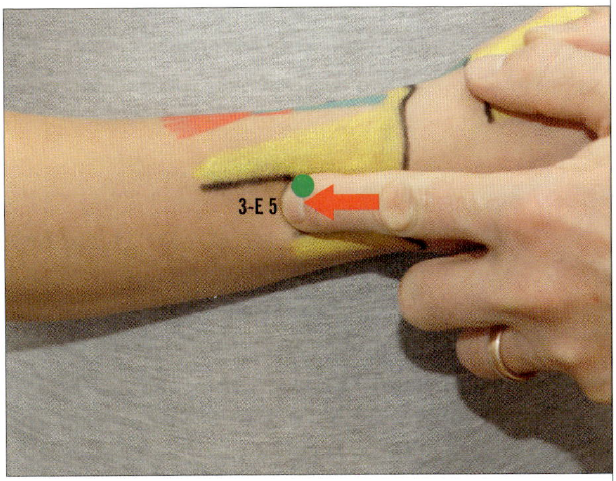

3-E 5

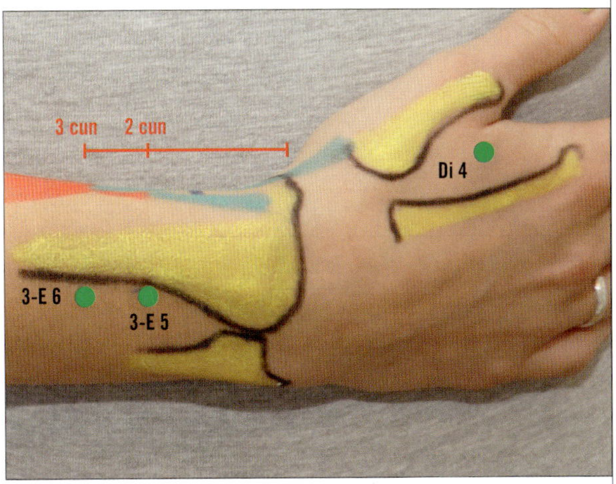

3-E 5 / 3-E 6

Akupunkturpunkte

Dreifach-Erwärmer-(San Jiao) Meridian

3-E5 (SJ 5) Auf der dorsalen Seite des Unterarmes zwischen Ulna und Radius, 2 cun proximal der Handgelenksfalte.

- 3-E 5 liegt nahe der Radiuskante. Am leichtesten lassen sich die 3-E 5 Punkte in einer Neutralstellung von Ulna und Radius finden (z.B. Hand flach auf dem Bauch), dann verlaufen diese Knochen parallel zueinander; der Zwischenraum ist größer und das Gewebe dazwischen ist entspannter.

3-E 6 (SJ 6) Auf der dorsalen Seite des Unterarmes zwischen Ulna und Radius, 3 cun proximal der Handgelenksfalte.

Akupunkturpunkte
Gallenblasenmeridian

Gb 21 In der Mitte zwischen der hinteren Medianlinie und dem Acromionrand auf dem höchsten Punkt der Schulter.

- Folgt man der Spina scapulae nach lateral, so erreicht man lateral nach einem 90° Winkel die längliche Akromionkante. Sie liegt in der Rundung des Schultergelenks und darf nicht mit dem Ende der Clavicula verwechselt werden.

Gb 26 Direkt unter dem freien Ende der 11. Rippe (Le 13), auf Höhe des Nabels.

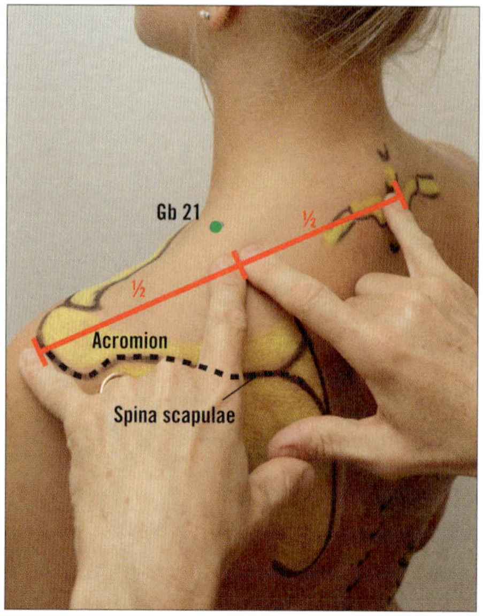

Gb 21

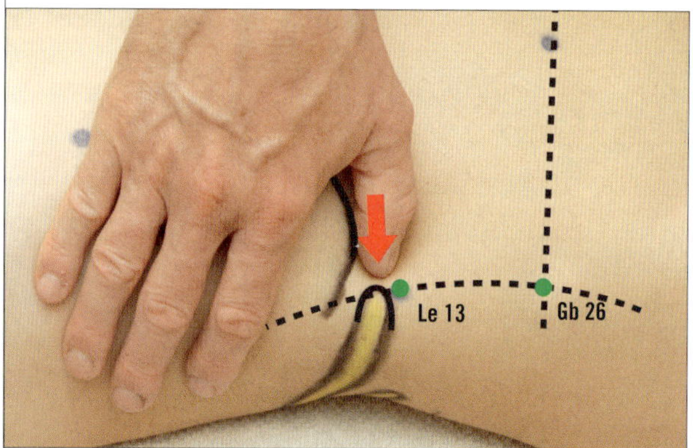

Gb 26

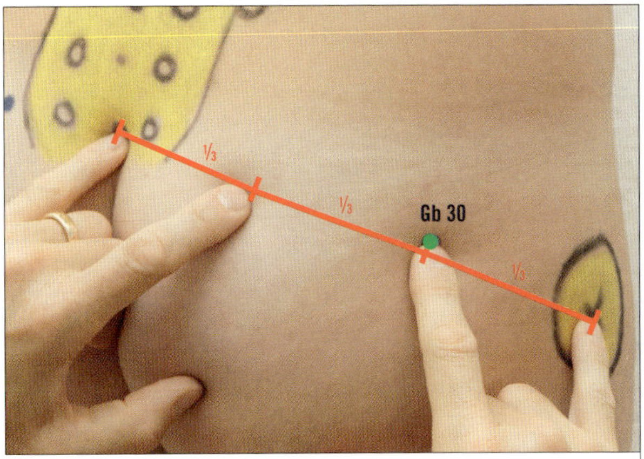

Gb 30

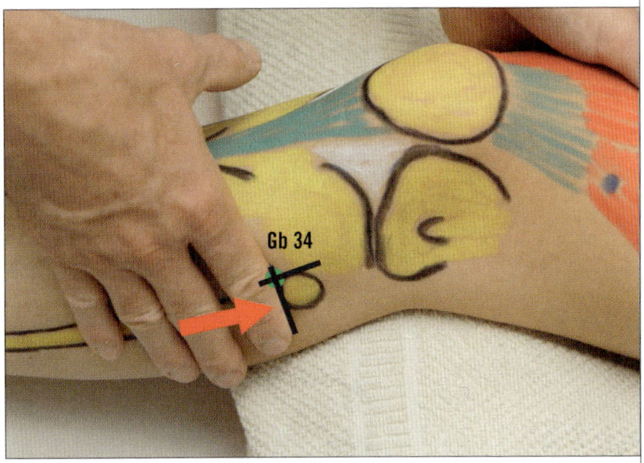

Gb 34

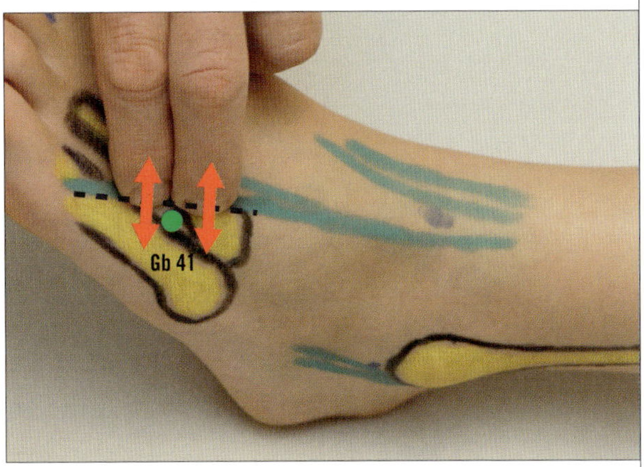

Gb 41

(Fortsetzung)
Akupunkturpunkte
Gallenblasenmeridians

Gb 30 Am Übergang zwischen dem mittleren und lateralen Drittel der Strecke Hiatus sacralis zum lateralsten Punkt des Trochanters.

Gb 34 In der Vertiefung ventral und kaudal des Fibulaköpfchens.

- Mit der flachen Hand und etwas Druck der lateralen Seite des Unterschenkels folgen, bis man am Unterrand des Fibulaköpfchens anstößt. Gb 34 liegt 1 cun höher als Ma 36 und auf gleicher Höhe wie Mi 9.

Gb 41 In der Vertiefung im proximalen Winkel zwischen dem 4. und 5. Metatarsalknochen, lateral der Sehne des M. extensor digitorum longus.

- Die Sehne des M. extensor digitorum longus lässt sich durch Anheben der vier kleinen Zehen sichtbar machen. Gb 41 ist auf einer deutlich tastbaren Vertiefung lateral der Sehne.

Akupunkturpunkte **Lebermeridian**

Le 1 An der lateralen Seite des Hallux; 0.1 cun poximal und lateral des Nagelfalz-Winkels.

Le 2 distal des 1. und 2. Metatarsophalangialgelenks in der Mitte, proximal des „Schwimmhautrandes".

Le 3 In der Vertiefung im proximalen Winkel zwischen dem 1. und 2. Metatarsalknochen.

- Streicht man mit den Daumen von Le 2 nach proximal und bleibt der am Ende des Zwischenraumes in einer deutlichen Mulde hängen, dort ist Le 3.

Le 5 5 cun proximal von der höchsten Erhebung des Malleolus medialis, direkt hinter der medialen Tibiakante.

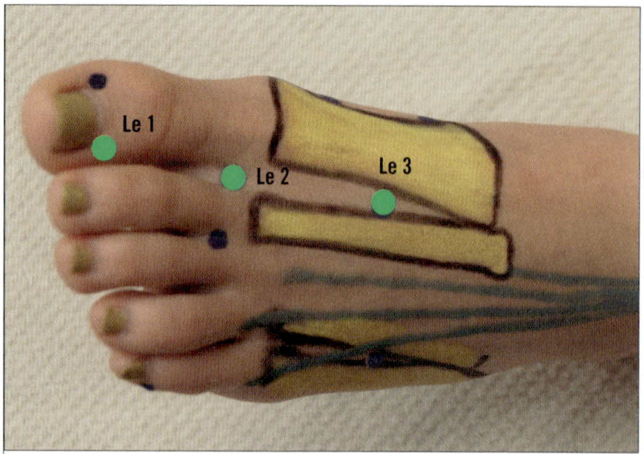

Le 1 / Le 2 / Le 3

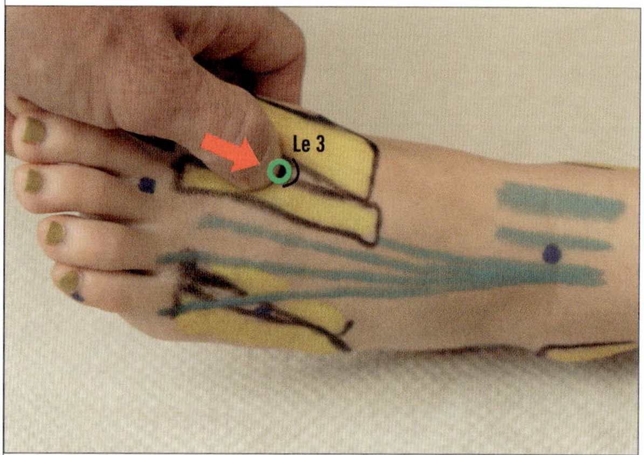

Le 3

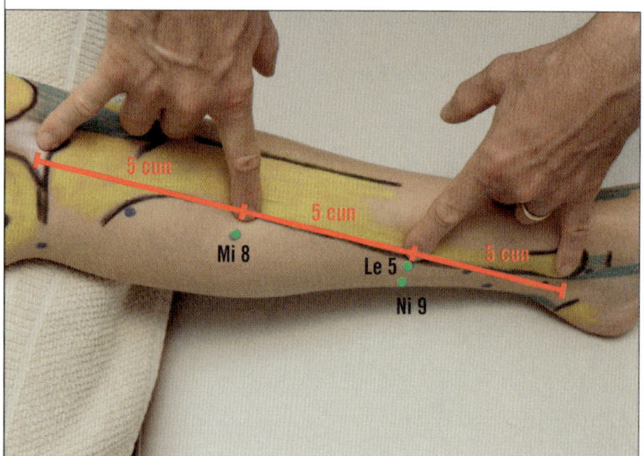

Le 5 / Ni 9 / Mi 8

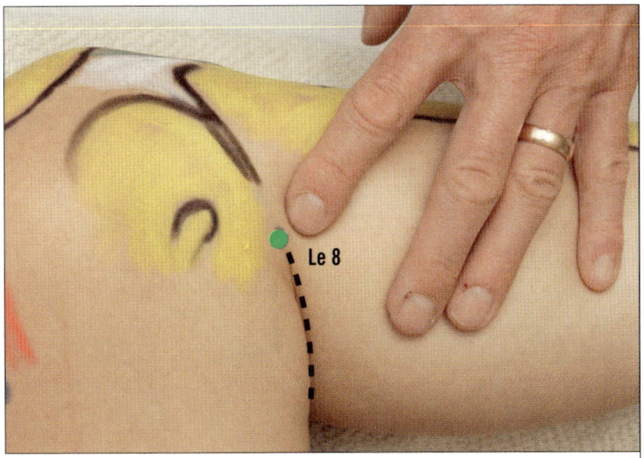

Le 8

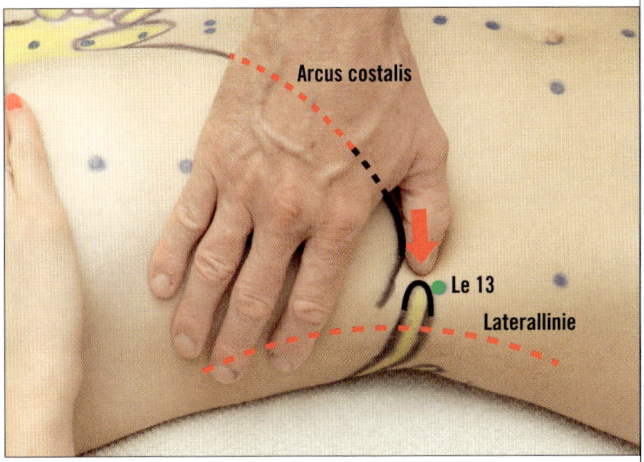

Auffinden 11. Rippe

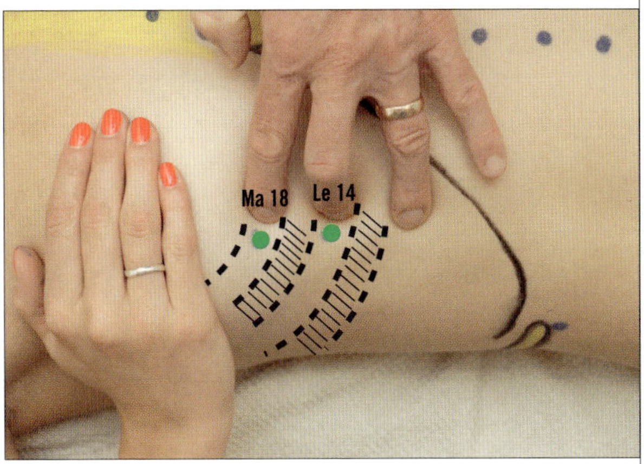

Ma 18 / Le 14

Akupunkturpunkte **Lebermeridian**

Le 8 Bei gebeugtem Knie befindet sich der Punkt in der Vertiefung am Ende der Kniekehlenfalte.

Alternatives Suchen:
Le 8 liegt anterior der M. Semimembranosus auf Gelenkspalthöhe (siehe Seite 232 / Ni 10).

Le 13 Liegt direkt unter dem freien Ende der 11. Rippe.

Le 14 Liegt auf der Mamillarlinie oder 4 cun lateral des Renmai im 6. Intercostalraum.

Akupunkturpunkte
Dumai

Du 2 Auf dem Hiatus sacralis.

Du 4 Auf der hinteren Mittellinie, unterhalb des Dornfortsatzes von LWK 2.

Du 6 Auf der hinteren Mittellinie, unterhalb des Dornfortsatzes von BWK 11.

Du 8 Auf der hinteren Mittellinie, unterhalb des Dornfortsatzes von BWK 9.

Du 14 Auf der hinteren Mittellinie, unterhalb des Dornfortsatzes von HWK 7.

Du 20 In der Verlängerung der Verbindungslinie vom tiefsten zum höchsten Punkt der Ohrmuschel auf der Medianlinie des Kopfes oder 5 cun dorsal der Stirnhaargrenze bzw. 7 cun kranial der Nackenhaargrenze.

Du 24 Auf der Medianlinie, 0.5 cun dorsal der Stirnhaargrenze.

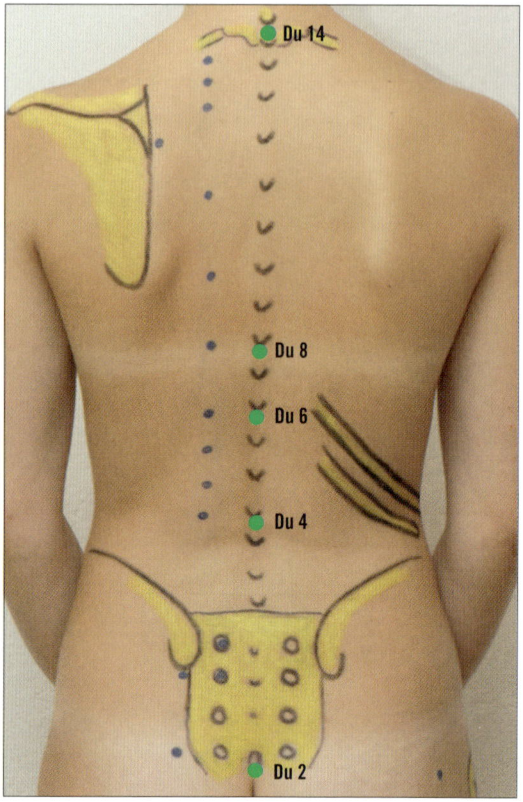

Dumai

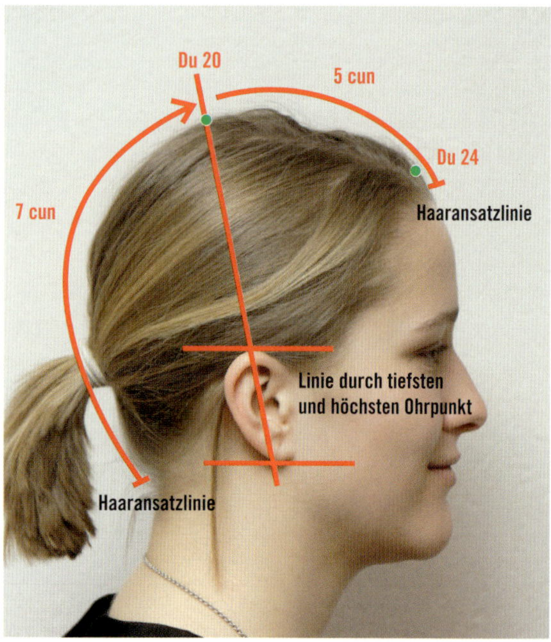

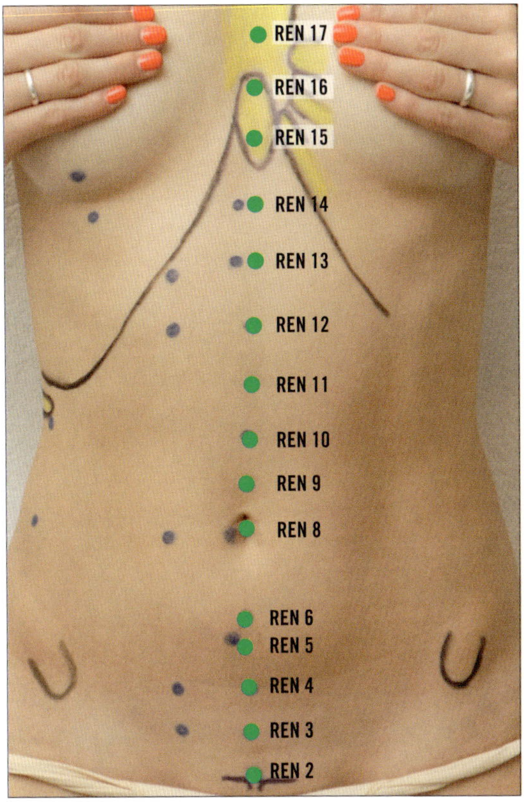

Renmai

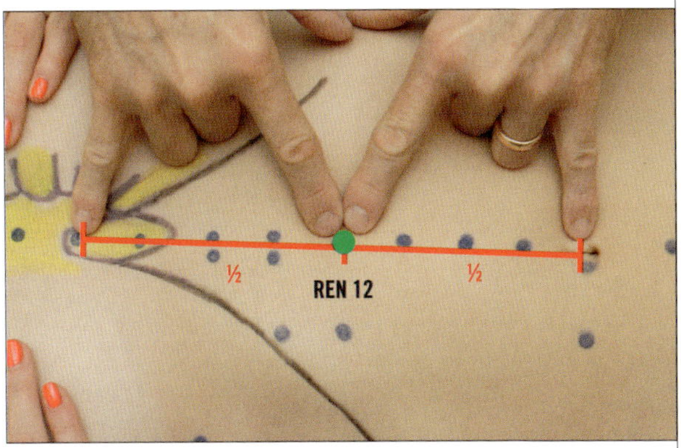

Ren 12

Ren 15 Auf der vorderen Mittellinie, 7 cun über dem Bauchnabel.

Ren 17 Auf der vorderen Mittellinie, auf der Höhe des 4. Intercostalraumes.

Akupunkturpunkte
Renmai

Ren 2 Auf der vorderen Mittellinie, direkt über dem Symphysen-Oberrand.

Ren 3 Auf der vorderen Mittellinie, 1 cun über dem Symphysen-Oberrand oder 4 cun unter dem Bauchnabel.

Ren 4 Auf der vorderen Mittellinie, 2 cun über dem Symphysen-Oberrand oder 3 cun unter dem Bauchnabel.

Ren 5 Auf der vorderen Mittellinie, 3 cun über dem Symphysen-Oberrand oder 2 cun unter dem Bauchnabel.

Ren 6 Auf der vorderen Mittellinie, 3.5 cun über dem Symphysen-Oberrand oder 1.5 cun unter dem Bauchnabel.

Ren 8 Entspricht dem Bauchnabel.

Ren 9 Auf der vorderen Mittellinie, 1 cun über dem Bauchnabel.

Ren 10 Auf der vorderen Mittellinie, 2 cun über dem Bauchnabel.

Ren 11 Auf der vorderen Mittellinie, 3 cun über dem Bauchnabel.

Ren 12 Auf der vorderen Mittellinie, 4 cun über dem Bauchnabel.

Ren 13 Auf der vorderen Mittellinie, 5 cun über dem Bauchnabel.

Ren 14 Auf der vorderen Mittellinie, 6 cun über dem Bauchnabel.

Extrapunkte

Yintang In der Mitte zwischen den Augenbrauen auf dem Dumai.

Anmian Dorsal des Processus mastoideus am Übergang zum Occiput.

- Den Kopf leicht nach vorne beugen und dann zur Gegenseite drehen lassen. Dadurch wird der M. sternocleidomastoideus deutlich sichtbar, der am Processus mastoideus seinen Ursprung hat. Dem Hinterrand des M. sternocleidomastoideus nach kranial folgen, bis man die knöcherne Rundung
Processus mastoideus – Hinterhauptslinie findet, dort ist Anmian.

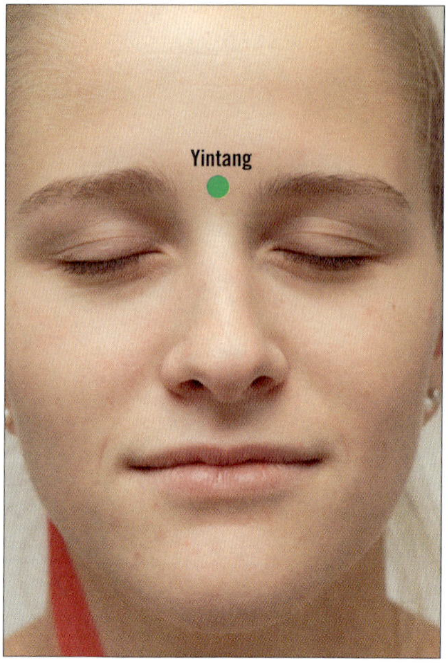

Yin Tang

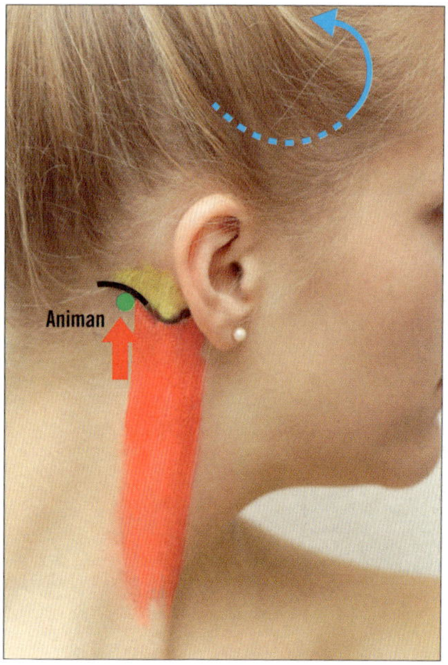

Anmian

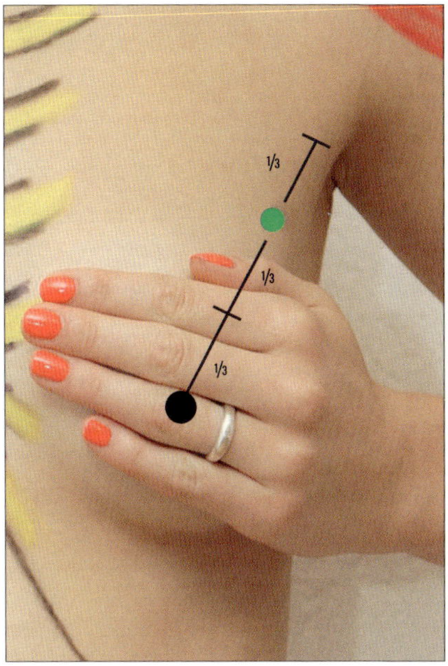

Präaxillärer Brustpunkt

Präaxillärer Brustpunkt

Dieser liegt auf der Strecke zwischen dem äußersten und zweit äußersten Drittel vom oberen Ende der vorderen Axillarfalte zur Mamilla am Rande der Brustdrüse.

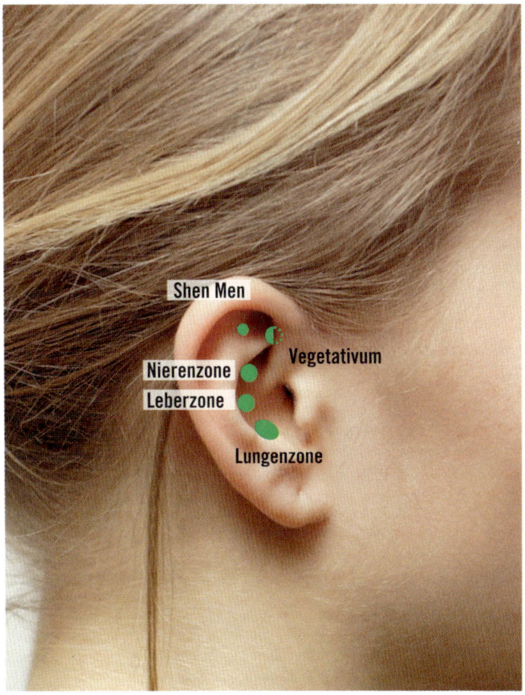

Das NADA Protokoll

Das NADA (National Acupuncture Detoxification Association)-Protokoll ist ein standardisiertes Verfahren der Ohrakupunktur und findet Anwendung bei Suchtbehandlung, Stresssymptomen, Schlafstörungen, chronischen Schmerzen.

Punkte mit Indikationen

Punkte	Indikation
Anmian	Beruhig den Geist; fördert den Schlaf.
Bl 12	Löst die Oberfläche und entfernt äußeren Wind.
Bl 13	Tonisiert das Lungen-Qi und stoppt Schweiß.
Bl 15	Rücken Shu-Punkt des Herzens; nährt das Herz-Blut und -Yin; beruhigt den Geist.
Bl 17	Rücken Shu-Punkt des Blutes: Bewegt das Blut; nährt das Blut; kühlt das Blut und stoppt Juckreiz; z.B. bei einem tiefen Hämoglobinwert oder bei Juckreiz.
Bl 18	Rücken Shu-Punkt der Leber; reguliert die Leber; löst Leber-Qi-Stagnation; nährt Leber-Blut.
Bl 20	Rücken Shu-Punkt der Milz: Stärkt die Milz, reguliert die Mitte, tonisiert und hebt das Qi an, transformiert Feuchtigkeit.
Bl 21	Rücken Shu-Punkt des Magens: Stärkt und reguliert den Magen; senkt rebellierendes Magen-Qi ab und stoppt Brechreiz und Übelkeit.
Bl 22	Rücken Shu-Punkt des 3-Erwärmers (San Jiao); reguliert die Wasserwege, fördert die Diurese.
Bl 23	Rücken Shu-Punkt der Nieren: Stärkt Nieren-Yin und -Yang.
Bl 28	Rücken Shu-Punkt der Blase: Reguliert die Blase; öffnet die Blase und leitet Urin aus.
Bl 30, 31, 32	Stimulieren die Wehentätigkeit; stoppen Sakralschmerzen.
Bl 43	Tonisierungspunkt für Qi und Blut bei Erschöpfung.
Bl 57, 58	Empirische Distalpunkte bei Hämorrhoiden.
Bl 60	Bringt Yang-Qi in den Uterus, aktiviert den Uterus und den Geburtsprozess. Distalpunkt bei Rückenschmerzen entlang der Blasenleitbahn.
Bl 62	Öffnungspunkt des Yangqiao-Mai; Kopplungspunkt des Du-Mai. Bringt Yang-Qi in den Uterus, aktiviert den Uterus und den Geburtsprozess. Distalpunkt bei Rückenschmerzen entlang der Blasenleitbahn.
Bl 67	Aktiviert den Geburtsprozess; stimuliert die Wehentätigkeit; bringt das Kind in optimale Position; empirischer Punkt für Plazentalösung.
Di 11	Klärt Hitze, kühlt Blut und senkt Yang ab; senkt den Blutdruck, lindert Juckreiz.

Punkte	Indikation
Di 4	Löst Leber-Qi-Stagnation, vor allem in Kombination mit Le 3; bewegt Qi nach unten, löst den Geburtsprozess aus und regt Wehen an; stoppt Schmerzen. Lokalpunkt bei Karpaltunnel Syndrom.
Di 6, Di 10	Lösen Wasseransammlungen an den oberen Extremitäten auf, Di 6 auch im Gesicht.
3-E 5	Klärt Hitze aus der Brust und lindert Schmerzen der oberen Extremität: Bei Milchstau/ Brustentzündungen, Gelenkschmerzen.
3-E 6	Reguliert den Darm: Verstopfung; vertreibt Wind, lindert Juckreiz und Gelenkschmerzen.
Du 4	Wärmt das Nieren-Yang und sendet dieses via Dumai nach oben.
Du 8	Entspannt Sehnen und Steifheit der Wirbelsäule.
Du 14	Aktiviert die Yang-Leitbahnen im oberen Körper; befreit das Dumai, klärt Hitze, senkt Fieber, vertreibt Wind und löst die Oberfläche.
Du 20	Reguliert das Aufsteigen und Absinken des Qi. Hebt das Qi an: Milz-Qi, Organe und Psyche (nach vorne gestochen); beruhigt den Geist und entspannt; senkt Blutdruck (nach hinten gestochen). Distalpunkt bei Lumbalschmerzen und Hämorrhoiden oder Dammschmerzen.
Du 24	Beruhigt den Geist, lindert Angstgefühle und Panikattacken; lindert Nasen- und Augenprobleme.
Dü 1	Empirischer Punkt für alle Brustprobleme (Mangel wie auch Völle).
Dü 3	Öffnungspunkt des Dumai (in Kombination mit Bl 62), Kopplungspunkt des Yangqiaomai: Rückenprobleme; aktiviert Yang.
Gb 20	Vertreibt Wind, befreit die Oberfläche, befreit die Sinnesöffnungen (Nase, Augen, Ohren).
Gb 21	Bewegt Qi nach unten: Senkt das Kind ab; aktiviert Wehentätigkeit; schafft die Plazenta nach unten und außen; befreit von Blockaden in der Brust und fördert den freien Milchfluss.
Gb 30	Bewegt Qi und stoppt Schmerzen im Lumbalbereich, insbesondere im ISG- und Gesäßbereich.
Gb 31	Löst Wind und stoppt Juckreiz.
Gb 34	Entspannt Muskeln, Sehnen und Bänder; löst Qi-Stagnation.
Gb 41	Distalpunkt für die Brust: Fördert den Milchfluss, lindert Schmerz.
He 6	Nährt Herz-Yin; beruhigt den Geist; stoppt in Kombination mit Niere 7 Nachtschweiß.

Punkte	Indikation
He 7	Nährt Herz-Blut; beruhigt den Geist, fördert den Schlaf, wirkt entspannend; lokaler Punkt für Karpaltunnel-Syndrom.
Le 1	Stoppt Blutungen, vor allem Hitze- und Stase-Blutungen.
Le 2	Klärt Leber-Feuer und senkt Yang ab. Gestochen in Richtung Le 3: Bei einem ödematösen Muttermund.
Le 3	Löst Leber-Qi-Stagnation (vor allem in Kombination mit Di 4); wirkt entspannend; beruhigt den Geist; löst Leber-Wind. Gestochen in Richtung Ni 1: Reift Muttermund und löst straffen Muttermund.
Le 8	Stärkt Leber-Yin und nährt Leber-Blut; nährt und stärkt die Sehnen.
Le 13	Alarm-Mu-Punkt der Milz: Besänftigt Leber-Qi, das die Verdauung angreift.
Le 14	Alarm-Mu-Punkt der Leber. Ersatzpunkt für Pe 6 bei sehr Qi-schwachen Patientinnen. Besänftigt Leber-Qi, das den Magen angreift, stoppt Erbrechen, stützt Milz-Qi.
Lu 7	Öffnungspunkt des Renmai (in Kombination mit Ni 6), Kopplungspunkt des Yinqiao. Zusammen mit Ni 6 stärkt dieser Punkt das Yin und Blut des ganzen Körpers. Verteilt Lungen-Qi und senkt dieses ab.
Ma 13	Löst Venenstau im Becken: Hämorrhoiden, Varizen.
Ma 18	Lokalpunkt bei Mastitis.
Ma 20	Löst Stagnation und klärt Fülle im Magen.
Ma 21	Harmonisiert den Magen, senkt rebellierendes Magen-Qi ab.
Ma 25	Harmonisiert die Verdauung: Durchfall und Verstopfung, transformiert Feuchtigkeit.
Ma 28	Öffnet die Wasserwege des Unteren Erwärmers: Miktionsprobleme.
Ma 29	Bewegt Blut im Unterbauch und stoppt Schmerzen.
Ma 34	Xi-Schmerz Punkt der Magen-Leitbahn; stoppt Schmerzen entlang der Magen-Leitbahn; löst Nahrungsstagnation und Völlegefühl im Magen.
Ma 36	Kräftiger und dynamischer Tonisierungspunkt: Stärkt die Mitte (Milz und Magen); stärkt Qi; transformiert Feuchtigkeit; nährt Blut. Empirischer Punkt, um Blutdruck zu senken.
Ma 40	Transformiert Schleim im ganzen Körper, lindert Ödeme.
Ma 41	Stärkt die Mitte und klärt Hitze im Magen.
Ma 44	Klärt Hitze im Magen und der Magen-Leitbahn (Brust), reguliert Magen-Qi und stoppt Sodbrennen.

Punkte	Indikation
Mi 1	Stoppt Blutungen, vor allem Qi-Mangel-Blutungen.
Mi 3	Tonisierungspunkt der Milz: Stärkt die Milz und unterstützt die Umwandlung von Feuchtigkeit.
Mi 4	Öffnungspunkt des Chongmai (in Kombination mit Pe 6). Nährt Blut. Stoppt profuses Erbrechen.
Mi 6	Stimuliert die Wehentätigkeit; stärkt das Blut und die Milz; nährt Yin; stoppt Schmerzen entlang der drei Fuß-Yin-Meridiane.
Mi 8	Xi-Schmerz-Punkt der Milz; stoppt Schmerzen entlang der Milz Leitbahn, d.h. im uterinen Bereich.
Mi 9	Leitet Feuchtigkeit aus; fördert Urin.
Mi 10	Bewegt das Blut; nährt das Blut, kühlt das Blut, lindert Juckreiz.
Mi 15	Stärkt die Milz in ihrer Transportfunktion: wichtiger Punkt für die Darmperistaltik.
NADA Protokoll	Suchtentwöhnungsprotokoll Ohrakupunktur.
Ni 3	Stärkt Nieren-Yin und -Yang; in Kombination mit He 7, beruhigt den Geist.
Ni 6	Stärkt das Nieren-Yin und senkt aufsteigendes Nieren-Yang ab; reguliert in Kombination mit Ni 21 und Ni 27 das Chongmai, stoppt Übelkeit und Erbrechen in der Schwangerschaft. Öffnungspunkt des Yinqiao Mai und Kopplungspunkt des Renmai.
Ni 7	Stärkt Nieren-Yang, wandelt Wasser-Ansammlungen um und reguliert die Wasserwege: Oedeme, Schweiße und Harnwegsinfekte; in Kombination mit Di 4; stoppt Tagschweiß; in Kombination mit He 6; stoppt Nachtschweiß.
Ni 8	Stärkt Nieren-Qi, Yin und Yang.
Ni 9	Reguliert Qi, lindert Schmerz, beruhigt den Geist, harmonisiert Niere und Herz.
Ni 10	Wasserpunkt der Niere; löst Schmerzen und Schwellungen in Unterbauch, Oberschenkel und Knie.
Ni 14	Bewegt stark Qi und Blut im Abdomen, Kreuzungspunkt mit dem Chongmai.
Ni 16	Empirischer und lokaler Punkt für die Plazentalösung.
Ni 20	Mildert Nahrungsstagnation und Erbrechen.
Ni 21	Kreuzungspunkt mit dem Chongmai, senkt rebellierendes Magen-Qi ab und stoppt Erbrechen; löst Schleim.

Punkte	Indikation
Ni 27	Fördert die Kommunikation zwischen Niere und Lunge, lindert Dyspnoe. In Kombination mit Ni 6: Reguliert das Chongmai und stoppt Übelkeit und Erbrechen in der Schwangerschaft.
Pe 6	Beruhigt den Geist; bewegt Leber-Qi, nährt das Blut; reguliert den Magen und stoppt Brechreiz; bewegt Qi nach unten; stoppt Schmerzen entlang der Perikardium Leitbahn, d.h. im Brustbereich. Stark wirksamer Punkt!
Pe 7	Lokaler Punkt bei Karpaltunnel-Syndrom; beruhigt den Geist; nährt Herz- Blut.
Präaxillärer Brustpunkt	Empirischer und lokaler Punkt für alle Brustprobleme (Mangel wie auch Völle).
Ren 2	Lindert Schmerzen, stützt das Yang und die Nieren.
Ren 3	Alarm-Mu-Punkt der Blase; öffnet die Blase und fördert Urin; reguliert den Qi-Fluss, wärmt den Uterus; gestochen subkutan Richtung Ren 2: Bewegt Qi nach unten.
Ren 4	Aktiviert das Qi im Uterus: Kontrahiert Uterus, lindert Schmerzen und fördert die Plazentalösung. Tonisierungspunkt des Ren und der Nieren: Stärkt Yin und Blut, wärmt den Uterus, stärkt das Yang. Gestochen in Richtung Ren 3: Unterstützt die Reifung des Muttermundes.
Ren 6	Reguliert den Qi-Fluss im Unteren Erwärmer, stärkt Qi, Blut und mit Moxa Nieren-Yang, lokaler Schmerz-Punkt.
Ren 9	Transformiert Feuchtigkeit und fördert die Diurese.
Ren 12	Alarm-Mu-Punkt des Magens: Für sämtliche Magen-Disharmonien geeignet, transformiert Feuchtigkeit, stärkt Qi.
Ren 13	Senkt rebellierendes Magen-Qi ab, lindert Übelkeit, Würgreiz, Erbrechen und zähen Schleim.
Ren 14	Alarm-Mu-Punkt des Herzens: Reguliert sowohl Magen- wie Herz-Symptome; beruhigt den Geist; fördert den Schlaf.
Ren 15	Beruhigt den Geist und lindert Angstzustände; in Kombination mit Du 24 auch bei Panikattacken.
Ren 17	Befreit den Thorax, löst Schleim, wirkt entspannend und angstlösend, stützt das Lungen- und das Zong-Qi, fördert das Absenken des Qi und den Geburtsprozess.
Yintang	Beruhigt den Geist.

APPENDIX 1

Mustertexte für Informationsblatt

Informationsblatt Geburtsvorbereitung

- Sie lassen sich mit Akupunktur zur Geburt *vorbereiten*, die Behandlung ist keine Geburts*einleitung*.
- Akupunktur ist nicht die Ursache für Schädigungen wie Missbildungen, Totgeburt u.ä. Jede Haftung dafür ist ausgeschlossen.
- Die Geburtsvorbereitung unterstützt die drei natürlichen Faktoren Vorwehen, Absenken des Kindes und Vorbereiten des Muttermundes.
- Vermehrte Kontraktionen nach der Behandlung sind normal und hören von selbst wieder auf – es sei denn, das Kind will auf die Welt kommen.
- Der Abgang von Schleim, der eventuell mit dunklem Blut versetzt ist, zeigt an, dass der Muttermund sich langsam öffnet. Warten Sie in Ruhe Wehen oder Blasensprung ab; es kann noch einige Tage dauern.
- Meistens fühlen sich die Patientinnen nach der ersten Behandlung entspannt, bei Überanstrengung kann Müdigkeit auftreten.
- Im Übrigen müssen Sie weder Risiken noch Nebenwirkungen befürchten.
- Eine Sitzung dauert … Minuten und wird mit Fr./€ … in Rechnung gestellt.

Informationsblatt andere Indikationen

Bitte lesen Sie die folgenden Punkte durch, sie dienen Ihrer Information!

- Je länger Ihre Beschwerden schon bestehen, desto länger wird die Behandlungsdauer sein.
- Nach Akupunktur können – besonders bei entsprechender Veranlagung – blaue Flecken auftreten.
- Leichte Einstichschmerzen oder Taubheitsgefühle können in sehr seltenen Fällen über den Behandlungstag andauern.
- Die Wirkungsdauer der Behandlung steigert sich von Mal zu Mal.
- Meistens fühlen sich die Patientinnen nach der ersten Behandlung entspannt, bei Überanstrengung kann Müdigkeit auftreten.
- In seltenen Fällen kann nach der ersten Behandlung eine Verstärkung der Symptome auftreten.
- Im Übrigen müssen Sie weder Risiken noch Nebenwirkungen befürchten.
- Im Falle einer Schwangerschaft: Akupunktur ist nicht die Ursache für Schädigungen wie Missbildungen, Abort, Frühgeburt u.ä.
  Jede Haftung dafür ist ausgeschlossen.
- Die Sitzungen dauern … Minuten
  und werden mit Fr./€ …… in Rechnung gestellt.
- Falls Sie einen Termin verpassen oder so kurzfristig absagen, dass er nicht weitergegeben werden kann, werden Ihnen beim 1. Mal 50% verrechnet, beim 2. Mal **100%.**

APPENDIX 2

I. Richtlinien für die Akupunkturausbildung der Hebammen in der Schweiz

Ausbildungsumfang

- Theoretischer Teil:
  Der Ausbildungs-Umfang in Theorie beträgt 100 Stunden
- Praktischer Teil:
  Der Umfang des Praktikums beträgt 20 Stunden

Das Praktikum muss bei einer von der SBO-TCM oder ASA anerkannten TherapeutIn/ÄrztIn oder Organisation absolviert werden. Das kann auch die ausbildungsanbietende Schule sein (oder jemand mit einer äquivalenten ausländischen Ausbildung).

Prüfung

Die Ausbilder organisieren eine Abschlussprüfung und nehmen sie selbst ab. Sie umfasst schriftlich und/oder mündlich sowohl den theoretischen wie den praktischen Teil.

Weiterbildung

Die Hebamme absolviert obligatorisch 1 Tag (6 Stunden) Weiterbildung pro Jahr. Supervisionen und Kolloquien können als Weiterbildung angerechnet werden.

Übergangsregelung

Hebammen mit Ausbildung in Akupunktur holen die fehlenden Stunden nach, bis 100 Stunden Theorie und 20 Stunden Praxis nachgewiesen werden können.

II. Curriculum Akupunkturausbildung für Hebammen

I. Einführung in die Akupunktur nach Chinesischer Medizin/nach TCM

a. Menschenbild, Gesundheit, Krankheit, Diagnose, Therapie
b. Grundlagen zum Wirkmechanismus der Chinesischen Medizin
c. Kontraindikationen und Grenzen der Chinesischen Medizin

II. Grundlagen der Chinesischen Medizin

1. Yin und Yang

a. Yin und Yang im Mikro- und Makrokosmos
b. Gesetzmäßigkeiten von Yin und Yang
c. Yin und Yang in Physiologie, Pathologie und Therapie
d. Yin und Yang als Grundmodell des Wandels

2. Die fünf Wandlungsphasen (Wu xing)

a. Einführung in die fünf Wandlungsphasen
b. Die energetischen Qualitäten der einzelnen Wandlungsphasen Holz, Feuer, Erde, Metall und Wasser

3. Krankheitsursachen in der Chinesischen Medizin

a. Innere Krankheitsursachen
b. Äußere Krankheitsursachen
c. Andere Krankheitsursachen

4. Diagnostik der Chinesischen Medizin

a. Die acht Leitkriterien und ihre Bedeutung
b. Die vier diagnostischen Methoden

5. Physiologie und Pathologie der Substanzen

a. Qi
b. Xue – Blut
c. Jing – Essenz
d. Shen – Geist
e. Jin Ye – Flüssigkeiten/Säfte

6. Ausgewählte Zang Fu Physiologie und Pathologie

a. Lunge
   1. Qi-Mangel

b. Herz
   1. Blut-Mangel
   2. Yin-Mangel
   3. Hitze
   4. Schleim benebelt das Herz

c. Milz/Magen
   1. Qi-Mangel
   2. Feuchtigkeit
   3. Magen Qi- und Yin-Mangel
   4. Rebellierendes Magen-Qi

d. Leber
   1. Qi-Stagnation
   2. Blut-Stase
   3. Blut-Mangel

e. Niere/Blase
   1. Essenz-Qi Mangel
   2. Yin-Mangel
   3. Yang-Mangel
   4. Feuchte Hitze in der Blase

7. Physiologie und Pathologie ausgewählter Außerordentlicher Organe

a. Uterus
   1. Kälte im Uterus
   2. Blut Stase

III. Akupunkturgrundlagen

1. Das Leitbahnen-System (Jing Luo)

a. Übersicht über das Jing-Luo System:
   12 Hauptleitbahnen, Tendinomuskuläre Leitbahnen, Luo-Gefäße

b. Einführung zu ausgewählten Außerordentlichen Gefäßen
   (Ren, Du, Chong und Dai)

c. Relevante Funktionen der Leitbahnen für den Tätigkeitsbereich der Hebamme

2. **Spezifische Akupunkturpunkte**
   a. Übersicht der Spezialpunkte: Hui-Punkte, Shu-Mu Punkte
   b. Akupunkturpunkte (mindestens 60)
      1. Lokalisation
      2. Funktion in Bezug auf relevante Indikationen

3. **Aurikuloakupunktur**
   a. Übersicht
   b. Relevante Punkte: Lokalisation, Stichtechnik und Funktion

4. **Praktische Punktelokalisation**
   a. Praktische Lokalisation der ausgewählten Akupunkturpunkte
   b. Erkennen der Gefahren und Möglichkeiten aufgrund der anatomischen Lokalisation der ausgewählten Punkte

IV. Die Praxis der Akupunktur und Moxibustion

1. **Grundlagen**
   a. Hygiene bei der Akupunktur
   b. Kontraindikationen, Nebenwirkungen und Gefahren
   c. Notfallsituationen
   d. Nadelstimulationstechniken

2. **Die Behandlung mit Akupunktur und Moxibustion**
   a. Diagnose und Behandlung nach Chinesischer Medizin folgender Indikationen:
      1. Hyperemesis gravidarum
      2. Oedeme
      3. Hämorrhoiden
      4. Karpaltunnelsyndrom
      5. Lumboischialgien
      6. Schlafstörungen
      7. Adjuvante Behandlung von Durchblutungsstörungen der Plazenta
      8. Rauchentwöhnung
      9. Lageanomalien des Föten
      10. Geburtsvorbereitung
      11. Weheninduktion

12. Geburtsbegleitende Akupunktur
13. Plazentalösungsstörungen
14. Laktationsstörungen
15. Mangelnde Uterusrückbildung
16. Erschöpfungszustände im Wochenbett

V. Grundlagen begleitender therapeutischer Maßnahmen

1. Chinesische Diätetik in der Schwangerschaft und im Wochenbett
2. Qi Gong

VI. Prüfung

1. Theoretisch

a. In der schrifltichen Prüfung soll die ausgebildete Hebamme ihr Verständnis über die Zusammenhänge der Akupunktur und Chinesischen Medizin bezüglich der Diagnose, Formulierung eines Therapieziels, Entwicklung einer Behandlungsstrategie sowie bestimmter Kontraindikationen der Akupunktur innerhalb ihres Tätigkeitsbereiches als Hebamme dokumentieren. Die schriftliche Prüfung umfasst ein Minimum an 50 verschiedenen Multiple-Choice-Fragen.

2. Praktisch

a. In der praktischen Prüfung stehen das korrekte Auffinden der Akupunkturpunkte, die grundlegenden praktischen Nadeltechniken und die Hygienevorschriften im Vordergrund.

b. Korrekte Lokalisation von mindestens 10 Punkten.

3 Fallbeispiele

a. Einreichen von 3 dokumentierten Fallbeispielen aus der eigenen Praxis.

APPENDIX 3

Fragebogen Hyperemesis gravidarum

Name	
Datum	
SSW	
ET	
....Grav./.....Para	
GynäkologIn	
Übelkeit in letzter SS?	Weniger stark?
	Stärker?
Zunge	Farbe
	Form
	Belag
	Cracks
	Venolen
	Papillen
Pulse	He
	Le
	Ni-Yin
	Lu
	Mi
	Ni-Yang
Medikamente	Ferritin
Symptome	
Übelkeit	Seit wann
	Wo
	Intensität 1–10
	Wann
	Permanent

Erbrechen	laut / leise
	Essen / Schaum / sauer / Galle
Würgreiz	Magenbrennen / Reflux
Völlegefühl	(Essen bleibt stundenlang im Magen liegen)
Leeregefühl	(pötzlich „Loch" im Magen, Hypoglykämie)
Druckempfindlichkeit Magen	
Distension Rippenbogen	
Aufstoßen	laut / leise
Hypersalivation	
trockener Mund	
Durst, kann aber nicht trinken	
Durst	mehr / weniger
	Trinkmenge / Getränke
Appetit	mehr / weniger
Essen hilft	
Geschmack im Mund	
Geruchsempfindlichkeit	
Verdauung	
Stuhlbeschaffenheit	
Wasser lösen / nachts	
Vermehrte Müdigkeit	
Schlafqualität	
Gedämpfte Stimmung	
gereizt / agressiv	
frieren / schwitzen / Nachtschweiß	
Schwindel / dumpfer Kopf	
Augensymptome	
Herzklopfen	
Atemnot / Kurzatmigkeit	
Stresspegel, Skala 1 – 10	
Arbeitssituation	
Ernährung	
Bemerkungen	

Literaturverzeichnis

- Beer, André-Michael: *Akupunktur in der Geburtshilfe: Handbuch für Ärzte und Hebammen.* Urban und Fischer, München 2000
- Betts, Debra: *Acupuncture Workbook for Midwives.* Unveröffentlichtes Manuskript 2001
- Betts, Debra: The Essential Guide to Acupuncture in Pregnancy & Childbirth. *Journal of Chinese Medicine*, London 2006
- Flaws, Bob: *Path of Pregnancy. Vol I,* Blue Poppy Press, Boulder, CO 1993
- Focks und Hillenbrand: *Leitfaden Chinesische Medizin.* 4. Auflage, Urban & Fischer, München 2004
- Kapchuck, Ted: *Das große Buch der Chinesischen Medizin.* 3. Auflage, Heyne, München 2001
- Koppang, Annette: Kursskript für Zhong Institut 2003
- Römer, Ansgar: *Akupunktur für Hebammen, Geburtshelfer und Gynäkologen.* 3. Auflage, Hippokrates, Stuttgart 2002
- Schulte-Uebbing, Claus: *Akupunktur für Schwangerschaft, Geburt und Wochenbett.* Walter de Gruyter, Berlin 2000
- West, Zita: *Acupuncture in Pregnancy and Childbirth.* Churchill Livingstone, London 2001
- Wolfe, Honora Lee: *Healthy Pregnancy, Healthy Birth.* Rev. ed, Blue Poppy Press, Boulder, CO 1994
- Maciocia, Giovanni: *Obstetrics & Gynecology in Chinese Medicine,* Churchill Livingstone, New York 1998